全国中医药高等院校规划教材

推拿手法学

（供针灸推拿学、康复治疗学等专业用）

主 编　井夫杰

中国中医药出版社

·北 京·

图书在版编目（CIP）数据

推拿手法学 / 井夫杰主编 . —北京：中国中医药
出版社，2022.7（2023.8 重印）
全国中医药高等院校规划教材
ISBN 978-7-5132-7608-5

Ⅰ.①推… Ⅱ.①井… Ⅲ.①推拿—中医学院—教材
Ⅳ.① R244.1

中国版本图书馆 CIP 数据核字（2022）第 079887 号

融合出版说明

本书为融合出版物，微信扫描右侧二维码，关注"悦医家中医书院"微信公众号，即可
访问相关数字化资源和服务。

中国中医药出版社出版

北京经济技术开发区科创十三街 31 号院二区 8 号楼
邮政编码　100176
传真　010-64405721
河北品睿印刷有限公司印刷
各地新华书店经销

开本 889×1194　1/16　印张 18　字数 481 千字
2022 年 7 月第 1 版　2023 年 8 月第 2 次印刷
书号　ISBN 978-7-5132-7608-5

定价　75.00 元
网址　www.cptcm.com

服 务 热 线　010-64405510　微信服务号　zgzyycbs
购 书 热 线　010-89535836　微商城网址　https://kdt.im/LIdUGr
维 权 打 假　010-64405753　天猫旗舰店网址　https://zgzyycbs.tmall.com

如有印装质量问题请与本社出版部联系（010-64405510）

全国中医药高等院校规划教材

《推拿手法学》
编委会

主　编

井夫杰（山东中医药大学）

副主编（以姓氏笔画为序）

齐凤军（湖北中医药大学）　　　　　李中正（吉首大学医学院）

李守栋（南京中医药大学）　　　　　陆　萍（上海中医药大学）

陈红亮（河南中医药大学）　　　　　林丽莉（福建中医药大学）

编　委（以姓氏笔画为序）

王　琦（内蒙古医科大学）　　　　　王亚渭（陕西中医药大学）

牛　坤（海南医学院）　　　　　　　冯慧超（山东中医药大学）

李莹莹（河南中医药大学第三附属医院）　李朝霞（浙江中医药大学）

张星贺（云南中医药大学）　　　　　陈　军（山东中医药大学）

陈　浩（贵州中医药大学）　　　　　孟红岩（青岛滨海学院）

高　青（山东中医药大学）

学术秘书（兼）

冯慧超（山东中医药大学）

手法是推拿防治疾病的主要手段。推拿最早使用的手法较少，仅用于少数疾病的防治，后经历代传承与发展，其所用的手法逐渐由少到多，适应证逐步扩大，尤其是随着推拿学科的不断发展完善，推拿手法无论是在种类、操作规范、手法实训、临床应用，还是在理论内涵以及科研的广度与深度等方面，逐步得到了进一步的丰富与提升，最终形成了现代推拿手法学理论体系。推拿手法作为一种绿色的中医外治技术，具有简、便、廉、验等特点，深受广大人民群众的喜爱与认可。《"健康中国2030"规划纲要》中指出，应大力发展中医非药物疗法，使其在常见病、多发病和慢性病防治中发挥独特作用。党的二十大报告中把促进中医药传承发展创新发展，作为推进健康中国建设的重要内容之一。因此，为培养高素质的中医药专业创新型人才，提高中医教育教学质量，推广普及中医推拿技术，推进健康中国建设，保障人民健康，我们特组织全国14所高等中医药院校的专家共同编写完成了"十四五"全国中医药高等院校规划教材《推拿手法学》，以期为各高等医药院校的师生以及广大推拿爱好者提供一本高质量的精品教材，为日后从事推拿临床、教学及科研工作奠定坚实的理论与技能基础。

推拿手法学是研究推拿手法的操作规范、动作要领、临床应用、手法实训、动作原理、作用机制及其研究方法与发展历史的一门专业基础学科，是中医推拿学的重要组成部分，亦是针灸推拿学专业的必修课程。教材编写的指导原则为紧扣大纲、融合思政、强化技能、突出实用、易教易学。教材内容遵循"理论是基础、技能是关键"的原则，集众家之长，守正创新，突出"三基五性"，融图文与二维码链接视频于一体，增加了手法操作的直观性与形象性。教材内容重点突出了推拿手法的操作规范、动作要领、手法实训及临床应用等内容。教材内容既保持了传统中医推拿的手法应用经验，又创造性地汲取了有关推拿手法的最新研究成果，体现了教材的系统性、科学性、先进性及实用性。

本教材计划学时为64学时，各高等医药院校可根据实际授课学时进行相应调整。教材内容主要包括绪论、基础篇、技能篇、实训篇、拓展篇、附录六大部分。绪论主要介绍了推拿手法学的定义以及与功法学、治疗学的关系、课程目标与内容、学习方法；基础篇包括第一章至第三章，主要介绍了推拿手法学的发展简史、基础理论、基本知识；技能篇包括第四章至第七章，主要介绍了软组织类手法、骨关节类手法、复合手法、复式手法的操作规范、动作要领、手法实训、临床应用等内容；实训篇包括第八章、第九章，主要介绍了推拿手法的实训教学与评价考核、推拿手法综合实训；拓展篇包括第十章、第十一章，主要介绍了推拿手法的文献研究、现代研究；附录介绍了单式手法操作技能考核手法库及评分表，以及人体各部手法综合操作技能考核评分表、人体全身手法综合操作技能考核评分表。

本教材编委会主要由从事临床、教学及科研第一线的专业教师组成。教材的绪论至第三章由林丽莉、牛坤、陈浩、井夫杰编写；第四章由齐凤军、李中正、王亚渭、李朝霞、井夫杰编写；第五章由陈红亮、李莹莹、井夫杰编写；第六章至第七章由李守栋、高青、孟红岩、井夫杰编写；第八章至第九章由井夫杰、陈军、张星贺、冯慧超编写；第十章至第十一章由陆萍、王琦、井夫杰编写；附录由冯慧超、井夫杰编写，本教材由井夫杰、陈军、冯慧超统稿。

本教材适用于普通高等中医药院校针灸推拿学、康复治疗学等专业的本科生和研究生教学使用，也可作为高等职业院校针灸推拿学、康复技术专业及保健按摩师培训的教学参考书。非常感谢郎青菊、曾丰婷、王乾、吕月明、刘苗、李苗秀、钟贻凯、梁元政、王晓丹、王晓伟在图片、视频拍摄与制作过程中的大力支持与帮助。

由于编写时间仓促及学术水平有限，书中难免存在不足与疏漏之处。在教材的使用过程中，敬请各高等医药院校的师生把发现的问题和不足及时反馈给我们，以便再版时进一步修订完善。

《推拿手法学》编委会

2023 年 6 月

目　录

技能篇

实训篇

一、推拿手法学的定义

手法是推拿防治疾病的主要手段。早在远古时代，人们在生活与实践中就本能地发现手法作用于身体可减轻或消除疼痛。而后随着实践经验的不断积累与总结，逐渐形成了自觉的医疗行为——推拿疗法。推拿最早使用的手法较少，仅局限于少数疾病的防治，后经历代传承与发展，推拿手法逐渐由少到多，适应证逐步扩大。特别是随着推拿学科整体上的不断发展与完善，手法作为推拿防治疾病的基本技术，无论是在种类、操作规范、动作要领、手法实训、临床应用以及疗效水平，还是在理论内涵以及科研的广度与深度方面，逐步得到了进一步的丰富与发展，最终形成了现代推拿手法学理论体系。

推拿手法学是研究推拿手法的操作规范、动作要领、技能训练、临床应用规律、动作原理、作用机制及其研究方法与发展历史的一门专业基础学科，是推拿各医学基础课程与推拿治疗学之间的一门桥梁课程，亦是针灸推拿学专业的专业基础课程与核心课程。

二、推拿手法学与功法学、治疗学的关系

推拿手法是以医疗、保健为目的，术者以手或其他部位，或借助器具，在受术者特定部位所进行的、须经过长期训练才能获得的具有操作技巧并带有流派与个人风格的一种中医外治技术。因此，一名合格的推拿工作者除了掌握相关中西医学基础课程与临床医学课程的理论与技能之外，在专业技能方面，一定要刻苦进行手法训练，熟练掌握手法技能及其临床应用规律，方能从事推拿临床工作。

推拿手法技能及其"功力"的获得必须经过推拿练功，而推拿练功主要包括功法锻炼和手法技能训练两个阶段。功法锻炼可使练功者在身心素质方面得到明显的改善，为下一步的手法技能训练奠定基础。手法技能训练主要包括米袋练习与人体练习两个阶段。米袋练习是在功法锻炼之后进行的手法基础练习课目，通过此阶段的练习，可使术者掌握各种软组织类手法的操作规范，增强术者的臂力、指力、指感以及关节的柔韧性，同时提高手法施术时全身各环节的协调性。然后，在此基础上再进行人体练习，进一步获得在人体上进行手法操作的技能与体验，为推拿治疗奠定坚实的技能基础。

总之，推拿功法学、手法学与治疗学之间的关系，犹如建造一座大楼，功法锻炼是筑基打桩，手法实训是垒砖盖瓦，手法练成则是大楼建成，而掌握手法操作技能则是为学习推拿治疗学奠定坚实的技能基础。当然，要使推拿手法操作娴熟且具备深厚的功力，并带有明显的个人风

格，绝不是一蹴而就的，而是要树立信心，下定决心，持之以恒，刻苦训练，勤于临床，勤于思考，方能功到自然成。

三、推拿手法学的课程目标与内容

1. 课程目标　通过本课程的学习，学生可系统掌握推拿手法学的理论知识与手法技能，为后续学习推拿治疗学及日后从事推拿临床工作奠定坚实的理论与技能基础，培养学生成为既有较高的理论水平又具有娴熟的手法操作技能，且具有一定科研能力的高级推拿人才。课程的具体目标主要体现在以下三个方面：知识目标：系统掌握推拿手法学的基础理论、基本知识以及常用手法的操作规范、动作要领及临床应用规律，熟悉推拿手法的实训方法、最新研究成果以及国内中医推拿主要流派的学术特色，了解推拿手法的实验研究方法及历代发展概况。能力目标：熟练掌握常用手法的操作技能，具备应用推拿手法治疗临床常见病的综合能力，具备"知犯何逆，随证施术"的能力，具备解决临床复杂问题的综合能力。素养目标：通过课程思政内容的学习，学生可树立正确的人生观、价值观，培养学生具有较强的工作责任心和良好的职业道德，培养学生具有团队协作精神及较强的自主学习与沟通表达能力，着重培养学生的科技创新精神，坚持"以疗效为核心，以患者为中心"的临证服务理念，进一步坚定学生对中医药学的文化自信。

2. 课程内容　课程内容主要包括绪论、基础篇、技能篇、实训篇与拓展篇五大部分。

绪论主要介绍了推拿手法学的定义、课程目标与内容、学习方法以及其与功法学、治疗学的关系。学生通过学习，可系统掌握推拿手法学的概念、课程目标与内容以及学习方法，了解推拿手法学与推拿功法学、推拿治疗学的关系，激发学生学习推拿手法的自觉性与积极性，承担起推动手法医学不断发展的历史重任，并为手法医学的发展作出更大的贡献。

基础篇包括第一章至第三章，主要介绍了推拿手法学发展简史、基础理论与基本知识。学生通过学习，可系统掌握推拿手法学的基础理论与基本知识，了解推拿手法学的历代发展概况，从而为学生从事推拿工作奠定坚实的理论基础。其中，推拿手法的概念、作用原理、手法补泻以及手法刺激量的辨证应用规律、手法施术原则、手法操作须知是基础篇学习的重点内容。

技能篇包括第四章至第七章，主要介绍了软组织类手法、骨关节类手法、复合手法、复式手法的操作规范、动作要领及临床应用规律。学生通过学习，首先在理论上理解每种手法的操作规范、动作要领以及临床应用规律，然后在此理论的指导下，通过科学的手法实训，熟练操作每种手法，以完成推拿手法学的主要学习任务。技能篇是学生学习的重点内容。

实训篇包括第八章至第九章，主要介绍了推拿手法的实训方法与教学评价考核、人体各部推拿手法综合实训、常见病推拿操作常规综合实训以及中医推拿主要流派手法综合实训。学生通过学习，可掌握手法技能实训方法，了解推拿手法教学与评价考核方法。其中，学生通过人体各部手法综合实训和中医推拿主要流派手法综合实训的模仿操作练习，可从中获得具有临床实用价值的人体手法操作技能，还可以领略到各推拿流派的手法施术风格与手法操作经验。

拓展篇主要介绍了有关推拿手法的文献与现代研究。学生通过学习，可了解推拿手法的古代经典论述以及有关手法的现代最新研究成果。

推拿手法学课程内容体系，见图 0-1。

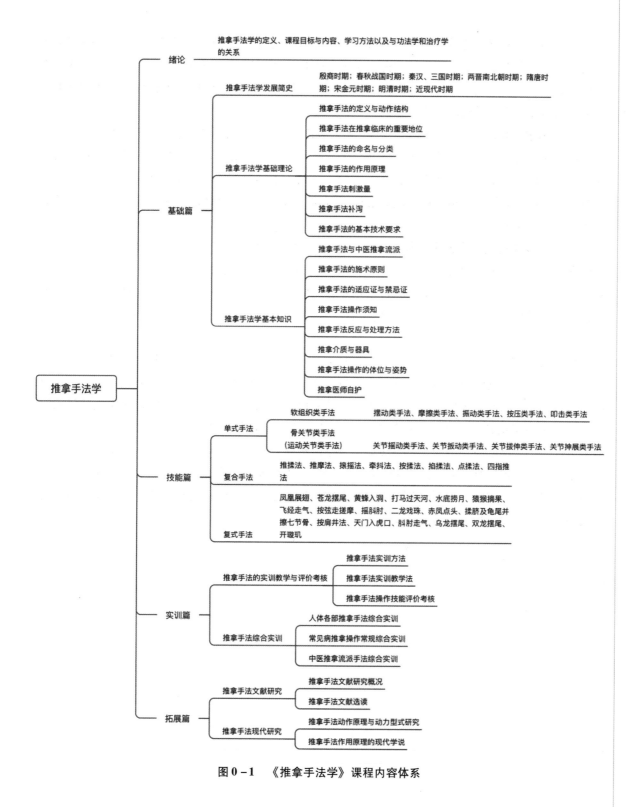

图 0-1 《推拿手法学》课程内容体系

四、推拿手法学的学习方法

推拿手法学是一门实践性较强的专业基础课程。推拿手法学的理论学习联系推拿功法锻炼、手法实训及临床实践是最好的学习方法。推拿手法理论知识可指导临床实践，功法锻炼是手法实训之基，手法实训是手法操作娴熟之本；掌握手法操作技能是临床实践之基，而临床实践又是对推拿手法学习的检验与反馈。因此，学习推拿手法学应注意以下几个方面。

1. 掌握理论知识　推拿手法操作质量好坏与临床应用正确与否是影响临床疗效的关键因素。因此，学习推拿手法之前必须系统掌握推拿手法的基础理论与基本知识，如推拿手法的分类、基本技术要求、施术原则、操作须知以及操作体位与姿势等内容，以便更好地指导推拿手法的临床应用，从而保证推拿手法的安全、有效。

2. 习练推拿功法　功法锻炼是手法操作的基础功夫，功法锻炼应始终贯穿于手法学习的整个过程。通过功法锻炼可改善施术者体质，提高腰力、臂力、指力等，增强关节的柔韧性，提升推拿手法的操作质量，从而达到"持久、有力、均匀、柔和、深透"等手法操作技术要求。如易筋经是滚法推拿流派与一指禅推拿流派必须练习的基础功法，通过锻炼可明显提高滚法与一指禅推法的操作技能水平。

3. 掌握操作规范　掌握手法操作规范与动作要领是学生学习推拿手法的最基本要求。学生通过理论学习以及观摩教师手法示范之后，先模仿练习"手法动作外形"，后"形神兼练"，最后达到推拿手法的技术要求。临证时可根据患者的体质、年龄、性别、病位、病性等因素辨证施术，初步形成自己独特的手法施术风格，达到"一旦临证，机触于外，巧生于内，手随心转，法从手出"。

4. 强化手法实训　手法实训是一种有目的、有计划、有组织的学习过程。因此，学生首先要明确推拿手法学的学习目标与任务，激发自己强烈的学习动机和高涨的学习热情，提高手法练习的自觉性和主动性，下定决心，循序渐进，持之以恒，勤学苦练，达到手法操作娴熟的目的。

5. 早临床早实践　掌握手法操作技能的目的是为了保证推拿手法的安全性和有效性。若推拿手法操作不规范或应用不当，可直接影响推拿的治疗效果，甚至导致推拿意外。正如《医宗金鉴·正骨心法要旨》所曰："手法各有所宜，其痊可之迟速，及遗留残疾与否，皆关乎手法之所施得宜。"因此，通过早临床早实践，可根据临床应用效果的反馈，指导或改进推拿手法的操作和实训，进一步提高推拿手法的临床疗效。

基础篇

第一章

推拿手法学发展简史

　　上古之人在受到外伤时会本能地抚摸受伤部位，发现通过抚摸可以使疼痛得以缓解或消除。此外，人与人之间亦可通过互相抚摸的肢体语言得到心灵的安慰和交流。因此，随着此类实践经验的不断积累与总结，逐渐诞生了推拿疗法，其比针刺、艾灸、药物等疗法要古老得多。但此时的手法操作，仅属于人类本能的自发医疗行为，以后才逐步发展成为人类早期的手法医学。《史记·扁鹊仓公列传》曰："上古之时，医有俞跗，治病不以汤液醴酒、镵石、挢引、案抚、毒熨，一拨见病之应。"其中"挢引""案抚"，即指按摩与肢体主动、被动运动相结合的医疗方法。

一、殷商时期

　　殷商时期，巫医常用按摩等外治疗法的效验来印证其神力。殷代是我国历史上第一个有文字可考的朝代，在现代出土的甲骨卜辞中，反复出现"拊"的象形字""，表示一个人用手在另一个人的身上抚按。《说文解字》曰："拊，揗也。""拊，摩也。"此为一种按摩手法的称谓，主要用于保健或腹部疾病的治疗。此可能为推拿手法的最早文献记载。此时期，推拿手法除单纯应用手进行操作之外，还常借助器械进行操作。在出土的甲骨卜辞中，还记载了擅长按摩的巫医"媌""拊"的名字，可见当时已有医术高明的专职按摩师，其常用的手法是"拊法"。

二、春秋战国时期

　　春秋战国时期，推拿手法已在民间被广泛应用，手法的操作形式日臻完善，适用范围逐渐扩大。巫医开始流入民间并变成拥有实际医疗技术的医者，从而促进了推拿手法的进一步发展。1973 年湖南长沙马王堆三号汉墓出土的帛画《导引图》（图 1－1），是现存最早的导引图谱。图谱中共描绘了 44 幅小型全身导引图，其术式除个别为器械运动之外，多为徒手锻炼。

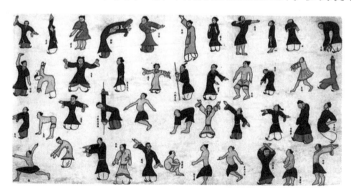

图 1－1　《导引图》

《五十二病方》是马王堆汉墓出土的另一部重要医学著作，书中记载了按、摩、搴、蚤挈、中指搔、刮、捏、操、抚、循等多种手法，可治疗婴儿瘛、腹股沟疝、癃闭、疣、外伤出血等17种病证。书中最早记载了以车毂脂（即用了多年的车轴润滑油）、黍潘（即黍米熬的汤汁）作为介质的膏摩方法，这种将手法与药物相结合的外治法，对我国推拿手法的应用发展有着深远的影响。《五十二病方》中还记载了多种按摩器具，如木椎、筑、钱币、羽毛等，其中《养生方》中提到的"药巾"（将帛浸在药汁中或把药物涂在布上，用以按摩身体以防治疾病）是最具有特色的按摩器具。

湖北省江陵县张家山发掘出土的《引书》，是一部导引术专著。其基本内容包括自我按摩与肢体被动运动，其中自我按摩的手法有摩法、举法等。另外，还记载了多种被动运动类手法，如治疗颞颌关节脱位的口内复位法、治疗颈项强痛的仰卧位颈椎牵引法、治疗喉痹的颈椎后伸扳法、腰部踩踏法及治疗痢疾的后伸扳法等。此外，该时期的许多非医学著作亦记载了有关推拿手法的内容。如《孟子·梁惠王上》曰："为长者折枝。"折枝即指为老年人做的一种以四肢关节被动运动为主的保健推拿术。

三、秦汉、三国时期

秦汉、三国时期，是推拿手法发展史上的第一座里程碑，此期诞生了我国第一部推拿医学专著——《黄帝岐伯按摩经》10卷（已佚）。而在与其同时期成书的《黄帝内经》中记载了推拿手法的起源、适应证、临床应用、作用原理以及推拿教学等各方面的内容。如书中记载了按、摩、推、扪、循、切、抓、揩、弹、夹、卷等数十种有效的按摩手法；同时还记载了一些按摩工具，如用以"揩摩分肉"的员针、"主按脉勿陷"的锟针等。书中还精辟地阐述了推拿手法的作用原理，如"按之则血气散，故按之痛止""按之则热气至，热气至则痛止矣"；并将推拿手法中的"摸法"用于疾病的诊断。在推拿人员的选才与考核上，提出"缓节柔筋而心和调者，可使导引行气……爪苦手毒，为事善伤者，可使按积抑痹"。书中还首次提出了"按摩"一词，并作为专业学科的称谓，为后世推拿学科的发展奠定了基础。

《汉书·苏武传》中记载了"蹈"法，即用足轻叩其背救醒苏武的一种推拿方法，此为有关踩跷法的最早记载。膏摩疗法在此期亦有了进一步的发展。甘肃省武威出土的《汉代医简》中记录了第一张完整的膏摩方——"治千金膏药方"，书中记载的"三指摩"是后世膏摩的基本手法之一。东汉张仲景在《金匮要略》中首次总结了"膏摩"疗法，认为其具有手法与药物的双重作用，不仅提高了临床疗效，而且扩大了适应证。名医华佗擅用膏摩疗法治疗伤寒等疾病，并创编了"五禽戏"导引法。另外，东汉张仲景在《金匮要略》中详细记载了抢救自缢死的胸外心脏按摩术，书曰："救自缢死……一人以手按据胸上，数动之。"此为世界上有关心肺复苏推拿术的最早文献记载。

总之，秦汉三国时期已在推拿的理论、诊法、手法、治疗、教育等各个方面初步建立了完整的推拿医学理论体系。

四、两晋南北朝时期

两晋南北朝时期，膏摩疗法逐步得到完善并广泛应用于临床。东晋道家葛洪在《肘后备急方》中首次系统总结了膏摩的方、药、证、法和摩膏的制作方法。书中记载了许多推拿手法，如掐人中可治疗昏厥、大指按胃脘部可治疗"卒心痛"、抓脐上3寸或抄举法或捏脊法可治疗"卒腹痛"等。书中记载的治疗颞颌关节脱位的口内复位法，目前仍被临床广泛应用。东晋时期的

《刘涓子鬼遗方》中记载了治疗皮肤病及痈疽的擦法与拓法（以药布为工具在患处反复熨擦）。

南北朝时期陶弘景在《养性延命录》中详细介绍了琢齿、熨眼、按目四眦、引耳、引发、摩面、干浴、掣脚、梳头、搓头顶、伸臂股等成套导引及自我按摩方法，涉及的手法主要有摇、按、摩、揩摩、振动、推、筑、掣、挽、梳等，将保健按摩与导引、服气紧密结合，为后世自我推拿术的形成奠定了基础。另外，该书还记载了指捏、指按、指弹、捻法等许多检查手法，可为推拿手法的文献研究提供借鉴。另外，在《真诰篇》中记载了"曲折法"治疗"风痹不授"等病证，"曲折法"即使患者肢体关节屈伸的被动运动类手法。南北朝时期的《太清道林摄生论》是自我按摩向套路化发展的代表性著作。书中记载了许多导引与自我按摩保健的方法，其中"按摩法第四"载有"自按摩法"十八势和"老子按摩法"，涉及纽、按、筑、顿、捶、掣、捺、捻等17种手法。同时，书中还强调了"蹋法"对于全身保健的作用。蹋法又称跻法，是以足部垂直踩踏为主，适合在脊柱部操作，相当于现代的踩跷法。

五、隋唐时期

隋唐时期是推拿学科发展的又一个盛世。由于医事制度、医学教育体制的改革，按摩一科得到了空前的发展。隋代太医署内设按摩博士（2人）一职，专司一般医事与医疗教学。唐朝首设按摩专科，在尚药局设按摩师4人；在太医署内又设按摩博士1人、按摩师4人、按摩工16人、按摩生15人，并由按摩博士教授按摩生"导引之法以除疾，损伤折跌者正之"。

此期的自我按摩与膏摩疗法亦得到更广泛的应用和进一步地总结。隋代巢元方在《诸病源候论》的每卷之末都附有"补养宣导"之法，记载的手法主要有指摩、掌摩、捋、拭、捻、按、撩、摇、爪、捺、振、顿、搂、搦等，尤其对摩腹法的记述较为详细，为后世的揉腹法、摩腹运气法、腹诊推拿法的形成奠定了基础。

唐代孙思邈在《千金方》中将导引与推拿相结合，应用于养生保健。书中记载了"老子按摩法"47式和"天竺国按摩"18式，涉及按（捺）、摩、摸、捻、掘、振、摇、拍打、托、抱、顿、挽等13种手法；并列举了"夜啼""腹胀满"等十几种儿科病证的膏摩治疗；载有"小儿虽无病，早起常以膏摩囟上及手足心，甚辟风寒"以及摩小儿心口、脐等，首次将膏摩用于小儿保健推拿；书中还记载了摩眼、叩齿、挽发、押头等自我保健按摩方法以及许多特色推拿手法，如治疗急性腰痛的多人牵引（拔伸）法、下颌关节复位法、子宫下垂推纳法、脱肛仰按法、难产（倒产）摩腹法等，以及用于诊断与定穴的按背俞、按腰目、定膏肓俞、定阿是穴法等。

唐代王焘在《外台秘要》中记载了治疗噎症及瘰疬的三指按脊法和屈指推脊法、治疗霍乱转筋的扳脚趾法、挼腹通便法、捏筋治噎法等许多按摩方法；书中还辑录了大量膏摩方，并注明出处，便于后世了解膏摩疗法的发展源流。

唐代蔺道人编撰的《仙授理伤续断秘方》是我国现存最早的骨伤科专著。书中介绍了用于诊断的揣、摸、捻、捺四种手法，并详细记述了拔伸、捺正等正骨手法。书曰："凡拔伸，且要相度左右骨如何出，有正拔伸者，有斜拔伸者……凡捺正，要时时转动使活。"书中还记载了治疗肩关节脱位的椅背复位法和髋关节后脱位的手牵足蹬法，标志着推拿手法应用的进一步分化与提高。

唐代沈汾在《续仙传》中记载了杭州县吏马湘以"竹杖打之"治疗"腰曲、脚曲"等疾病"应手便愈"。此为借助器械进行叩击操作的最早记载，类似于后世内功推拿流派的棒击法。《唐六典》还记载了按摩可除"风、寒、暑、湿、饥、饱、劳、逸"八疾，明显扩大了按摩的适应证。

隋唐时期，对外文化交流出现了欣欣向荣的局面。推拿手法也随着中医学传到朝鲜、日本等国，促进了世界手法医学的发展。

六、宋金元时期

宋金元时期，在政府医疗机构中虽未设按摩科，但在宋代太医局中仍设有按摩博士一职，专司教导，纠行规矩。至元代太医院按摩博士的名称亦仍然存在。此期的推拿疗法主要用于骨伤科、儿科疾病的防治，此为后世正骨推拿与小儿推拿的学科分化奠定了基础。在学术上，此期比较重视推拿手法的分析，尤其是对推拿手法的作用原理及辨证施术原则进行了系统总结。

北宋末年由政府组织编写的《圣济总录》是一部包含现存最早、最完整的按摩专论的医学著作。书中就按摩的含义以及按、摩、药摩、膏摩等按摩手法进行了阐述："可按可摩，时兼而用，通谓之按摩。按之弗摩，摩之弗按。按止以手，摩或兼以药，曰按曰摩，适所用也。《血气形志论》曰：形数惊恐，经络不通，病生于不仁，治之以按摩，此按摩之通谓也。《阴阳应象论》曰：其剽悍者，按而收之。《通评虚实论》曰：痛不知所，按之不应，乍来乍已，此按不兼于摩也。华佗曰：伤寒始得一日在皮肤，当摩膏火灸即愈，此摩不兼于按必资之药也。"书中还分析批判了当时将按摩与导引不经思辨而乱用的现象："世之论按摩，不知析而治之，乃合导引而解之。夫不知析而治之，固已疏矣，又合以导引，益见其不思也。"该书的重要贡献还在于其对推拿手法作用机制的认识有了创新的总结："大抵按摩法，每以开达抑遏为义，开达则壅蔽者以之发散，抑遏则剽悍者有所归宿。"这一论述被认为是古代对推拿作用机制的经典认识。宋代张杲在《医说》中记载了"搓滚竹管治筋缩法"，开创了应用器械按摩代替手法促进肌腱、关节功能康复的先河。

元代是骨伤推拿流派发展与完善的重要时期。危亦林在《世医得效方》中首次记载了利用患者自身重量牵引进行整复的方法，如治疗肩关节脱位的坐凳架梯复位法、治疗髋关节前脱位的倒吊复位法及治疗脊柱骨折的悬吊复位法。李仲南在《永类钤方》中记载了牵拉下肢配合腰部按压法治疗腰骨折断。《回回药方》中记载了用"脚踏法"治疗"伤损脊梁骨节向外脱出者"。这些都是正骨手法史无前例的创新和发展。

七、明清时期

明代是中国推拿发展的第三个盛世。明代太医院重设按摩科，成为中医十三科之一。官方的重视与社会的认可，使提升至主流医学地位的按摩医学在此期得到了全面的发展，使之不仅在儿科推拿领域而且在成人推拿领域都取得了令人瞩目的学术成果。

首先，在推拿治疗儿科疾病方面，基于前期历代所积累的实践经验和理论知识，明代永乐年间徐用宣在1405年刊行的《袖珍小儿方》与庄应琪在1574年补辑的《补要袖珍小儿方论》中载有现存最早的小儿推拿专题文献"秘传看惊掐筋口授心法"。书中记载的手法有掐、揉、按、推、擦5种，另有"龙入虎口""苍龙摆尾"两种复式手法，此可能为小儿推拿复式手法的最早文献记载。1576年张四维在《医门秘旨》中最早记载了"推拿"一词。1579年儿科医家万全在《幼科发挥》中用"推法、拿掐法、拿捏、拿、幼科拿法"等代称按摩，从这些文献记载中可以看出按摩名称逐渐向推拿过渡的演变痕迹。1601年四明陈氏编撰的《小儿按摩经》是中国第一部小儿推拿专著。书中记载了掐、揉、推、按、摩、运、搓、摇等17种单式手法，并介绍了黄蜂出洞、水底捞月、凤凰单展翅、打马过河、按弦搓摩等20种小儿推拿复式手法。至此，小儿推拿学术体系的基本架构已基本确立。1604年龚廷贤编撰的《小儿推拿方脉活婴秘旨全书》是现存最早的小儿推拿专著单行本。书中新增搂、笃、打拍、开弹、拿 5 种单式手法以及乌龙双摆尾、老虎吞食、拿十二经络法等复式手法。可见，"推拿"作为正式的学科称谓并被现代手法医学所采用，其源头可能始于此书。1605 年，周于蕃在《小儿推拿秘诀》中详细介绍了身中十二拿法、手上推拿九种复式手法、阳掌诀法、阴掌诀法以及推法、摇头法、运法等小儿推拿手法。上述三部著作的问世使小儿推拿在诊法、辨证、手法、穴位、治疗等方面形成了一个完整而独立的推拿专科医疗体系。至此，小儿推拿作为推拿学科的一个学术分支基本确立。另外，曹无极编撰的《万育仙书》、黄贞甫编撰的《推拿秘旨》、龚居中编撰的《幼科百效全书》以及李盛春编撰的《医学研悦》所附的小儿推拿内容都是明代重要的小儿推拿文献。此期的小儿推拿著作使小儿推拿学术体系不断完善，并起到承上启下的作用，推动着小儿推拿学科的进一步发展与完善。

清代相继出版了一大批对后世影响较大的小儿推拿专著。熊应雄在《小儿推拿广意》中记载了 9 种单式手法、14 种复式手法以及 21 幅手法操作图，并首次提出小儿推拿治疗应按"推拿面部次第""推拿手部次第"的顺序进行操作。骆如龙在《幼科推拿秘书》中记载了按、摩、推、拿、点、摇等 11 种单式手法和 42 个特定穴的手法操作，并将复式手法称为"大手法"。夏禹铸在《幼科铁镜》中首次提出了"用推即是用药"的观点，并作"推拿代药赋"，借助药物的功效阐释小儿特定穴的作用，便于当时医家对小儿推拿的理解和推广。书曰："寒热温平，药之四性，推拿揉掐，性与药同，用推即是用药……推上三关，代却麻黄肉桂，推下六腑，替来滑石羚羊。"徐崇礼在《推拿三字经》中以三言歌诀的形式记述了小儿推拿与成人推拿。夏云集在《保赤推拿法》中介绍了 86 种小儿推拿手法，阐释了 12 种常用单式手法的动作要领，并提出"凡为推拿法医者，己之大指，不可修留爪甲，但以指头肉用力，有爪甲则为伤儿皮肤矣"等手法操作注意事项。清代张振鋆在《厘正按摩要术》中首次将"掐、揉、按、摩、推、运、搓、摇"归纳为小儿推拿八法，并认为拿法是诸种手法之统称。明清时期所取得的小儿推拿学术成果，为现代小儿推拿学的形成奠定了坚实的基础。

在成人推拿方面，自明代以来，在许多传世医著中都记载了应用手法治疗各科病证的医疗实践与经验。明代张介宾在《景岳全书》中记载了手法助产、阴道手法治疗产后胞衣不下、手法揉乳治疗急性乳腺炎、中指按捺及摇动耳窍治疗耳鸣耳聋等医案。清代出现了一部现存最早的成人推拿专著《按摩经》，作者不详，书中详细记载了"神拿"72 法和"丹凤展翅一……黄蜂出洞二……双龙投海三……催兵布阵四"等成人复式手法 24 则。清代陈士铎在《石室秘录》中记载了以多人操作的手法治疗"手足疼痛""颈项强直"等，在"动治法"篇中还介绍了许多上肢被动运动手法与借助器具操作的手法。唐元瑞在《推拿指南》中记载了治疗各种眼疾的推拿手法及操作方法 61 条，是一部难得的眼科推拿专著。清代手抄本《一指定禅》记载了包括喉、痔、皮肤科病证在内的 70 余种病证的推拿治疗方法，是一本具有开创性的外科推拿著作。

清代吴尚先编撰的《理瀹骈文》是一部外治法专著，书中不但提出了擦、揉、捏、梳、足踏等许多成人手法，还对膏摩法的理、法、方、药进行了系统总结。该书首创"按摩补五脏法"与"炒熨煎抹"法，并深刻地论述了"外治之理，即内治之理"，大大丰富了推拿治疗学的理论内涵，拓展了推拿辨证施术的思路。

在骨伤推拿方面，明代朱楠等在《普济方》中记载了 27 种正骨手法，比元代《世医得效方》增加了近一倍。王肯堂在《证治准绳》中记载了 15 种骨折脱位的整复手法。清代吴谦等在《医宗金鉴》中将摸、接、端、提、推、拿、按、摩列为伤科八法，并对手法的定义、操作、功用均有明确的记述。书曰："按者，谓以手往下抑之也；摩者，谓徐徐揉摩之也。"特别强调手法操作质量与辨证施术的重要性。书曰："伤有重轻，而手法各有所宜，其痊可之迟速，及遗留残疾与否，皆关乎手法之所施得宜。"并将手法的技术要求概括为"一旦临证，机触于外，巧生于内，手随心转，法从手出"。至此，伤科推拿这一学科分支已基本形成。

明代中后叶，保健按摩这一学科分支得到进一步的分化与完善。罗真人在《江湖博览按摩修养净发须知》中详细记载了人体各部保健推拿法，仅头部就有"抓动九宫""重按百会"等20余种操作方法。明代王廷相在《摄生要义》中记述了自我按摩养生法，还记载了一套全身保健按摩操作程序——"大度关法"。书曰："凡人小有不快，即须按摩挼捺，令百节通利，泄其邪气。"此为明代关于保健按摩的最完整记载。明末曹玲在《保生秘要》中记述了各种疾病的自我导引法，并记载了许多自我按摩的手法，如扳、搓、拿、摩、擦、摩运、搓运、擦搓等单式、复合手法以及双手悬梁自身重量牵引等被动运动手法。明代辅助按摩器具在保健推拿中亦得到广泛应用。如在《易筋经》中记载了用木杵、木槌、石袋拍打肢体治疗疾病，并记载有"揉法"专论。徐春甫在《古今医统》中记载了木梳梳身和以翎扫头的方法。龚廷贤在《寿世保元》中记载了用铁物压以止痛的方法。《韩氏医通》中记载了木拐按节法配合摩、擦等手法做保健按摩。由此可见，明清时期在保健推拿、器具推拿方面均有很大的创新发展。

总之，明清时期由于手法技术的进步，推拿适应证不断扩大，在小儿及成人常见病证的治疗中被广泛应用，使推拿逐步分化为儿科推拿、骨伤科推拿、内妇科推拿、五官科推拿、外科推拿、眼科推拿及保健推拿等各专科推拿。同时，亦为明清时期点穴推拿、一指禅推拿、内功推拿、脏腑点穴推拿等推拿流派的创立奠定了基础。

八、近现代时期

民国时期由于"西学东渐"，中医推拿的发展受到了一定的影响。但此期亦出版了不少的小儿和成人推拿著作。钱祖荫在《小儿推拿补正》中对推、拿、掐、运、揉、拈、搓、摩、按、摇、分、合等12种小儿推拿基本手法的定义、操作方法和作用机制作了简明扼要的阐释，鲜见于既往诸多推拿著作中。江苏无锡马玉书编著的《推拿捷径》，采用歌赋体裁编写了"推拿代药骈言""推拿次序歌"，使众多推拿手法易学、易记、易懂，从而便于推广应用。赵熙在《按摩十法》中对摸、推、剁、敲、拿、广、抖、伸、活、意10种手法的定义、操作、补泻等作了全面论述，并总结出"血病宜多摸，气滞宜多剁，筋缩不舒宜多伸，行动不利宜多活，骨节屈伸不利宜多抖，癥瘕积聚诸病宜多推，油膜障碍宜多拿，气道不顺宜多敲，闭结胀满宜多广，神志误用宜多意"的宝贵经验。彭慎编撰的《保赤推拿秘术》，又名《窍穴图说推拿指南》，记述了推、揉、搓、摇、刮、运、掐、拿、分、和10余种小儿推拿手法，并将其编成歌诀；书中还记载了154种单式手法和33种复式手法，并分别称之为实用手术和大手术。

另外，民国时期是诸多推拿流派承上启下、发展完善并形成推拿流派最关键的阶段，此期出现了一些新的推拿流派。如丁季峰在继承家传一指禅推拿的基础上，于20世纪40年代创立了滚法推拿流派，以滚法为主治手法，揉、按、拿、搓、捻及被动运动为辅助手法。许多近代著名的推拿流派，如一指禅推拿、滚法推拿、正骨推拿、内功推拿、点穴推拿、经穴推拿、腹诊推拿、捏筋拍打推拿等流派，其主要代表人物如王松山、丁树山、沈希圣、钱福卿、翁瑞午、朱春霆、曹锡珍、郑怀贤、杜自明、黄乐山、刘寿山、杨清山、王纪松、王百川、杨希贤、李墨林等，他们中的绝大多数人，都是生于清末，而创业于民国时期。随着西方医学传入中国，国外有关推拿手法理论的中译本或编译本的传入丰富了推拿手法学的理论内容，促进了中西医手法医学的学术交流。如丁福保编译、日本河合杏平著的《西洋按摩术》第一次系统介绍了西方按摩术，详细记述了轻擦法、重擦法、揉捏法、叩打法、关节运动法、分步手法、全身各部推拿操作程序等内容，并附有大量的手法插图和 4 幅人体解剖图。杨华亭著的《华氏按摩术》将近代医学知识与中国传统推拿融会贯通，记载了一套全身各部推拿操作法，包括推捏头部、颈项等，既可分部治疗，又可用于全身保健按摩。

中华人民共和国成立之后，为中医及推拿医学的空前发展创造了大好环境，推拿学科在手法技能、临床诊疗、文献挖掘与利用、科学研究及学术传承等方面得到了全方位的提升。自 20 世纪 50 年代开始，全国各大综合性医院、中医医院及教学科研单位吸纳了众多推拿名医参加工作，如郑怀贤、曹锡珍、刘寿山、王子平、魏指薪、施和生、李墨林、刘绍南、张汉臣、杜自明、孙重三、骆俊昌、王雅儒、杨清山、杨宇清、朱金山、杨希贤、冯泉福等，就是在这个时期先后从自家开业的小诊所中走出，投身到社会医疗机构的大家庭中，悬壶临诊、带徒授业、执鞭教学，并开展一系列的科学研究。1956 年上海卫生学校举办首期推拿专业培训班，1958 年上海中医学院附属推拿学校及临床基地——上海市推拿门诊部正式成立，一指禅推拿名家朱春霆任首任校长和门诊部主任，并聘请了一指禅推拿传人王松山、钱福卿、王百川、王纪松，滚法推拿创始人丁季峰，内功推拿大家马万龙、李锡九等众多推拿名家作为骨干教师，从此推拿教学开始了院校教育模式。在随后的几十年中，高素质的推拿专业人才不断涌现，各具特色的手法技能、学术思想及专业理论逐步开展了学术交流，提升了推拿手法的文献、基础及临床研究水平。1985 年上海科技出版社出版的高等中医药院校教材《推拿学》（五版教材）采撷了一指禅推拿、滚法推拿、内功推拿等众多推拿流派的手法精华，并根据手法的运动学特征把推拿手法分为摆动类、挤压类、摩擦类、振动类、叩击类、运动关节类六大类手法，初步构建了中国推拿手法学的学术体系。

自 20 世纪 80 年代开始，有关推拿手法的专著大量面世，挖掘整理了古今中外、南北各派的推拿手法应用经验，而且有关推拿手法动作原理的研究也有了突破性进展。山东中医学院和上海中医学院先后研制成功了推拿手法力学信息测定仪，并应用于推拿教学和科研工作中。20 世纪 90 年代以来，"推拿手法的深透性与作用机制研究""推拿手法测定仪数据处理""推拿手法深透力热效应研究""中医推拿摆动类手法动力学分析"等一大批高水平科研成果的取得，极大地丰富了推拿手法学理论，给传统推拿注入了现代科学内涵，为现代推拿手法学体系的形成奠定了理论基础。2022 年党的二十大报告明确指出，要促进中医药传承创新发展，推进健康中国建设，为推动中医药事业高质量发展指明了方向，为推拿手法学营造了良好的发展环境。

因此，推拿手法学是一门既古老又年轻的新兴交叉学科，是传统推拿手法医学与现代科学相结合的产物，其将传统手法应用经验与现代运动生物力学、运动解剖学、生理学、生物物理学、人体工程学、心理学、数学及计算机技术等融为一体，使传统推拿手法医学重新焕发出蓬勃的生机。从此，推拿手法学作为一门崭新的学科，开始了新的发展历程。

第二章
推拿手法学基础理论

第一节　推拿手法的定义与动作结构

一、推拿手法的定义

手法是推拿藉以防治疾病的基本手段。1742 年成书的《医宗金鉴·手法总论》曰："夫手法者，谓以两手安置所伤之筋骨，使仍复于旧也。"此可能为推拿手法的最早定义。现代学者也都从不同的角度对推拿手法给出了定义。《辞海》曰："推拿是指在人体一定部位上，运用各种手法和进行特定的肢体活动来防治疾病的一种方法。"1985 年出版的高等医学院校教材《推拿学》记载曰："用手或肢体其他部分，按各种特定的技巧动作，在体表操作的方法，称推拿手法。"1987 年出版的《中国医学百科全书·推拿学》记载曰："推拿手法，是操作者用手或肢体其他部分刺激治疗部位和活动肢体的规范化的技巧动作。"《中医大辞典》记载曰："推拿……是在人体一定部位上，运用各种手法和进行特定肢体活动……以防治疾病的方法。"以后，有关推拿手法定义的各种版本，也大都陈陈相因。

推拿手法是指以医疗保健为目的，术者以手或肢体其他部位，或借助器具，在受术者特定部位进行的具有规范化动作结构的操作技术。推拿手法的内涵主要包括三个方面：第一个是施术部位——术者的手及其他肢体部位或借助特制的器具；第二个是受术部位——人体的特定部位；第三个是操作规范——推拿手法具有的技术特征及规范化的动作结构。而"操作技术"则涵盖了推拿手法的动作、方法、技能、技巧以及流派与个人风格的全部内容。

推拿手法产生与发展的根本原因是其具有其他任何医疗技术不可替代的医疗作用，故作为一种具有特色的、绿色的医疗技术，在养生保健、临床医疗及康复医学等领域具有广泛的适用范围。推拿手法是通过术者手的特定部位来完成的，而广义之"手"又包括手法在人体操作时的施术部位与器具。按照"手"的常用与重要程度，依次为拇指指峰、指腹、偏峰及指甲，中指及四指指端、指面，小鱼际肌肌腹及手背外侧 1/2 处、四指掌面、手掌、大鱼际肌肌腹、五指近侧指间关节背侧突起、掌根、肘尖及肘三角平面，拳背、拳尖、拳心及前臂尺侧腕屈肌群肌腹。此外，还包括膝关节髌骨面和踩跷法所用的足趾、足掌、足跟等施术部位，以及特制的推拿器具，如点穴用的木拐、击法时用的桑枝棒等。

从人体运动学来看，术者的手法操作，与任何体育项目的人体运动一样，也是一种人体的技术运动，运动员的技术动作是在一定的运动场地或运动器械上进行的，而手法操作则是在"人体特定部位"这样一个特殊的"运动场"上完成的。临证时推拿手法所作用的人体特定部位主要包括十四经经穴、经外奇穴、阿是穴、各种特效穴及经验穴、十二正经、奇经八脉外行线、十二经筋、十二皮部以及成人与小儿的推拿特定穴，还包括皮肤感受器、神经肌肉运动点、神经节段反射区、皮肤－内脏反射区、肌腱、肌束、韧带、病理性痛性筋索、筋结等条索样组织以及人体骨关节。在腹部等柔软体腔的脏腑表面投影区应用手法可直接作用到胃肠、膀胱等内脏以调节平滑肌舒缩与腺体的分泌。手法在人体特定部位的辨证应用，可发挥广泛的医疗作用，也是手法取得特异作用的关键之一。

推拿手法的技术特征，强调其自身必须具有严格的技术规范。传统的推拿实践经验表明，不同手法的动作形式及其技能的优劣，决定了手法的特异作用与疗效水平。《医宗金鉴·正骨心法要旨》曰："伤有重轻，而手法各有所宜，其痊可之迟速，及遗留残疾与否，皆关于手法之所施得宜，或失其宜，或未尽其法也。"但关于手法操作规范的标准，除了传统经验的口传心授之外，目前尚没有客观的衡量标准与科学表述。因此，应用人体运动的"动作结构"原理来构建手法技术规范的标准与内涵，以揭示手法操作的运动学、动力学规律及原理，对于手法技术规范的建立具有重要意义。根据手法运动生物力学的研究成果，手法操作可通过相关力学测定仪获得手法作用力所形成的、特有的"动力型式"，并由"手法动态力曲线图"表达出来。正是由于手法特有的"动力型式"的作用，保证了手法特异作用的稳定发挥，而手法操作的技能水平会影响其"动力型式"的构型质量，从而影响临床疗效。因此，将推拿手法技术规范的标准，建立在人体运动"动作结构"的平台上，总结、确定各种手法规范化的"动作结构"模式，并研究其对临床疗效的影响，应是"推拿手法"这个概念的核心内涵，也是推拿手法学要解决的重大课题。

二、推拿手法的动作结构

从运动生物力学的观点来看，作用于人体的推拿手法是由一定数量的单一动作成分组成的一个特定的人体动作系统。在这个系统中每一类、每一种手法的动作都有着各自的固有特点，而各个动作成分之间又都有着固定的联系，这是一个手法动作区别于另一个手法动作的特征。手法动作的这种固有特点和固定的内在联系，称为推拿手法的动作结构。推拿手法动作结构其具有运动学和动力学两大特征。

手法的运动学特征是指各种手法动作形式具有差别的特征，主要是指手法动作的时空特征。时间特征是指手法动作的先后次序、持续时间、频率、速度、加速度等方面的特征；空间特征是指手法动作的运动轨迹、路程、施术部位以及各动作环节的位角、姿势、摆动幅度、位移等，即表征手法的"动作形式"这一概念。运用运动学方法分析手法动作，主要是研究手法动作的位置变化和时间关系，也就是从时空的角度来描述与表达推拿手法的动作规律。但手法的运动学特征只是描述了手法动作的外形特征，但没有说明手法动作发生的原因。

手法的动力学特征是指决定着手法动作形式的诸力相互作用的规律和特点。手法操作时参与运动的肢体内各部分肌力相互作用的结果，决定不同手法动作的运动学特征。如软组织类手法是术者内部参与动作的各部分肢体肌力相互作用的结果，而骨关节类手法，除了受到术者自身内力的影响外，还要受到来自受术者方面的诸如人体关节质量、重力、关节转动惯量与病理性关节阻力等因素的作用，使手法动作的运动状态发生变化，于是产生了具有各种运动学特征的骨关节类手法。手法的动力学特征主要包括惯性特征、力的特征和能量特征。惯性特征是指质量和转动的惯量；力的特征是指力和力矩、冲量和冲量矩；能量特征是指功和功率。

手法动作受力学规律制约，肌肉力量在手法动作中起主导作用，而肌肉力量的发挥与控制又是受意识调控支配。因此，建立推拿手法的动作规范模式，除了要遵循人体运动生物力学原理及手法的运动学与动力学规律之外，还要十分重视"手随心转、法从手出"的古训，强调诸如呼吸、意念活动等全身功能的支持、调控与配合。

　　手法动作规范是衡量手法操作正确与否的依据。故学生在学习时，首先要从理论上充分理解每种手法规范的动作结构及其力学原理与规律，然后在此基础上配合意念的调控反复进行科学的技能训练，逐渐在大脑建立起规范手法动作的条件反射与神经肌肉传导通路，最后达到手法操作娴熟的程度。现代人体运动学与传统推拿学都十分强调手法动作结构的规范化，因为规范化的手法技能，不仅对人体可产生稳定的具有特定动力型式的作用力，从而发挥良好的临床疗效，而且因为其完全符合人体运动学与工效学原理，可为推拿手法操作提供科学的生物学基础，以免发生推拿医师的职业性损伤。

第二节　推拿手法在推拿临床的重要地位

一、手法是推拿临床的核心技术

　　手法是推拿防治疾病的主要手段，是推拿治疗的核心技术。因此，推拿疗法实际上是一门中医手法医学。自古至今，这种手法医学的学科称谓皆以其主治手法的名称来命名。例如，殷商时期甲骨文中的"拊"，晚周时期的"案摩"，西汉《引书》中的"引"，《五十二病方》中的"安""靡""捏"，先秦时期的"拊引""案抓""案扤""按跻""矫摩""折枝""抑搔""摩挲"以及《黄帝内经》中的"按摩"，直至明代 1576 年张四维撰《医门秘旨》中最早提出"推拿"一词。当代中医各大推拿流派大多数都是以其主治手法或特色手法的名称作为推拿流派的称谓。如一指禅推拿、滚法推拿、点穴疗法、捏筋拍打疗法、踩跷法、指压推拿、弹筋推拿等都是以流派的特色手法命名。说明了手法在推拿临床中具有极其重要的学术地位。

二、手法适应证广且疗效独特

　　推拿手法之所以在推拿临床中如此重要，其首要原因是推拿手法作为一种绿色疗法，不仅适应证广泛，而且具有独特的临床疗效，同时对人体具有良好的养生保健作用。因此，受到历代医家与广大人民群众的钟爱与推崇。推拿手法的适应证涉及内、外、伤、妇、儿、五官等各科的病证，尤其在伤科推拿、小儿推拿领域具有其他任何疗法都无法替代的独特功效，从而使推拿医学成为可与大方脉医、针灸医比肩的现代中医临床学科之一。

三、手法是推拿临床重要的诊察手段

　　推拿手法既是推拿临床的一种治疗技术，又是诊断定位与临床取穴的一种手段。《灵枢·终始》曰："病痛者阴也，痛而以手按之不得者，阴也。"《灵枢·经筋》曰："以痛为输。"《灵枢·背腧》曰："欲得而验之，按其处，应在中而痛解，乃其腧也。"这些传统的手法诊察经验至今在推拿医学中已发展成为一种常用的"经穴触诊法"，又称"经穴切诊法"，即临证时术者以其具有敏锐指感的手，在患者经穴分布区域或病变部位，应用触、摸、按、压等手法，感知诊察局部弹性变化的情况，以及是否有痛性筋结、筋索、捻发感、弹响感、碾细沙样感等病理变化，以确定疾病的位、病性以及推拿治疗时所选用的穴位与部位，并以此进一步指导手法辨证施术。

第三节　推拿手法的命名与分类

一、推拿手法的命名

推拿手法的发展经历了漫长的历史过程，从最初的原始而简单的手法到如今门类繁多的手法体系，从人类本能的自发医疗行为到现代自觉的医疗方法，推拿手法经过不断地总结、归纳、提炼、升华而逐步发展和完善。由于历史沿革、地域差异以及师承关系等原因，导致推拿手法的命名较为混乱，同名异法和同法异名现象普遍存在。总的来说，现代手法命名的依据主要有以下几个方面：

1. 根据手法动作形式命名　大多数单式手法都是根据手法的动作形式进行命名。如推、拿、捻、搓、背、拧、刮、擦、按、摩、拍、挤、点、揉、抹、振、抖、抵、揪等手法，均属此类命名方法。

2. 根据手法动作形式及施术部位命名　大多数软组织类手法都是根据手法施术部位与动作形式相结合进行命名。如小鱼际擦法、掌擦法、大鱼际揉法、指摩法、肘揉法、拳揉法、掌击法、掌根击法、小鱼际击法、拳背击法、指弹法、膊揉法、拳顶揉法等，均属此类命名方法。

3. 根据手法作用部位及操作方向与动作形式命名　大多数骨关节类手法都是根据手法的作用部位（如颈椎、腰椎、骶髂关节、肩关节等）与手法操作方向（如前伸、上举、后伸、内收、外展、旋转、环转、前俯、后仰、侧屈等），结合手法的动作形式（如扳、抻、摇等）进行命名。如颈椎旋转扳法、颈椎侧扳法、腰椎旋转复位法、腰椎后伸扳法、骶髂关节后伸扳法、肩关节前伸上举扳法、肩关节内收扳法、肩关节外展扳法、肩关节后伸扳法、肩关节后伸内旋扳法、肩关节上举拔伸法、颈椎屈曲抻展法、颈椎后仰抻展法、颈椎侧屈抻展法等，均属此类命名方法。

4. 根据体位和作用部位以及手法操作方向与动作形式命名　根据手法施术时受术者所采取的体位（如仰卧位、坐位、侧卧位、低坐位等）结合颈椎、腰椎等作用部位，以及手法操作的方向和形式进行命名。如仰卧位颈椎斜扳法、坐位腰椎斜扳法、侧卧位腰椎斜扳法、仰卧位腰椎斜扳法等，均属此类命名方法。

5. 根据手法动作形式及作用部位命名　手法的动作形式多种多样，如扳、拔伸、拿、弹、摇等单式手法，结合作用部位进行命名。如弹筋法、拿五经法、摇颈椎法、摇肘法、摇腕法、摇腰椎法、摇髋法、摇膝法、捏脊法等，均属此类命名方法。

6. 根据构成手法动作结构的成分命名　复合手法是由两种或两种以上的单式手法复合而成，故其命名常用构成手法动作结构的两种或两种以上单式手法的名称组合而成。如推摩法、推揉法、摩振法、按揉法、掐揉法、点揉法、搓揉法、提捏搓捻法、提拿法、滚摇法等，均属此类命名方法。

7. 根据手法动作形式的取类比象命名　某些推拿手法，尤其是流派手法，在某些部位操作时动作形式富于变化，美观大方，可与蝴蝶飞舞、双龙嬉戏等动作形象进行类比，故命名时常用相应的事物作比喻，不仅形象生动、惟妙惟肖，而且便于学习和记忆。如成人推拿手法中的蝴蝶双飞式、双狮舞球式、啄法、指针法等以及小儿复式手法中的凤凰展翅、苍龙摆尾、黄蜂入洞、水底捞月、双凤展翅、猿猴摘果等，均属此类命名方法。

8. 根据手法动作形式与特定部位及操作程序命名　多用于小儿复式手法的命名，此类手法在某些特定部位进行操作，按照一定程序并形成相对固定的动作术式。如运土入水、运水入土、按弦走搓摩、揉脐及龟尾并擦七节骨等，均属此类命名方法。

9. 根据手法的功效命名　某些手法是根据其主治作用进行命名。如"总收法"可总收一身之气血，具有通行全身气血之功；其他如开璇玑、开胸顺气等，均属此类命名方法。

10. 根据手法动作形式及辅助器具命名　在推拿手法的发展过程中，还可借助特定的器具进行手法操作，以提高手法的刺激量和临床疗效。如内功推拿流派的棒击法就是以手握持桑枝棒在患者体的某一部位进行弹性击打的方法。

11. 借用历史典故与手法动作形式及动作要领命名　如一指禅推法就是借用达摩面壁九年得一指禅的典故，遵照拇指在受术部位上进行吸定摆动的动作要领，结合在意念调控下进行手法操作而得名。

二、推拿手法的分类

历代医家在临床实践中创造、发明了许多行之有效的推拿手法，迄今为止，在古今文献中记载的手法约有四百余种。这些手法在手法操作、动作要领、临床疗效等方面都具有各自的特点。随着学科水平的不断提高，为了便于学术交流、推广应用及教学与科学研究，下面分别从不同的角度将手法加以归纳总结分类。常用的分类方法有以下几种：

1. 根据手法动作简繁分类　根据手法动作形式的简繁，可将推拿手法分为单式手法、复合手法与复式手法三大类。

（1）**单式手法**　又称基本手法，是以单一的动作形式为基本单元的一类手法。如推法、拿法、按法、摩法、捏法、揉法、点法、拍法、滚法等。

（2）**复合手法**　是由两种或两种以上单式手法相组合而成的一类手法。如提拿法、按揉法、推摩法、滚摇法、四指推法等。

（3）**复式手法**　是由几种单式手法在一组穴位或特定部位上按照特定程序操作的组合型手法，又称为"大手法"。此类手法一般根据操作方式和特点，冠以特定的名称，如打马过天河、水底捞月、猿猴摘果、黄蜂入洞等。

此种分类法可帮助学生了解手法运用的层次关系，可在掌握单式手法的基础上，将其中动作形式相近的手法组合成复合手法应用；而复式手法必须在熟练掌握单式手法的基础上，方能按照一定的特定程序进行操作。

2. 根据手法作用分类　临床应用手法时，可遵照中医方剂的组方结构，并根据疾病的主次病机及寒热虚实，决定推拿手法的君、臣、佐、使顺序。因此，根据手法的医疗作用可分为主治手法和辅助手法两大类。

（1）**主治手法**　是指医疗效果比较明显，在推拿临床中使用频率较多的一类手法。此类手法多为各推拿流派最具代表性的特色手法，也是最具有医疗实用价值的一类手法。如一指禅推拿流派的一指禅推法，滚法推拿流派的滚法，内功推拿流派中的掌推法、推荡法，小儿推拿中的指推法，运气推拿中的振法，指针疗法中的按法、按揉法、按点法，点穴推拿中的击点法，四指推拿中的四指推法等。

（2）**辅助手法**　是指在推拿治疗中起到梳理、放松、整理等辅助作用的一类手法。如抖法、勒法、搓法、捻法等。

此种分类方法可使学生在学习中分清主次，在推拿处方时明确手法的君臣关系，其中主治手法临床应用最为广泛，多为"君"法，须重点掌握；反之，如搓抖法等辅助手法，一般多配合主治手法应用，发挥放松肢体、减少推拿后不适感的作用，相当于"臣"法或"佐使"法。

3. 根据手法作用部位分类　此种分类方法对手法作用原理及其定量化研究具有重要的指导意义。根据手法的作用部位不同可分为软组织类手法和骨关节类手法两大类。

（1）**软组织类手法**　此类手法主要作用于人体的软组织，主要包括摆动类手法、摩擦类手法、振动类手法、按压类手法和叩击类手法。

（2）骨关节类手法　又称运动关节类手法，此类手法主要作用于人体的骨关节，主要包括摇动类手法、扳动类手法、拔伸类手法、抻展类手法。

4. 根据手法动作形式分类　根据手法动作形式的不同，可将所有的基本手法分为摆动类手法、按压类手法、摩擦类手法、振动类手法、叩击类手法、运动关节类手法（骨关节类手法）。由于归属于同一类手法的各种手法之间，从动作的外形看来虽然不尽相同，但是在其运动学与动力学特征方面具有共同的规律，故此种分类方法有助于从运动生物力学角度学习与研究手法的动作结构及其作用原理，是目前大多数学者所公认的分类方法。

另外，还可以根据手法的适用范围，将手法分为适用于全身操作的手法和仅适用于特定部位的手法。前者如一指禅推法、滚法、点法、按法、擦法，此类手法在临床上应用范围广、医疗价值较大；后者如插法、击顶法、扫散法、拘抹法等，此类手法在临床上主要应用于特定部位上，具有特定的功效。如插法主要适用于肩胛胸壁间隙，具有升提中气之功效，可治疗胃下垂；捻法主要适用于指趾关节，具有滑利关节之功效；击顶法主要适用于头顶部，具有安神定志之功效。

应用以上主要的分类方法可把全书的推拿手法进行基本的分级分类，见图 2－1。

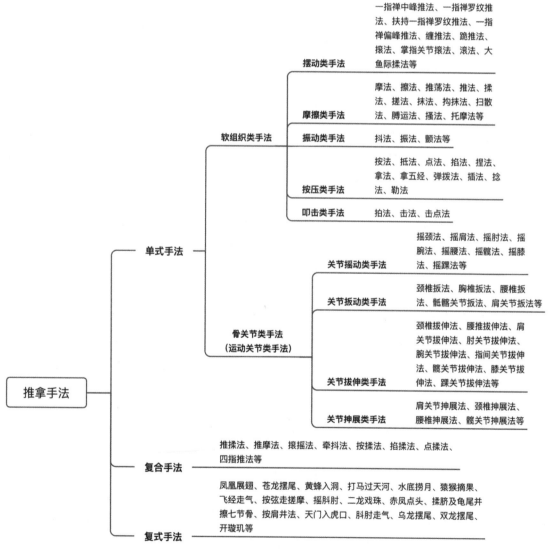

图 2－1　推拿手法学手法分级分类表

第四节　推拿手法的作用原理

推拿疗法是指术者应用手法在人体体表经络、穴位或特定部位上进行施术，调整人体的生理病理状态，从而达到防治疾病目的的一门中医外治技术。其治疗的范围可涉及骨伤、儿、内、外、妇、五官等各科病证。因此，推拿治疗的作用原理是多方面的，下面主要从中医学和现代医学的角度进行初步阐释，为临床应用手法防治疾病提供一定的理论依据。

一、推拿手法的中医学原理

手法是推拿防治疾病的主要手段。推拿手法产生疗效的原因，一方面是通过手法直接作用于人体的特定部位，发挥活血消肿、解痉止痛、松解粘连、理筋整复等作用；另一方面，手法动态力产生的力学信息，通过穴位→经络→脏腑的传导途径，反射性地影响营卫、气血、津液、脑髓、脏腑以及情志等功能状态，从而起到平衡阴阳、调整脏腑、疏通经络、调和气血等全身性的调治作用。

1. 平衡阴阳　阴阳学说认为，人体是由两种既对立又统一的物质与功能，即阴和阳构成的。当阴阳双方处于动态平衡状态时，人的生命活动便处于"阴平阳秘"的健康状态。因六淫、七情或跌仆损伤等因素的作用可导致一系列"阴阳失调"的病理变化。临床可见阴、阳、表、里、寒、热、虚、实等多种不同层次、不同性质的病证。

推拿治疗疾病遵循"谨察阴阳所在而调之，以平为期"的原则，根据辨证分型，术者采用或轻、或重、或缓、或急、或刚、或柔等不同刺激量的手法，使虚者补之，实者泻之，热者寒之，寒者热之，壅滞者通之，结聚者散之，邪在皮毛者汗而发之，病在半表半里者和而解之，以改变人体内部阴阳失调的病理状态，从而达到平衡阴阳、邪去正复的目的。如应用轻柔缓和的一指禅推法、揉法与摩法，刺激特定的募穴、俞穴及其他配穴，可补益相应脏腑的阴虚、阳虚或阴阳两虚；而使用刺激量较强的摩擦或挤压类手法，则可祛邪泻实。对阴寒虚冷的病证，可选用较慢而柔和的节律性手法在特定部位上进行较长时间的施术，可起到益气温阳的作用。此外，轻擦腰骶部，可滋阴泻火，以清血中之虚热；自大椎至尾椎轻推督脉，可清气分实热；自大椎至尾椎重推督脉，可清热凉血，以泻血分之实热。

2. 调整脏腑及经络气血功能　经络具有"行气血、营阴阳、濡筋骨、利关节"的生理功能，且内属脏腑，外联肢节，沟通表里上下，联络全身。人体的五脏六腑、四肢百骸、五官九窍、皮肉筋骨等组织，只有通过气血的濡养与经络的联络作用，才能充分发挥其各自的生理功能，并相互协调，内外和合，形成一个有机的整体。若经络不通，气血滞行，可导致皮肉、筋脉及关节失养而萎缩不用，或五脏不荣、六腑不通等病理状态。

气的含义有二：一是指构成人体和维持人体生命活动的精微物质，二是指脏腑经络的生理功能或动力。气具有化生、推动、固摄、温煦等作用。气的主要病证有气虚、气滞和气逆三类。血是循行于脉管内富有营养作用的赤色液体，主要由脾胃化生的水谷精微通过心肺的作用变化而成，其随血脉运行全身，以维持脏腑的正常生理功能。若因某种原因导致血液运行障碍，脏腑组织器官得不到血液的濡养，则出现血瘀、血虚、出血等病证。

推拿调整脏腑、经络气血的功能主要是通过手法作用于经络系统来完成的。推拿施术时，一方面，手法刺激可对受术部位的经络、气血、脏腑起到直接的调整作用。如外伤所致的局部瘀血肿痛、麻木不仁，以及受寒所致的胃肠痉挛等，均可通过手法的局部作用而得到调治。另一方面，手法刺激可激发经穴乃至整个经络系统的特异作用，使手法动态力产生的力学信号沿着经络传导至所属的脏腑组织器官，如脑、髓、胞宫等，从而调整脏腑组织器官的生理功能。例如，推拿脾经与胃经的相关经穴，可促进人体气血的生成；推拿肝经的相关经穴，可改善肝的疏泄功能，以调畅气机；运用较强的拿按法或轻柔的按揉法刺激内关穴，可治疗心动过缓或心动过速；按揉合谷穴，可治疗牙痛、面瘫等病证；按揉三阴交穴，可调理月经不调等病证。

3. 调筋整骨　筋骨包括筋膜、肌肉、肌腱、腱鞘、韧带、关节囊、滑膜、椎间盘、关节软骨等人体软组织。这些组织可因直接或间接外伤或长期劳损而产生一系列的病理变化，包括局部挫伤、肌肉拉伤、纤维环破裂、肌腱撕脱、肌腱滑脱、韧带部分或全部断裂、关节囊撕裂、骨缝开错（半脱位）、关节脱位、软骨破裂以及关节或软组织劳损等。推拿治疗筋骨病变的作用原理主要有以下几个方面：

（1）解痉止痛　筋骨损伤后，受损的软组织可发出疼痛信号，通过神经的反射作用，使有关组织处于警觉状态，导致肌肉紧张痉挛。此为人体的一种保护性反应，其目的在于减少肢体活动，避免对损伤部位的牵拉刺激，从而减轻疼痛。但若不及时治疗，或治疗不彻底，受损组织可形成不同程度的粘连，导致不断地发出有害冲动，引起局部疼痛、压痛和肌肉紧张，继而又可在周围组织引起继发性疼痛病灶，形成恶性疼痛环。无论是原发病灶还是继发病灶，均可刺激和压迫局部神经和血管，造成局部血运及新陈代谢障碍。推拿不但可放松肌肉，而且还能解除引起肌肉紧张的原因。其主要作用机制有三个方面：一是能改善局部微循环，及时清除受损组织内的致痛物质；二是通过适当的手法刺激，可提高局部组织的痛阈；三是将紧张或痉挛的肌肉充分舒展，可起到解痉止痛的作用。

（2）松解粘连　肌肉、肌腱、腱鞘、韧带、关节囊等软组织的损伤，均可因局部出血、血肿机化而产生软组织粘连，从而引起疼痛和功能活动障碍。局部应用弹拨手法和关节抻展、拔伸、摇扳等手法，可起到松解粘连、滑利关节的作用。

（3）理筋整复　运用牵引、拔伸、抻展、摇扳或弹拨手法，可使关节脱位者整复，骨缝开错者合拢，软组织撕裂者对位，肌腱滑脱者理正，髓核突出者还纳，滑膜嵌顿者解除，从而消除引起局部肌肉痉挛和疼痛的病理状态，有利于受损软组织的修复和功能重建。

在人体具有骨纤维性鞘管的部位，如肱二头肌腱长头腱管、桡骨茎突部腱管、屈拇屈指肌腱鞘管，由于骨质增生、慢性劳损或风寒湿邪的侵袭，导致局部的肌腱、腱鞘炎性渗出、充血肿胀，久之纤维化，鞘壁增厚，使肌腱束缚于腱鞘内，影响关节的屈伸活动。轻者腱鞘狭窄，活动时弹响；重者局部粘连形成硬结，导致关节运动功能障碍。对病变肌腱、腱鞘，局部运用弹拨手法与一指禅推、指揉或㨰法，并配合摇扳、拔伸等关节被动运动类手法，可消肿止痛、剥离粘连、疏通软组织间隙、扩大狭窄、解除弹响等病理状态，从而恢复肌腱在腱鞘内的正常滑动，使关节的运动功能趋于正常。

二、推拿手法的西医学原理

近几十年来，有关推拿手法作用机制的研究主要从整体水平、器官水平以及细胞分子水平等不同层次进行开展，初步阐释了手法的力学效应和生物学效应，为推拿防治疾病提供了一定的理论基础，丰富了推拿手法学的理论内涵。

（一）推拿手法对神经系统的作用

1. 调节感受器及周围神经功能　推拿手法可刺激触压觉感受器产生不同程度的兴奋，然后转化为不同频率、数量的动作电位，经过传入神经上传到神经中枢，再经神经→内分泌→免疫系统等传导通路发挥更为广泛、有效的调治作用。其次，手法可兴奋周围神经，加速其传导反射功能。研究表明，振法可使脊髓灰质炎患者对感应电流不产生反应的肌肉重新产生收缩反应，并可恢复已消失的腱反射。除此之外，手法还具有调节同一节段神经支配的内脏和外周组织功能活动的作用。研究表明，手法刺激第5胸椎可使贲门括约肌扩张，而刺激第7胸椎其作用正好相反。

2. 调节中枢神经活动　手法刺激可调节中枢神经系统的兴奋和抑制过程。研究表明，轻柔、和缓的手法具有镇静作用，而快速、深重的手法则具有兴奋作用。其次，推拿还具有愉悦心神、放松身心等作用。研究表明，轻柔而有节律的手法可对下丘脑、大脑边缘系统产生良性刺激，并通过对内源性阿片肽的影响，发挥镇痛镇静、消除焦虑、减轻情感痛苦、调节情绪及产生欣快感等治疗效应；按揉委中穴可兴奋脑内愉悦回路的核团，从而产生愉悦效应。除此之外，手法还可抑制因缺血所致的脑细胞凋亡，从而起到保护脑神经的作用。

3. 调节神经递质分泌　推拿手法可激活以内源性阿片肽系统为中介的痛觉调制系统而实现镇痛效应。研究表明，按揉压痛点可使 β–内啡肽含量升高，此可能为手法镇痛的作用机制之一。此外，手法刺激还可降低血中 5–HT 及儿茶酚胺水平。

4. 促进神经功能修复　推拿手法不仅可改善神经所支配肌肉的结构和代谢，还具有促进神经修复和再生的作用。研究表明，推拿可促使神经纤维的发育更加均衡，再次脱髓鞘变的神经纤维数量减少，并可促进损伤神经的再生和修复。

5. 调节植物神经功能　轻柔和缓、有节律的手法可抑制交感神经，兴奋副交感神经；急速而较重的手法可兴奋交感神经，抑制副交感神经。研究表明，按压缺盆穴可使瞳孔扩大、血管舒张、肢体皮肤温度升高；按压下腹部、捏拿大腿内侧，可兴奋副交感神经，引起膀胱收缩而促进排尿。

6. 镇痛作用　推拿手法具有良好的镇痛作用。其镇痛机制主要包含以下四个方面：

（1）调节神经递质及炎性介质水平　研究表明，推拿手法可提高下丘脑内啡肽（EP）的含量，降低缓激肽、5–羟色胺（5–HT）、去甲肾上腺素（NE）、白介素（IL）、一氧化氮（NO）、内皮素（ET）等炎性介质的水平，从而发挥消炎镇痛的作用。推拿还可提高痛阈，加速致痛物质、酸性代谢产物的清除，改善疼痛部位的微环境。研究表明，按揉内关穴可明显提高实验动物的耐痛阈，其镇痛效应以手法的即时效应最为显著，远期效应可持续10分钟左右。

（2）调节脊髓"闸门"通道　推拿手法可激发皮肤感受器产生信号冲动，并沿着粗纤维传入脊髓后角，使 T 细胞活动减弱，且强大而持续的手法刺激信号输入，可使传递疼痛冲动的脊髓"闸门"通道关闭，从而起到镇痛效应。

（3）调节中枢疼痛调控系统　疼痛信号与手法刺激所产生的信号，沿同一条传导通路传递至中枢皮质感觉区，疼痛冲动信号可被手法刺激产生的信号所抑制，激活疼痛的调制系统，从而起到镇痛效应。另外，当手法作用于特定部位时，其所产生的刺激信号沿脊髓通过脑干传导至脑区，激发中枢递质的释放，并选择性地激活脑内镇痛机制，进而通过其下行控制通路，影响"闸门"的控制效应。

（4）调节疼痛心理状态　手法刺激可通过影响心理状态进而调控疼痛信号的传递，其中以中枢调控效应最为显著。轻柔手法可消除紧张情绪，同时又可作用于脑边缘系统进而影响网状结构，加强中枢下行抑制系统，提高痛阈，使脑内致痛物质含量下降，达到镇痛效应。

（二）推拿手法对循环系统的作用

1. 改善皮肤新陈代谢　推拿手法可扩张皮肤毛细血管，增加局部组织需氧量，改善局部微循环及组织新陈代谢，促进汗腺和皮脂腺的分泌，增加皮肤弹性。

2. 改善毛细血管功能状态

（1）扩张毛细血管 手法刺激可产生组织胺和类组织胺物质，促使毛细血管扩张，并使储备状态下的毛细血管由闭合转为开放，提高毛细血管的通透性，改善局部微循环，进而促进局部组织的供血供氧。研究表明，推拿单侧委中穴可引起双侧小腿血流量增加。

（2）促进毛血管网重建 手法刺激可促进局部毛细血管网的重建。研究表明，手法刺激可促进家兔跟腱断端间毛细血管的大量生成，从而促进跟腱的愈合。

（3）改善血流速度及血管壁弹性 研究表明，推拿可使颈椎病患者椎动脉血流速度加快，从而改善脑部血液循环，消除眩晕症状；推拿手法对体表组织的压力及其所产生的摩擦力，可加速血管壁上脂类物质的消耗和清除，延缓血管壁的硬化过程，改善血管壁的弹性。

3. 改善血液黏稠度 血流速度降低，是引起血液黏稠度增高的原因之一，而黏稠度的增高又进一步降低血流速度，从而形成恶性循环。研究表明，节律性的手法所产生的压力可直接传递至血管壁，使血管壁产生有节律的舒缩变化，提高血液流速，促进血管壁上附着物质的分解，改善血液高黏、高凝状态。

4. 改善血液成分 手法在不同部位及穴位上施术可对血液成分产生一定的影响。研究表明，捏脊可使小儿的血红蛋白量和白细胞计数升高。此外，推拿对血浆中血浆蛋白、总胆固醇、甘油三酯、低密度脂蛋白等成分也具有明显的调节作用。

5. 调节心脏功能 手法刺激可降低心率，降低血管外周阻力，增加每搏输出量，改善冠状动脉供血。研究表明，推拿可使冠心病患者的心率减慢，同时可使左心室收缩力增强，增加冠状动脉的灌注，从而改善心肌缺血、缺氧状态。另有研究表明，按揉肺俞、心俞穴可改善心肌供血，治疗高原性心肌缺氧综合征；按揉灵台、神道穴可治疗心绞痛；按揉心俞、肺俞、内关、足三里穴可缓解心肌炎后遗症的胸闷、心慌等症状；指压阳池穴可治疗房室传导不完全性阻滞而引起的心动过缓。

6. 调节血压 手法刺激可扩张周围血管，降低外周阻力，并通过对神经血管的调节作用，进而调节人体的血压。研究表明，推桥弓对原发性高血压即时降压效果明显，尤以降低收缩压最为明显，而降低舒张压效果不明显。此外，推拿背部腧穴，可通过躯体 - 内脏反射途径进而改善心血管功能而降压。另有研究表明，采用放血方法造成家兔血压下降，以缠推法在合谷穴施术，结果显示，手法治疗 2～10 分钟后血压开始回升，治疗 1 次可使升高的血压维持 30～60 分钟，治疗多次之后可使血压的回升保持稳定，直至 150 分钟之后仍然维持一定的升高水平，但未能恢复到失血前水平。

（三）推拿手法对消化系统的作用

1. 调节胃肠蠕动功能 推拿手法可通过对胃肠平滑肌的张力、弹力、收缩能力和蠕动能力的正向调节和双向调节以调节胃肠蠕动。正向调节是指手法直接刺激胃脘部或背部相应腧穴，以促进胃肠蠕动。有学者采用彩色 B 超对胃排空时间进行检测，结果显示手法治疗后胃窦平均收缩幅度、频率及运动指数均有不同程度的升高，胃窦半排空和全排空时间均明显缩短。另有研究表明，顺肠蠕动方向摩腹，可促进肠蠕动，且柔和有力的手法刺激可通过神经反射调节使中枢受到抑制，从而使位于降结肠和直肠的副交感神经兴奋，进而促进降结肠、直肠蠕动，使肛门括约肌松弛。双向调节是指推拿既可使胃肠蠕动减慢，又可使胃肠蠕动加快。有学者采用体表胃电图检测胃体和胃窦的胃电波变化，以一指禅推法在足三里穴施术，结果显示手法对两处胃电波的波幅呈双向调节作用，对胃电波的频率未见明显影响。

2. 调节胃肠消化吸收功能 推拿手法可通过神经的反射作用，使所支配的内脏器官兴奋，促进胃肠消化液的分泌；同时又可改善胃肠血液及淋巴循环，促进机体锌元素合成和代谢，从而增强舌体味蕾的敏锐性，提高机体的消化吸收功能。研究表明，捏脊可使疳积患儿的血清胃泌素水平降低，配合按揉足三里可提高木糖排泄率和尿淀粉酶活性，补脾经可提高胃蛋白酶的生物活性，从而增强消化吸收功能。另有研究表明，推拿可抑制单纯性肥胖患者亢进的胃肠消化吸收机能，逆转异常的糖脂代谢，调整神经内分泌功能，从而发挥较好的减肥作用。

3. 调节胆囊的分泌与舒缩功能 推拿手法可促进胆汁的分泌及胆囊的排空。研究表明，手法刺激阳陵泉穴可促进胆囊的舒缩运动和排空能力，还可使胆总管规律性收缩，蠕动增强，缓解Oddi括约肌痉挛，胆汁流出量明显增加。另有研究表明，以140次/分的频率按揉双侧胆囊穴各5分钟，可使胆囊体积明显缩小，胆囊收缩率提高48.7%。

4. 促进胃黏膜修复 推拿手法可调节胃酸分泌，降低胃蛋白酶活性，促进胃黏膜修复。研究表明，手法干预可使胃溃疡大鼠的溃疡及分级、出血点和红细胞计数等病理变化明显轻于模型组，且手法干预组的胃液分泌量和胃蛋白酶活性明显低于模型组。

（四）推拿手法对呼吸系统的作用

1. 改善肺功能 推拿手法可改善肺的通气功能，增加肺活量及肺泡通气量。有学者采用推拿治疗301例支气管炎患儿，治疗后平均肺活量增加了725mL。另有学者采用按揉缺盆、中府、云门穴，擦膻中及两侧胸大肌，擦膀胱经第一侧线等，配合按揉肺俞、拿肩井、摇抖上肢等手法，通过对15名健康男生治疗前后的肺活量对比检测，发现治疗后肺活量明显升高。

2. 改善临床症状 推拿可明显改善慢性支气管炎、喘息性支气管炎、小儿肺炎及小儿哮喘的临床症状。有学者采用点按肺俞穴，配合擦法的温热刺激作用，加上拢唇呼气和常规的治疗方法，对28例慢性阻塞性肺病患者进行为期6个月的治疗，结果发现推拿可缓解患者的咳嗽、咳痰、胸闷、气短等表现。研究表明，推拿治疗可明显改善哮喘患儿的喘息、咳痰、胸膈满闷及哮鸣音等表现；推拿治疗小儿支气管肺炎，可明显缩短患儿的症状改善时间、呼吸功能、血氧饱和度及 NF $-\alpha$、CRP、IFN $-\gamma$ 的水平。

（五）推拿手法对运动系统的作用

1. 改善肌肉营养代谢 推拿手法可改善局部血液循环，促进肌纤维的收缩和伸展运动，增强肌肉的张力、弹力及耐力。同时，又可改善局部营养代谢，增加氧气及营养物质的供给，并将乳酸等代谢产物排出体外，从而消除肌肉疲劳，提高肌肉的活力和耐力。研究表明，手法刺激可增加血氧含量，改善肌肉代谢水平，从而缓解肌肉疲劳；推拿可提高颈椎病患者颈部肌群收缩力量、做功效率以及颈部屈肌群、伸肌群的协调能力，从而有利于颈椎病患者颈部肌肉生物力学性能的恢复；推拿治疗膝骨关节炎，可改善膝关节周围的肌肉血供，增加肌肉的弹性与柔韧性，松解关节粘连，扩大膝关节间隙，改善患者的肿胀、疼痛等临床症状。

2. 促进软组织修复 推拿手法对肌肉、肌腱、韧带等软组织损伤均有修复作用。有学者观察了手法干预对实验性家兔跟腱断裂和半月板损伤的影响，结果发现手法可促进炎性水肿的吸收，还可促进肌腱和软骨组织的再生和修复。有学者应用透射电镜研究发现，手法刺激可降低血清细胞色素氧化酶的含量，可明显减轻血管扩张、血栓形成以及水肿等病理性损害。

3. 松解软组织粘连 软组织粘连是导致运动功能障碍的主要原因，甚至还可对神经血管束造成卡压。推拿手法具有松解粘连，促进肌腱、韧带修复的作用。有学者应用肩关节造影术观察发现，手法可松解肩关节囊的粘连。

4. 理筋整骨　骨错缝、筋出槽是软组织损伤的基本病机。手法可使关节、肌腱的异常解剖位置各归其位，消除对组织的牵拉、扭转以及对神经的异常牵拉刺激，使疼痛迅速缓解甚至消失。研究表明，推拿治疗脊椎小关节错缝，可迅速纠正关节错缝，缓解疼痛等临床症状。有学者应用 X 线摄片观察推拿对寰枢关节错缝的作用，结果表明手法可纠正寰枢关节解剖位置异常。另外，推拿治疗可解除因关节内软骨损伤导致的关节绞锁。手法治疗颈源性心律失常、颈源性高血压、颈源性头痛等疾病也取得了较好的疗效，其主要作用机制为手法可调整脊椎小关节错缝，改变筋膜应力集中点，解除或缓解相关神经功能障碍。

5. 改变突出物的位置和大小　推拿手法可改变椎间盘突出物与神经根的空间位置关系，从而解除脊神经根的机械压迫或刺激，减轻或消除疼痛症状。有学者通过 CT 横断面的测量发现，手法干预之后，腰椎间盘突出症患者椎间盘突出物的高度和面积均出现缩小。

6. 解除肌肉痉挛　推拿解除肌肉痉挛的机理有以下三个方面：一是改善局部微循环，使局部组织温度升高，致痛物质含量下降；二是在手法刺激作用下，提高局部组织的痛阈；三是手法牵伸痉挛的肌肉可解除肌肉痉挛。此外，还可通过减轻或消除疼痛源而间接解除肌肉痉挛。研究表明，手法刺激可使急性腰扭伤患者的局部紧张性肌电活动和疼痛减轻或消失；另有研究表明，手法拉伸痉挛的肌肉 2 分钟以上，可刺激肌腱中的高尔基体，诱发反射，解除肌肉痉挛，从而使疼痛减轻或消失。

7. 促进炎性介质的降解　软组织损伤后，血浆及血小板分解产物会产生大量炎性介质。研究表明，推拿手法可改善血流速度、流态，加速体内活性物质的转运和降解，使炎性介质得以排泄，起到消炎止痛的作用；另有研究表明，推拿可使腰椎间盘突出症患者血浆中 5 - 羟色胺、色氨酸及 5 - 羟吲哚乙酸的含量呈现明显的下降。

8. 促进炎性水肿的吸收　推拿手法可加快静脉、淋巴的回流，促进炎性因子的吸收和稀释，整合各级疼痛信号，从而发挥消炎止痛的作用。研究表明，推拿可使狗淋巴流速增快 7 倍。另有研究显示，以按、揉、推、擦等手法在颈项部施术，结果显示，患者皮肤的微循环明显得到改善。

（六）推拿手法对免疫系统的作用

1. 抑制肿瘤细胞增殖　推拿可以提高机体免疫功能，从而发挥抑制肿瘤细胞增殖的作用。研究表明，对实验性肿瘤小白鼠选取"中脘、关元、足三里"穴进行手法施术，结果显示肿瘤细胞的增殖被抑制，手法组的自然杀伤细胞值明显高于对照组。

2. 提高白细胞计数及吞噬能力　推拿手法可提高白细胞吞噬能力。研究表明，用平推法在健康者背部足太阳膀胱经操作 10 分钟，可使白细胞的吞噬能力有不同程度的提高，且升高淋转率、补体效价水平。另有研究表明，推拿治疗苯污染导致的白细胞减少症，治疗后其白细胞总数增加，白细胞吞噬指数升高。此外，临床试验也证实，推鼻旁、摩面部、按揉风池、擦四肢等方法可有效防治感冒。

3. 调节免疫球蛋白水平　推拿可调节人体免疫功能。研究表明，手法刺激不仅能升高天然杀伤细胞的数目，而且还能使血清 IgG、IgM、IgA 含量增加。另有研究表明，推拿干预可以调节腰椎间盘突出症患者的固有免疫和适应性免疫，手法干预后椎间盘局部、脑脊液和血清中的免疫球蛋白、炎性细胞的出现和分布出现规律性的变化，使外周血 IL - 1β、TNF - α 表达下降，上调外周血 T 淋巴细胞亚群比值，下调血清 IgM、IgG 浓度，改善痛觉过敏功能障碍。

（七）推拿手法对内分泌系统的作用

1. 改善胰岛功能　轻柔而有节律的手法可兴奋副交感神经，促进胰岛素的分泌，加快糖的利用与代谢，使血糖下降。研究表明，对糖尿病患者按揉脾俞、膈俞、足三里穴，擦背部足太阳膀胱经并配合少林内功锻炼后，部分患者的胰岛功能增强，血糖有不同程度的降低，尿糖转阴，"三多一少"的临床症状有明显改善；另有研究表明，推拿整脊可调整脊柱失衡，改善脊椎小关节紊乱，减少对 Ⅱ 型糖尿病患者胰腺自主神经的刺激，从而对血糖水平具有良性的调节作用。

2. 改善甲状腺功能　推拿手法可改善甲状腺功能异常引起的临床症状。研究表明，在甲状腺功能亢进患者的颈 3~5 棘突旁施用一指禅推法，可使其心率明显减慢，其他临床症状与体征都有相应的改善。有学者以刚断奶的 26 只幼兔为实验对象，手法干预 1 个月后，结果显示生长激素、甲状激素、胰岛素、胃泌素等指标均显著提高。

3. 调节微量元素水平　推拿可升高血清钙的水平，故可治疗因血钙过低所引起的痉挛。研究表明，对佝偻病患儿施用掐揉四缝穴、捏脊等治疗后，其血清钙磷水平均有上升，有助于患儿骨骼的生长发育。

4. 调节激素水平　手法刺激相关特定穴可调节雌激素水平。研究表明，手法刺激可提高更年期综合征患者血清雌二醇、促卵泡刺激素、促黄体生成激素水平；采用揉法和擦法在腹部和腰骶部施术，可促进卵巢功能的恢复，调整内分泌紊乱，亦可降低血清促黄体生成素，升高促卵泡生长激素，降低睾酮。

（八）推拿手法对泌尿系统的作用

1. 调节膀胱功能　推拿手法可调节膀胱张力及括约肌功能，对于泌尿系统疾病具有一定的治疗作用。研究表明，按揉肾俞、丹田、龟尾、三阴交等穴，既可治疗小儿遗尿，又可治疗尿潴留。其次，推拿可促进盆底肌的收缩，改善膀胱功能，治疗女性压力性尿失禁具有显著的疗效。另外，推拿耻骨联合正中，可使紧张性膀胱内压下降，松弛性膀胱内压上升，提示推拿具有双向调节作用。另有研究表明，按揉半清醒状态下家兔的"膀胱俞"，可使平静状态的膀胱收缩，膀胱内压升高。

2. 促进肾上腺激素的分泌　振腹疗法能刺激腹部的神经丛，促进肾上腺皮质激素的分泌，减轻或消除慢性无菌性炎症，同时还可兴奋副交感神经，扩张盆腔内血管，改善早泄症状。

（九）推拿手法对心理精神的作用

1. 调节精神紧张状态　轻柔缓和的推拿手法是一种良性的物理刺激，其最迅速、最直接的效果是放松肌肉，达到放松、稳定情绪的作用。研究表明，按摩可改善患者术前和运动员赛前的精神紧张状态。其次，抚触可刺激新生儿神经系统的发育，接受抚触按摩的新生儿睡眠时间增加，情绪较稳定，哭泣时间较少。另外，腹部推拿具有镇静作用，可放松患者的精神紧张状态。

2. 调节心理异常状态　推拿可通过神经系统和经络系统的调节而获得调节心理状态的作用。研究表明，背部按摩可减轻中老年长期住院患者的焦虑状态；抑郁症儿童接受手法治疗之后，其焦虑感、焦虑行为有所减少，而积极情感则有所增加。

总之，以上有关推拿手法力学效应与生物学效应的研究，在一定程度上阐释了推拿手法的作用机制，为今后推拿手法的深入研究提供了新思路。尤其随着科学技术的进步，可从不同角度、不同层次对推拿手法的作用机制进行深入研究，从而更好地揭示推拿治疗疾病的作用原理，丰富推拿学科的理论内涵。

第五节　推拿手法刺激量

一、推拿手法刺激量的概念

手法是推拿防治疾病的主要手段，其特异作用与手法的能量性质、输出形式以及应用剂量有着密切的关系。推拿手法的能量性质为一种机械能，其输出形式为手法操作所产生的机械波。按照操作规范施术的手法可在三维空间构建一个相对稳定的"动力型式"，此为手法操作"质量"的重要指标。因此，临床上除了辨证选用"高质量"的手法之外，合理选用手法的应用剂量亦是推拿临床取效的关键。

推拿手法的刺激量，一是指每种手法对人体可造成的刺激强度以及从手法的阈刺激至伤害刺激之间的强度范围；二是指每次治疗一组"手法－特定部位"推拿治疗处方对人体刺激的总刺激量。而在推拿手法学中所指的刺激量主要是指第一种。

由于手法作用力是指手法操作过程中的动态力，故手法刺激量的概念，不单是指手法力值的大小，即并非仅指用力大小，而是包括术手的压力及操作时的加速度、频率与操作时间等物理量在内的力学综合参数。例如，用力虽轻但操作时间较长，同样是一种强刺激量的手法；再如，一指禅推法强调手法操作"以柔和为贵"，但在一定的条件下，柔能克刚，仍然可起到强刺激的治疗效果；而有些用大力操作的叩击类手法，由于着力面积大，等位面积上受力小，即压强小，又是在瞬间完成，则亦为一种具有安全刺激量的有效手法。

二、推拿手法刺激量的度量

推拿手法是以机械能的形式作为其对人体治疗的有效因子。此时，术者是施力者，受术者是受力者，互相组成了一个推拿治疗的力学系统。在这个系统中两者相互作用，手法对人体作用的刺激量，由于手法动作类别的差异，其动作方式、作用形式及作用部位不同，故其动力学和运动学的综合参数就不完全相同。如大多数软组织类手法的操作，符合平动运动的原理，故其手法刺激量可用时间、位移、速度、加速度等有关线量的综合参数进行度量；而骨关节类手法与摆动类手法的动作，符合转动运动的规律，则其手法刺激量可用时间、角位移、角速度、角加速度等参数进行度量。如摆动类手法的刺激量主要是由沿圆弧方向来回摆动所产生的向心力进行度量；摩擦类手法的刺激量主要是由术手在受术者体表产生的摩擦力进行度量；振动类手法的刺激量则是由术手做小幅度的重复振动时所产生的作用力进行度量；按压类手法的刺激量则是由通过对人体软组织反复按压所产生形变或作用力进行度量；叩击类手法的刺激量则是通过术手鞭打样动作对人体造成的冲击力进行度量。骨关节类手法的动作形式，除拔伸类手法外，主要是做不同类型的关节绕转运动，故可用角量衡量手法的刺激量；而拔伸类手法则是对术者关节施加的拉伸力，故其刺激量可用拔伸力的大小与拔伸速度进行度量。

三、推拿手法刺激量的临床应用

恰当的运用推拿手法刺激量，是临床取效的关键。在上述刺激量度量理论的指导下，临床应用手法刺激量还应把握以下规律：

（一）手法刺激量的一般应用规律

推拿手法刺激量主要包括手法刺激强度和操作时间两个方面。首先，手法刺激强度应达到一定的阈上刺激，以引起机体的应答反应从而产生临床疗效，若刺激强度为阈下刺激则效差或无效。一般来讲，在患者生理刺激阈值范围之内，有量小作用弱、量大作用强的规律。中等刺激量的手法易引起兴奋扩散，使兴奋过程加强；较强的刺激量传导至大脑皮质时，其兴奋易集中形成一个强的兴奋点，并发生负诱导，使其周围的抑制过程加强，这种外抑制能把已有的病理兴奋灶抑制下去，也可以引起抑制过程扩散，故许多大剂量的手法治疗后，可产生镇静作用，引起瞌睡或沉睡。当应用强刺激时，冲动可传导至大脑皮质，兴奋又易于扩散，高级神经系统的兴奋过程加强，解除大脑皮质的抑制状态或病理性抑制，使患者经此类强刺激之后出现体力充沛、精神振奋；若刺激量达到超强刺激的程度，超过了中枢神经系统与全身组织的生理耐受程度，则可引起手法源性损伤。其次，一般在疗程开始阶段，手法刺激强度宜轻，在后续治疗过程中，当皮肤和神经系统耐受或适应手法刺激强度之后，手法刺激强度可逐渐增加；但随着疾病的康复或手法作用的蓄积，手法刺激强度又可逐渐减轻。

另外，手法操作时间，若过短则达不到治疗效果，若过长则可能对局部组织造成手法源性损伤。因此，手法操作时间亦必须遵循一般应用规律。若病在局部，操作时间一般为 10 ~ 15 分钟；病在全身，操作时间一般为 20 ~ 30 分钟。若应用强刺激的手法，如按、压、点、掐法，操作时间可短些，一般每穴控制在 1 分钟之内；应用刺激柔和的手法，如一指禅推法、摩法、揉法，操作时间可长些，一般在局部可连续操作 5 ~ 10 分钟。若病理变化简单者，如腰椎后关节紊乱，可在 1 ~ 2 分钟内纠正关节错缝；病理变化复杂者，可连续操作，直至产生疗效，如小儿麻疹透发不畅，可推三关 1 ~ 2 小时，待疹透方可停止施术。

（二）手法刺激量的辨病辨证与辨部位应用规律

1. 手法刺激量的辨病辨证应用规律　　不同的病证需要不同的刺激量，同一种疾病的不同阶段亦需要不同的刺激量。针对不同病证以及不同的病理阶段选择合适的手法刺激量对提高临床疗效至关重要。软组织损伤的早期，手法刺激量宜小，可用柔和的手法，如应用小鱼际滚法、擦法、摩法等以活血消肿止痛；损伤后期或有关节活动障碍者，手法刺激量宜大，可用较重的手法，如应用弹拨法、运动关节类手法等以舒筋通络、松解粘连。

炎症的早期手法刺激量宜小，可用一指禅偏峰推法或鱼际揉法等以消肿排毒；炎症的后期手法刺激量宜大，可用弹拨法、扳法等以理筋舒筋、松解粘连。疼痛剧烈的病证可用刺激量较小的手法，如用摩法、揉法等以增加患者对手法的适应性与耐受性；而肢体麻木的病证可用刺激量较大的手法，如应用点法、压法、击法等以活血化瘀、疏通经络。

对于杂病来说，疼痛剧烈者，宜在某一特定穴选用刺激量较大的手法治疗，如治疗胆绞痛，可用刺激量较大的按法、点法在肝俞、胆俞或相应痛点重刺激，以缓解疼痛；而慢性疼痛或属于功能低下的病证，可用刺激量较小的手法治疗，如胃肠功能虚弱，可用按法、揉法进行较长时间的施术，可使胃肠平滑肌张力增高，蠕动增强，症状得以缓解。

治疗内科、妇科疾病，多应用接触面积小、刺激小，但深透性强的手法，如一指禅推法可使手法的刺激集中于特定的穴位，以调整相应的脏腑功能。但经期妇女在腰骶部与腹部要慎用或不用重手法，特别对早孕妇女的腰腹部要禁用手法施术。总之，辨病辨证选择适宜的手法刺激量，方能保证推拿手法的安全有效。

2. 手法刺激量的辨部位应用规律　一般情况下，病变范围较广、部位较深、肌肉比较丰厚的部位，可用接触面积大、刺激量较大的手法，如在腰臀部操作时，可用掌按法、肘压法、掌指关节㨰法等；而病变范围虽然较广，但部位较浅、肌肉较薄弱的部位，可用接触面积大、刺激量较小的手法，如在胸胁部操作时宜用擦法、揉法等。另外，在一般部位操作，可选用刺激强度较强的手法；在敏感穴位或压痛点处操作，可选用刺激强度较轻的手法。

头面部操作时，多应用刺激量较小而柔和的手法，如一指禅偏峰推法、拇指外侧揉法、抹法、扫散法等；四肢关节软组织损伤，可根据病程的长短以及急慢性期选择相适宜的刺激量。如急性关节炎、急性扭伤等病证可采用轻刺激的手法，慢性关节炎、扭伤的后期则可采用重刺激的手法；腹部操作宜选用刺激量较小的手法，如胃下垂、便秘等病证，在腹部可选用一指禅推法、揉法、摩法等；筋腱部的治疗多选用刺激量较大的手法，如筋腱痉挛、慢性扭伤等疾病多选用拿法、弹拨法等；对陈伤与久痹所致的深层组织的顽痛点，可用重点法，以提高痛阈，减轻疼痛，发挥其"以痛止痛"的功效；胃痛患者可重点足三里、胃俞穴以缓解疼痛；昏迷的患者，可在人中穴用重掐法以醒脑开窍。

临证时，还可根据患者的年龄、性别、体质，选择相适宜的手法刺激量。青壮年肌肉发达，骨骼坚壮，手法刺激量宜大，以增强推拿感应；老年人肌肉松弛、骨骼松脆，手法刺激量宜小，以免造成组织损伤；妇女及小儿手法刺激量宜小。另外，同一种手法可根据压强原理来调控手法的刺激量。如一指禅推法在腹部操作，可选用一指禅偏峰推法；摩擦类手法操作时，其摩擦力的大小与术手的正压力成正比，而对热效应来说，在正压力相同的情况下，其热效应与着力面积成反比。

总之，在手法刺激量的选择上，要根据疾病的病位、病性、所选用穴位以及患者的性别、年龄、体质以及术者的施术习惯、手法功力等因素综合考虑，灵活运用，方能做到"一旦临证，机触于外，巧生于内，手随心转，法从手出"的手法技术要求，进而提高临床疗效。

第六节　推拿手法补泻

补虚泻实是推拿治疗的基本原则之一。推拿手法补泻是指术者通过手法的作用力、操作频率、作用方向以及作用时间的不同等给予机体一定的刺激，激发人体整体与局部的调控功能，从而达到扶正祛邪、补虚泻实的目的。历代医家在长期的医疗实践中，对推拿手法的补泻应用积累了丰富的经验。临床实践证实，推拿对调整机体功能具有较好的作用，手法刺激虽无补泻物质直接进入体内，但传统手法应用经验告诉我们：通过由轻重、缓急、顺逆、上下、左右、刚柔等不同因素组合的手法刺激，可发挥发汗解表、软坚散结、活血祛瘀、理气通腑、清热解毒等作用，即为泻法；反之，发挥扶正壮阳、益气生血、温中健脾、强身健体、养阴生津、涩肠止泻等作用，即为补法。影响补泻效应的作用因素主要有以下几个方面：

一、轻重补泻

推拿治疗疾病时，一般规律而言，轻手法为补，重手法为泻。即作用时间较长的轻刺激可兴奋脏腑的生理功能，称之为"补"；作用时间较短的重刺激可抑制脏腑的生理功能，称之为"泻"。

推拿治疗脾虚病证时，用轻柔的一指禅推法在脾俞、胃俞、中脘、气海等穴进行较长时间的节律性刺激，可健脾和胃；推拿治疗急性胃痛时，用点、按等手法在背部相应的腧穴作较短时间的重刺激，可理气止痛；推拿治疗胆绞痛时，用按、点法在背部肝俞、胆俞作较短时间的重刺激，可解痉止痛；推拿治疗肝阳上亢型高血压时，用推、按、拿等手法在桥弓穴作由轻而重的刺激，可平肝潜阳。

推拿治疗软组织损伤时，补泻作用亦是同时存在的。一方面手法可改善局部微循环，调整相应软组织的系统功能，提高局部痛阈，起到"补"的作用；另一方面手法又可促进局部炎性水肿吸收，舒筋解痉止痛，起到"泻"的作用。一般来说，凡是刺激时间较长，作用部位较浅的轻手法，对肌肉组织具有兴奋作用，偏重于补；凡刺激时间较短，作用部位较深的重手法，对肌肉组织具有抑制作用，偏重于泻。

从神经生理学的观点来看，轻柔、缓和的连续手法刺激可兴奋周围神经、抑制中枢神经。急速、较重且时间较短的手法刺激可兴奋中枢神经、抑制周围神经。当中枢神经处于抑制状态时，副交感神经处于优势；中枢神经处于兴奋状态时，交感神经处于优势。进一步说明了轻手法为补、重手法为泻。推拿治疗时一般根据这一生理特性，针对不同疾病的病理变化，采取相应的治疗措施。如治疗哮喘时，可用轻柔的一指禅推法、按揉法在定喘、风门、肺俞、肩中俞等穴施术，使周围神经兴奋性增强，既提高了传入神经的传导功能，又提高了局部软组织对手法的适应性，然后再逐渐提高手法刺激量，兴奋中枢神经，抑制周围神经，使交感神经兴奋性增强，支气管平滑肌舒张，症状得以缓解。

临床应用时，除按照上述轻补重泻的经验之外，更要因人、因病、因证灵活施术。一般机体对重刺激手法反应较快，因而治疗效果快，但此类手法易耗气伤精、损及经脉；机体对轻刺激手法一般反应较慢，因而治疗效果慢。然而，对正虚邪实的患者，选用轻而逆经操作的手法可避免重手法的弊端，可起到补虚泻实的作用；而对于急补的患者，选用重而顺经操作的手法，可起到补虚的作用。

二、方向补泻

手法操作方向与补泻的关系，主要遵循经络迎随补泻与小儿推拿特定穴方向补泻的原则进行手法施术。《幼科推拿秘书》曰："自龟尾擦上七节骨为补……自七节骨擦下龟尾为泻""补泄分明寒与热，左转补兮右转泄"。《小儿按摩经》曰："掐脾土，曲指左转为补，直推为泻""肾水一纹是后溪，推下为补上清之。"实践证明，推拿治疗小儿泄泻配合推上七节骨有明显的止泻作用，大便秘结配合推下七节骨则具有明显的通便作用，即推上为补，推下为泻。摩腹时，手法操作的方向和在作用部位移动的方向均为顺时针方向，可起到泻下通便的作用；反之，若手法操作的方向和在作用部位的移动方向均为逆时针，则起到健脾和胃、固肠止泻的作用，即逆摩为补，顺摩为泻。推拿治疗中气下陷引起的小儿脱肛，在大肠穴由指尖推向虎口具有益气升提的作用；而治疗实热导致的小儿脱肛，从虎口推向指尖则具有通腑泄热的作用，即向心为补，离心为泻，由外向里为补，由里向外为泻。

推拿手法的方向补泻与针灸补泻的原理是一致的。《针灸传真》曰："指针无疏于金针，金针补泻，不外上下迎随。指针补泻，亦不外上下迎随。金针之进退补泻法，则为指针之进退补泻法……知用针之诀者，即知用指之诀矣。"但手法方向补泻亦有其独特的特点。《幼科铁镜》曰："于指正面旋推为补，直推至指甲为泻。"这里的旋推无左右之分，直推则指由指尖向指根方向推。清天河水是由外向里、向心方向推，具有清热解表的作用。虽然这些补泻方法和一般的方向补泻规律不同，但在临床上作为一种特殊的补泻方法仍在应用。

另外，推拿手法的方向补泻，古代还有"男女之别"的文献记载。《小儿推拿广意》曰：

"男左三关推发汗，退下六腑谓之凉，女右六腑推上凉，退下三关谓之热"。但在现代推拿临床中，已不再分男女，均采用统一的操作方法。

三、频率补泻

在推拿补泻中，手法操作频率是受术部位得气、产生热量、发生传递并维持其效果的基本条件，亦是手法作用于机体产生反应，达到平衡阴阳、补虚泻实的基本条件。《厘正按摩要术》曰："缓摩为补，急摩为泻。"手法操作徐缓、频率低、幅度小，则刺激量小，适合于病程长、病情缓、体质差的患者，具有疏通气血、扶正补虚等作用；手法操作疾快、频率高、幅度大，适合于病势急迫、病情重、体质强壮的患者，具有开窍醒脑、活血化瘀、消肿止痛等作用。如缠法常用于治疗痈肿、疮疖等外科疾病，具有活血消肿、托毒排脓等作用，发挥"泻"的作用；而一指禅中峰推法，多用于治疗脏腑虚损病证，发挥"补"的作用。

四、时间补泻

手法操作时间的长短，亦是调控手法补泻效应的重要因素。一般而言，重刺激、操作时间较短的手法为泻，轻刺激、操作时间较长的手法为补。

推拿治疗时，发挥手法补泻效应的因素是多方面的，并不是单凭某一个因素就可以达到补虚泻实的目的，而是根据患者病情综合应用。一般情况下，凡用力轻浅、操作柔和、频率舒缓、顺经走行方向（在腹部为逆时针方向施术），并持续时间较长的手法操作为补法，具有兴奋、激发、强壮等作用；反之，凡用力深重、操作刚韧、频率稍快、逆经走行方向（在腹部为顺时针方向施术），并持续时间较短的手法操作为泻法，具有抑制、镇静、祛邪等作用。此外，手法操作强度、频率与时间适中，在经络上来回往复操作（在腹部先顺后逆方向等量施术），为平补平泻，具有平衡阴阳、调和脏腑气血等作用。另外，有关手法补泻作用的调控方法，还要遵循辨证施术的原则灵活应用。如补法又可分缓补与急补两种：急补时，手法较重，顺经操作；缓补时，手法轻缓，时间较长，顺经操作。泻法也有急泻与缓泻之分：急泻时，逆经施术，力量较重；缓泻时，逆经施术，用力较轻。

第七节　推拿手法的基本技术要求

推拿手法经历代医家的传承与创新，在操作技术规范方面，积累了丰富的实践经验，并提出了许多具有指导意义的施术原则与施术要领，有的至今仍被奉为手法施术的法则。但是，这些宝贵的传统理论经验，在传授时，往往是以其在长期实践及经几代师承相传积累起来的感性经验的心灵体会为基础，用高度概念化的古代语言来表述，学习者只有在长期跟师学习之后，开"悟"之后，才能得其精髓；而现代的学员，特别是初学者，在理解时往往会觉得深奥难懂，且会产生诸多歧义，致使入门路遥。因此，在继承传统推拿手法操作经验的基础上，结合现代运动生物力学理论，认为推拿手法作为特定的人体操作系统，其操作技术的基本要求与施术原则，要根据手法动作形式的类型、作用部位以及医疗作用的不同而提出具体的操作技术要求。因此，推拿手法的基本技术要求既继承了传统的手法操作经验，又融合了现代生物力学研究的成果。具体体现在以下几个方面：

一、不同作用部位推拿手法的基本技术要求

推拿手法操作技术规范的建立，必须考虑受术部位的生理、病理状态。既要考虑手法动作所

形成的"动力型式"对受术部位是否适用，又要考虑受术者及其受术部位对手法作用是否能接受。因为手法作为一个刺激因素，人体作为接受手法刺激者，在施术时首先要有一定的手法刺激的质和量，针对机体的异常功能状态加以调整，才能达到理想的治疗效果。否则，手法刺激也会成为致病因素，不仅没有治疗效果，反而会加重病情。因此，根据手法作用部位的不同，其基本技术要求亦不尽相同。

（一）软组织类手法的基本技术要求

由于受术部位的组织结构、感觉阈值、皮肤感受器的性质以及对手法刺激的传导性与作用途径等因素的影响，此类手法的基本技术要求为持久、有力、均匀、柔和、深透。持久、有力体现了阳刚之性，均匀、柔和体现了阴柔之性，二者共同体现了刚柔相济、阴阳协调，最终达到的效果就是深透。深透是衡量手法操作是否正确及力度是否到位的标准，也是取得临床疗效的关键。其具体内涵阐释如下：

1. 持久　持久是指手法按照操作规范持续操作一定的时间，亦即在一定时间内手法的动作形式保持不变，且具有稳定的"动力型式"，确保手法对人体的刺激能够达到阈上刺激，以起到调整脏腑、疏通经络的作用。

2. 有力　有力是指手法操作时必须具有一定的刺激强度，刺激强度的大小应根据受术者的体质、病情、年龄、性别及作用部位的不同而增减，使之达到一定的刺激阈值，以激发机体的应答反应，发挥治疗作用。

3. 均匀　均匀是指施术时手法操作的频率、力量及幅度都必须保持均匀一致。频率不要时快时慢，用力不能时轻时重，幅度不要时大时小，应使手法操作既平稳而又有节奏。机体对某种手法刺激做出应答需要一定的时间，若手法操作不均匀，变化太快，则机体的应答也不断变化，就达不到手法的预期效应。如一指禅推法、擦法操作时内外摆动的幅度或路线长短、频率及所产生的压力要均匀一致，始终如一。

4. 柔和　柔和是指手法操作时，刺激力度宜轻而不浮、重而不滞，宜柔中有刚、刚中有柔、刚柔相济。用力不可生硬粗暴，手法动作变换要自然流畅，令受术者舒适。正如《医宗金鉴·正骨心法要旨》所曰："使患者不知其苦，方称为手法也。"

5. 深透　深透是指在上述手法操作技术要求的基础上，手法的作用力要大小适宜，作用方向准确，能直达病所而发挥治疗作用。手法的深透力可透皮入内，也可深达深层组织或内脏器官，或间接地通过经络传导途径到达目标脏器发挥相应的生物学效应，起到调整脏腑寒热虚实的作用。深透不仅是指手法作用力的深透，而且还指手法所产生热量的深透。手法深透具有如下特点：

（1）深透一般是由浅入深的。即深透最先发生于皮下部位，然后逐渐向体内传导。

（2）深透具有一定的征象，如皮温升高、肌肉放松、症状消失，以及心率加快、呼吸增强、血压变化、肠鸣、易饥等。

（3）不同手法的深透性具有一定的差异性。如一指禅推法、指摩法等深透较慢，而滚法、擦法、击法等则较易深透。

推拿手法作用于机体，主要是通过经络系统或神经体液系统途径引起机体应答性反应而获得治疗效果。手法产生治疗效应，一般需要具备一定的刺激强度、刺激时间以及强度－时间变化率三个条件。可见推拿之所以有效，是与上述手法操作的基本技术要求密切相关，并有机地组合在一起，产生了手法刺激的生物学效应。但由于软组织类手法种类多，动作结构具有一定的差别，故对于每一种具体手法来说，其手法操作技术要求又各有侧重。如一指禅推法，强调以"柔和为贵"，要求柔中寓刚，突出一个"柔"字；击点法则要求击点准确、用力果敢、快速而刚强，要求刚中带柔，强调一个"刚"字；而摩法操作时要求"不宜急、不宜缓、不宜轻、不宜重，以中和之义施之"，又立意在"中和"。因此，手法施术时不仅要从总体上掌握手法操作的基本技术要求，还必须细心揣摩每种手法各自的技术特点，方可对手法操作技术的原理与动作要领有全面的理解与掌握；并在此基础上，通过刻苦训练，方能使手法操作达到"手随心转、法从手出"的境界。

（二）骨关节类手法的基本技术要求

1. 施术原则　骨关节类手法具有疗效独特与潜在风险共存的特点。由于受术部位的关节及其附属的组织结构、关节的毗邻组织以及关节的运动范围、方向、自由度与病理性关节阻力等因素的影响，此类手法施术时应遵循关节运动轴面原则、关节运动区位原则、关节运动解剖结构学原则与省力原则等技术要求，才能保证推拿手法的安全、有效。

（1）关节运动轴面原则　又称方向原则。手法操作时首先要准确把握与控制手法作用力的方向。具体到某一个关节来说，其手法作用力的允许方向，又由关节不同结构类型所限定的关节运动轴、面的种类与数目而决定，亦即关节运动的自由度受其结构，包括关节、关节周围肌肉、肌腱等组织的约束。手法施术时原则上每个关节只能在其所属轴、面类型允许的维度与方向上做被动运动，禁止做大幅度无轴方向上的被动运动。如指间关节只能做屈伸方向的摇法、扳法或抻展法，而不能强制进行较大幅度的被动展收、旋转或环转。

其次，人体关节可绕其基本轴以及它们之间的中间轴做连续的主、被动环转运动。人体所有的运动关节都有关节间隙，故其主动运动的方向虽然仅限定在其运动轴的维度与方向上，但关节被动运动的自由度却有大于 1 的规律。如指间关节除可做额状轴方向的主动或被动屈伸外，还可做微幅的被动左右摆动或旋转与环转。另外，在关节纵轴或长轴的两端施以拉伸力，还可使关节间隙增宽。同时，基于关节间隙的存在，在关节相邻的两个骨环节的近关节处，施以与其长轴相垂直的剪切力，还可使两个相邻关节面做被动的水平方向的轻微滑移运动。

（2）关节运动区位原则　人体关节的主－被动运动在自身肌力或手法作用力的驱动下，关节所连接的两个相邻肢体骨环节之间产生空间位置的移动，这种位移由于受关节自身结构的限定，其沿运动轴方向的绕转运动，不可能无限制地进行下去，所以，每个关节都有其正常的生理活动范围。人体关节在主、被动运动的过程中，其关节运动范围从起始位零度开始由小到大逐步展开，在正常关节运动中依次有起始位、主动最大功能位、被动最大功能位、生理位与损伤位等 5 个运动位；在病态关节运动中依次有起始位、主动最大病理位、被动最大病理位、功能位、生理位与损伤位等 6 个运动位。关节的运动区域主要包括功能运动区（从起始位至功能位之间的区域，表示关节运动功能的健全）、生理运动区（从功能位至生理位之间的区域，表示关节的结构与功能的完整）、病理运动区（从起始位至主动最大病理位之间的区域，表示病态关节功能障碍时所仅存的运动功能）、功能障碍区（从主动最大病理位至功能位或生理位之间的区域，可度量其关节正常运动功能丧失、障碍的程度与范围）。

手法施术时，术者首先应明确摇动、扳动、抻展类手法的运动区位概念及定量的界定依据，使之在具体操作时，尽可能定量地把握摇法的摇动区位、扳法的扳动区位与抻法的抻展区位的幅度与范围，确保手法准确到位。其次，要确定受术关节运动的病理位，因为具体到某一关节，其起始位、功能位、生理位的位角点是相对固定的。应用被动运动手法的目的是不断扩大病理运动区，逐步缩小功能障碍区，直至其完全消失。总之，所有具有治疗作用的被动运动手法，均应在关节正常生理活动范围内进行施术，应禁止手法操作至损伤位，否则会导致关节的损伤。

（3）关节运动解剖结构学原则　又称安全性原则。由于受术关节被动运动的方向、幅度、体位以及可承受的外力负荷，不但受制于其自身的结构类型，而且还受其毗邻组织结构及其相互之间动态关系的约束。所以，必须在整体意义上的解剖结构所允许的自由度内进行被动运动手法的操作，才能确保手法施术的安全。否则，轻者可导致受术关节不同程度的损伤，重者可导致肢体瘫痪甚至危及生命。

手法施术时，首先应禁止做大幅度的无轴方向运动及超生理活动范围的被动运动。除此之外，还应注意受术关节的毗邻安全性与动态安全性。如颈椎斜扳法操作时应禁止在仰头位下施术，因为在此体位下枕骨与寰椎侧块的后侧相对缘距离较近，可使骨性椎动脉沟的间隙变窄，在此条件下再行大幅度的颈椎旋转扳法，则行走在其间的椎动脉易被碾压而致血管损伤。正确的手法操作应是在头略前倾的体位下施术，这样可避免血管损伤，从而确保推拿手法的安全性。

（4）省力原则　对于需要花费较大体力才能完成的被动运动手法，不要用"死力"，而是要用"四两拨千斤"的"巧劲"来完成手法操作。在传统推拿手法中有许多前人创造的寓含这类技巧的被动运动类手法及施术经验，根据现代运动生物力学原理进行提炼、总结与整理，省力原则主要包括杠杆原则、力矩力偶原则以及力的替代原则三个方面。

①杠杆原则：应用杠杆原则，主要目的是省力。故施术时术者应注意双手握点的位置，以获得最大的杠杆机械利益，使手法操作轻巧省力。例如在沿额状轴、矢状轴方向施行摇、扳类手法时，制动手的握点应放在受术关节的近侧近关节处，而动作手的握点则要放在受术关节远侧的远端，以组成阻力臂较小、动力臂较大的省力型单臂杠杆。如在施行肩关节外展扳法时，制动手应固定在肩峰点，动作手则应置于肱骨远端近肘关节处比较省力，若握在肱骨中段则费力。

②力矩力偶原则：当术者沿关节垂直轴做旋转运动手法时，利用力矩力偶原理加长力臂或力偶臂的方法，能获得手法省力的效果。例如，在施行以腰椎垂直轴为定轴的腰椎旋转扳法时，仰卧位腰椎旋转扳法的作用力点应选择在股骨下端，而侧卧位腰椎旋转扳法的作用点则应选在髂骨最高点或股骨大转子，由于前者的力臂明显大于后者，故省力。在施行颈椎旋转扳法时，一手的握点放在颏骨隆凸，而另一手的握点放在顶骨的后上角较放在枕外隆凸更轻巧省力，此为加长力偶臂的省力原理。

③力的替代原则：主要包括外力替代内力和大力肌替代小力肌两个方面。在施行被动运动类手法时，可以通过一定的技巧，利用"外力"替代"内力"或大力肌替代小力肌来完成手法的操作，以取得省力的效果。如在做低坐位颈椎拔伸法时，对受术颈椎的牵引，向上是利用术者下肢由下蹲到直立时所产生的提升力；向下的拉伸力则来自受术者自身的重力作用，而此时术者双上肢无须主动用力，只要以较小的力保持住其对受术者头部的固定作用即可。再如，在仰卧位颈椎拔伸法操作时，对颈椎的拉伸力是由术者的大力肌——腰背肌替代上肢肌完成，而相反方向的牵引力则依靠受术者身体与床面的摩擦力，从而节约了术者的臂力，并省却了助手的人力参与。

2. 施术要领　临床应用骨关节类手法时应遵循"力量是基础，技巧是关键"的施术理念，具体操作时应做到稳、准、巧、快等四个方面的施术要领，以确保手法的安全、有效。

（1）稳　是对手法安全性的要求。手法施术前应明确诊断，排除骨关节类手法的禁忌证，确定适应证，然后辨病、辨证施术；施术时应平稳自然、因势利导，避免生硬粗暴，严格限制在关节正常的生理活动范围内。

（2）准　是对手法有效性的要求。手法施术时应找准扳机点，适时而发，使手法作用力直达病所，以确保手法到位有效。

（3）巧　是对手法施力方面的要求。手法施术时应注意力集中，以意引气，气力结合，平稳自然，因势利导，以柔克刚，以巧制胜，避免生硬粗暴。

（4）快　是对手法发力方面的要求。手法施术时应"寸劲"发力，轻巧操作，疾发疾收，严格控制发力的时间和大小，不宜过长、过大，做到收发自如。

二、不同动作形式推拿手法的基本技术要求

根据手法动作形式的不同，即运动学及动力学特征，推拿手法可分为摆动类手法、按压类手法、摩擦类手法、振动类手法、叩击类手法与运动关节类手法六大类。每类手法的操作技术要求，一方面要服从其所属手法类别的整体要求，又要遵循其自身的运动学与动力学原理所规定的各自的操作技术规范。

1. 摆动类手法　此类手法动作形式的特点是往复摆动，是一种节律性的推、压动作，故其操作时要求持久、均匀、深透、富有节奏，以柔和为贵，且不产生明显的内、外摩擦。

2. 按压类手法　此类手法动作形式的特点是节律性或不规则的推压、提拉动作，故操作时要求把握好用力的方向是垂直向下还是向上，以及轻重刺激的作用层次。如掐按皮肤要有痛感而不损伤皮肤；重点穴位时力度要适中且以患者能耐受为度。

3. 摩擦类手法　此类手法动作形式的特点，是一种对人体体表或其深层组织进行的一种内、外平移摩擦运动。其对人体受术部位除有摩擦或揉动应力的直接作用外，还具有温热效应。故施术时要求准确掌握好手法操作的路线、轨迹（圆线、弧线还是直线），发力的方向（单向还是双向往复用力），以及作用层次与热效应的调控等施术要领。

4. 振动类手法　此类手法动作形式的特点是一种人体的振荡运动。其操作的特点是：一组对抗肌群之间交替地占优势，使参与动作的肌群之间在一次短促的振幅终末时，迅速逆转。如抖法、颤法是术者在意识控制下，主动用力做有节律的小幅颤动；而振法则是在意念的调控下所产生的一种自动的振动运动。故要求术者在操作时要意念集中，呼吸配合，控制好动作，使之均匀、持久、自然流畅地进行，不可紧张、屏气。

5. 叩击类手法　此类手法动作形式的特点是一种鞭打样动作的运动，对人体的作用是一种连续或不固定的瞬间冲击力。其技术动作要求运用鞭打样动作的原理来完成。操作时，术者上肢做挥臂击打动作时，好像一条鞭子，发力在"鞭根"，以大关节带动小关节，自肩、肘、腕一直到指关节，自上而下依次发力，每一个环节的最大运动速度都是在前一环节达到最大速度之后获得。因此，"鞭子"的末端——叩击的最后着力部位的运动是一个合速度，其由近端环节动量的依次传递和速度叠加而成，故可使末端环节着力部位的击打动作快速而有力。

6. 运动关节类手法　此类手法的操作特点是术者通过手法使受术者肢体环节沿关节的轴面方向，在生理活动范围内产生空间位置的变化。故其操作遵循关节运动轴面原则、关节运动区位原则、关节运动解剖结构学原则和省力原则，达到准确、合理、安全、有效与省力的效果。

三、小儿推拿手法的基本技术要求

小儿推拿手法必须通过一定时间的手法实训和临床实践才能达到手法娴熟，应用自如。其最基本的技术要求为轻快柔和，平稳着实，操作有序，时间适宜，配合介质。

1. 轻快柔和　小儿具有脏气清灵、穴位敏感、随拨随应的特点。因此，手法操作用力宜轻，速度宜快，均匀着力，不宜沉重缓慢。

2. 平稳着实　平稳是指操作时要有节奏性，操作速度与用力要始终如一，不要时快时慢、时轻时重；着实是指手法操作时要轻而不浮，重而不滞，具有一定的深透性。

3. 操作有序　手法操作时应先做轻手法，后做重手法。如掐法、捏脊法操作时，应最后施术，以免引起患儿哭闹，影响后续操作与治疗效果。穴位施术时应采用由上而下的顺序，先头面、上肢、胸腹，后背腰、下肢、足部；或操作时先推主穴，后推配穴。

4. 时间适宜　手法操作时间应根据患儿年龄大小、病情轻重及体质强弱而定，一般婴幼儿治疗 1 次，控制在 5 ~ 10 分钟。若年龄较大、病情复杂者，时间可适当延长，但一般不宜超过 20 分钟。

5. 配合介质　手法操作时，一般应配合推拿介质以保护皮肤，便于操作，同时配合药物以提高疗效。如临床常用的有橄榄油、麻油等。

总之，不同种类手法的操作技术规范，是受多方面因素制约的。手法施术时既要从整体上遵循手法类别的操作原理，又要符合具体每种手法的动作要领，才能达到"手随心转、法从手出"的手法施术境界。

第三章

推拿手法学基本知识

第一节　推拿手法与中医推拿流派

中医推拿在其漫长而曲折的发展过程中，由于学术渊源、师承关系、主治对象以及社会背景、不同地域等复杂因素，逐渐形成了各具特色的中医推拿学术流派与分支。

纵观各中医推拿流派，大多具有以下特点：①具有较长的发展史，并在一定地域内流传、盛行。②具有一定的学术理论指导和丰富的实践经验，并有擅长的主治范围。③每个推拿流派都有一种或几种特色手法或主治手法，并有几种或几十种辅助手法；同时还有一套独特的锻炼功法，作为术者的专业训练基础功夫以及作为患者的辅助治疗手段。此外，在手法操作术式与治疗风格上，多有明显的地域特点、人情色彩。如中国北方各推拿流派，其手法多明快刚健；而南方各推拿流派，其手法多细腻柔和。

推拿流派传承是中医药传承的主要表现形式之一。当今中医推拿流派与学术分支主要有一指禅推拿、滚法推拿、内功推拿、点穴推拿、整骨推拿、外伤按摩疗法、按摩疗法、小儿推拿、脏腑经络推拿、保健推拿、养生按摩、胃病推拿、捏筋拍打疗法、指压推拿、指针疗法、指拨疗法、捏积疗法、自我推拿、膏摩疗法、动功按摩、运动按摩、美容按摩、经外奇穴推拿、子午流注推拿、经穴推拿、窍穴奇术推拿等。现将影响较大的中医推拿流派简介如下：

一、一指禅推拿流派

1. 流行地域　自清朝咸丰年间以来，一指禅推拿一直流传于江南，特别是在江苏、浙江、上海一带盛行。

2. 理论指导　该流派以中医的阴阳五行、脏腑经络、营卫气血等基本理论为指导，以四诊八纲为诊察手段，强调审证求因与辨证论治。

3. 流派手法　一指禅推法为本流派的主治手法。另外，还有拿、按、摩、滚、捻、抄、搓、缠、揉、摇、抖等常用手法。手法施术要求柔和深透、柔中寓刚、刚柔相济，强调以柔和为贵。

由于一指禅推拿的主要手法操作难度较大，故非常重视基本技能的训练，并有一整套科学的训练方法。训练时，要求学员先练"易筋经"，并在此基础上再在米袋上练习手法的基本动作。

4. 流派特色　推拿治疗时主要选用十四经脉、经穴、经筋、经外奇穴和阿是穴；手法施术时既可"吸定"在穴位上做单穴定点操作，又可沿经络线边推边走，即所谓的"推穴道，走经络"；手法施术还可根据疾病的新旧虚实、邪之表里深浅调节手法的轻重缓急，应用平（平劲在皮肤）、浅（浅劲在肌肉）、深（深劲在筋骨）、陷（陷劲在骨缝内脏）不同的劲力，使作用力深透至皮肉筋骨及脏腑各组织层次，发挥相应的治疗作用。临证时先辨证取穴组成"手法—经穴"处方，然后再手法施术，以发挥平衡阴阳、调和营卫、疏通经络、调整脏腑、舒筋活血、泻热散寒、消积导滞等作用。

5. 主治范围　该流派适应证比较广，对外感、内伤所致的经络、脊柱、肢体或内脏病证皆可用之，尤擅长治疗头痛、眩晕、不寐、劳倦内伤、高血压、月经不调、胃脘痛、久泻、便秘等病证，对漏肩风、颈椎病、腰痛等运动系统病证及小儿泄泻、小儿遗尿等病证亦有卓效。

二、滚法推拿流派

1. 流行地域　滚法推拿是在一指禅推拿的基础上，于20世纪40年代创立的一种推拿流派，一直流传于江南，特别是在江苏、浙江、上海一带盛行。

2. 理论指导　以中医脏腑经络学说与现代医学的解剖、生理、病理等基础理论为指导。临证时常运用中西医结合的诊断方法，明确诊断，审证求因，辨病、辨证施术。

3. 流派手法　滚法是本流派的主治手法，其他还有揉、按、拿、捻、搓等手法。滚法既保持了一指禅推法对人体具有柔和的节律性刺激这一特点，又具有施术面积大及作用力强等优点。其训练方法与一指禅推拿流派相同，强调功法锻炼和米袋手法实训。训练时，要求学员先练"易筋经"，再在此基础上进行手法米袋练习。

4. 流派特色　在施术过程中强调配合肢体的被动运动；施术时循经络、走穴道进行手法操作；术后指导患者进行自主锻炼，以巩固疗效。

5. 主治范围　该流派擅长治疗运动、神经系统病证，如半身不遂、小儿麻痹后遗症、周围神经麻痹、口眼㖞斜、各种慢性关节病、腰及四肢关节扭伤、腱鞘炎、肩周炎、颈椎病、腰椎间盘突出症、头痛、胸胁痛等。

三、内功推拿流派

1. 流行地域　清末已自成一家，在山东等北方地区盛传。

2. 理论指导　以传统中医理论为指导，遵循扶正祛邪、正邪兼顾的原则，强调整体观念、辨证论治。

3. 流派手法　掌推法（包括平推法、大鱼际推法、小鱼际推法）为本流派的主治手法。其他手法还有拿五经、三指拿、提拿、点、压、分、合、扫散、运、盘、理、劈、抖、搓、拔伸、掌击（震）、拳击、棒击等。手法施术有一套常规顺序：推桥弓（男先左后右，女反之）、分印堂、分眉棱、扫散少阳胆经、拿五经、拿项后大筋、平推或鱼际推前胸与后背、平推两胁（肝区禁推）、推擦与提拿上肢（自腕至肩）、搓上肢（自肩至腕）、运肩关节、理（勒）五指、劈指缝、掌击拳面、搓抖上肢、拍双侧肩井（患者站势，下同）、拍二腿（从大腿根拍至小腿）、再五指拿头顶。最后以三处击法结束，即拳击大椎，以通调一身阳气；拳击命门、八髎，以壮肾阳、补元气，引火归原；掌击头顶百会穴，以安神定魄。全套手法刚健雄劲，明快流畅，力透肌骨，具有典型的中国北方推拿流派风格。临床应用时，可在此操作常规的基础上，根据具体病证，辨证分型，随症加减，组合成推拿治疗处方。

4. 流派特色　施术者须有坚实的少林内功基础；施术时要运功于内，发力于外，手法要刚劲有力，刚中含柔，阴阳有序，温力并行；临证时注重"外治内练"，即要求患者在接受手法治疗的同时，需配合少林内功锻炼，以扶助正气。

5. 主治范围 本流派的常规操作是从头面至腰骶、胸腹及下肢，涉及十二经脉和奇经八脉，具有疏通经络、调和气血、强健身体、荣灌脏腑等作用，擅治内科虚劳杂病、骨伤科病证及妇人经带诸疾。

四、指压推拿流派

1. 流行地域 早在《黄帝内经》中就有"按之则血气散，故按之痛止""按之则热气至，热气至则痛止矣"的记载。因此，以按点为主治手法的指压推拿是一种古老的推拿医术，该法在全国各地区盛传。

2. 理论指导 该流派以中医脏腑经络、营卫气血理论为指导，根据辨证分型，选择有效的经穴组成推拿治疗处方，然后再按照处方规定的顺序，依次点穴施治。

3. 流派手法 其主治手法为指按法与按点法，主要以手指指端按压穴位，可按而静止不动，亦可按而左右拨动，或轻轻揉动，或微微颤动，或滑行移动，或起伏用力。此外，还有爪掐、肘压、叩点等辅助手法。

4. 流派特色 施术时主要选择经络、腧穴、阿是穴或压痛点等点状部位进行手法施术；指压推拿综合了针刺与推拿两法的治疗原理，故治疗时感应强、作用快、安全舒适，且损伤小。

5. 主治范围 指压推拿具有调和气血、疏通经络、调理脏腑、散寒止痛等作用，擅长治疗内、外、妇、儿、五官等各科常见病证。

五、点穴推拿流派

1. 流行地域 点穴疗法是由中国传统武术的点穴、打穴、拿穴、踢穴和解穴等动作演化而来的一种推拿流派，在中国的青岛崂山及胶东一带盛行。

2. 理论指导 点穴疗法借鉴了武术技击点穴的技术动作，总结了其医疗点穴的实践经验，并在中医脏腑经络气血理论的指导下用以防治疾病的一种推拿流派。在病机认识上，认为当人体发生痿痹等病证时，由于邪正相搏、阴阳失调，经络之气逆乱，卫气营血运行受阻，故在治疗上要运用较强的击点手法，"从其穴之前导之，或在对位之穴启之，使其所闭之穴感受震激，渐渐开放，则所阻滞之气血，亦得缓缓通过其穴，以复其流行矣""经脉既舒，其病自除"。

3. 流派手法 击点法为本流派的主治手法，其他还有拍打法、扣击法、按压法、掐法、扣压法、抓拿法、捶打法和矫形法等辅助手法。

4. 流派特色 整套手法以各种点、打、拍、捶为基本形式，施术风格峻猛刚健、捷速强劲。施术时要求术者应具有较强的指力、臂力与全身的支持力。初学者首先要进行点穴练功，常用的锻炼功法有蹲起功、运气拍打功、对拉功、仰卧功、撞背功、蜈蚣跳、鹰爪功、捶纸功、推山功及扎腰功等。

5. 主治范围 点穴推拿具有疏通经络、行气活血、调和营卫、鼓舞正气、祛除邪气等作用，临床擅长治疗各种瘫痪、麻痹及风湿顽痹等病证。

综上所述，中医推拿各流派均以其各自的历史源流、学术理论、主治手法、训练方法、施术风格及适应证而自成体系，从而构建了中医推拿学科丰富多彩而又厚重扎实的学术基础。

第二节 推拿手法的施术原则

安全、有效、舒适是手法临床应用的最基本要求。因此，手法施术时应遵循明确诊断、辨证施法、手法精练、筋骨并调、四因制宜等施术原则，方能确保推拿手法的安全、有效。

一、明确诊断

明确诊断是保证手法施术安全、有效的前提与基础。现代推拿医生在施术前应对患者病情作充分的了解，并作出正确的诊断。诊断应以中医基础理论为指导，并结合现代医学的理论知识，通过望、闻、问、切四诊合参，结合必要的现代医学检查方法，全面了解患者的全身情况和临床表现，对疾病的病情进行综合分析判断，从而得出正确诊断。在此基础上，遵循辨证、辨病相结合的施术原则，选择相适宜的手法进行施术。若对疾病的诊断不明确，对疾病的发生发展规律缺乏正确的认识，手法就会应用不当，直接影响临床疗效，甚至会发生推拿意外。

疾病诊断一般要求中西医双重诊断，既要辨证，又要辨病。在诊断未明确之前，不宜随便进行手法施术，特别是一些刺激量较大或运动幅度较大的整骨手法和腰背、胸腹部的重按法等，应严格掌握推拿手法的适应证与禁忌证。《正骨心法要旨·手法总论》曰："用手细细摸其所伤之处，或骨断、骨碎、骨歪、骨整、骨软、骨硬、筋强、筋柔、筋歪、筋正、筋断、筋走、筋粗、筋翻、筋寒、筋热，以及表里虚实，并所患之新旧也……然后依法治之。"说明在清代已经认识到诊断在正骨推拿中的重要性，施术前必须通过切诊对局部进行触摸，仔细了解损伤部位，并掌握肌肉受伤后的翻转离合等情况，然后再进行施术。

二、辨证施法

《理瀹骈文》曰："外治之理即内治之理""外治必如内治者，先求其本，本者何，明阴阳识脏腑也。"手法施术与中医内治疗法一样，也应以中医理论为指导，遵循辨证论治的施术原则。辨证是手法施术的前提和依据，只有明确病证的阴阳、表里、寒热、虚实等，才能从复杂多变的疾病现象中抓住病变的本质，把握病证的标本、轻重、缓急，采取相适宜的手法施术以调整阴阳、扶正祛邪，使气血复归于平衡，达到治疗疾病的目的。

早在清代的正骨推拿术就非常强调辨证施法的重要性。《医宗金鉴·手法总论》曰："盖一身之骨体，既非一致，而十二经筋之罗列所属，又各不同，故必素知其体相，识其部位，一旦临证，机触于外，巧生于内，手随心转，法从手出。"现代推拿则更强调辨病、辨证施术。由于疾病病位、病性的不同，或同一疾病所处的病理阶段不同，宜采取不同的推拿手法进行施术。推拿治疗时，若治疗范围广、部位深，或肌肉丰满的部位，可选择接触面大而深透有力的手法，如掌按法、肘压法等；治疗范围小、部位较浅，或肌肉较薄弱的部位，可选择接触面积小而作用柔和的手法，如一指禅推法、指揉法等。若在软组织损伤的急性炎症期或出血期，宜选用较轻柔的手法如鱼际揉法、摩法等；若出现关节错缝可选用扳法、摇法、拔伸法等；若出现软组织粘连可选用扳法、抻法、摇法、弹拨法等。头面部操作时宜选柔和的手法，如一指禅推法、拇指外侧揉法、大鱼际揉法、抹法、扫散法；腹部操作宜选用压力较轻的手法，如摩法、揉法、一指禅推法等。

三、手法精练

目前临床常用的推拿手法有 30 余种，推拿医生应根据患者的体质、病证、病性、病位的不同，选择与之相适宜的手法进行施术。手法的数量不在于多，而在于少而精，在于直达病所，切中病情，方能发挥或提高临床疗效。正如《素问·调经论》所曰："五脏者，故得六腑与为表里，经络支节，各生虚实，其病所居，随而调之……病在脉，调之血；病在血，调之络；病在气，调之卫；病在肉，调之分肉。"

四、筋骨并调

中医学认为，"骨错缝、筋出槽"是伤科疾病的基本病机。人体的各种急慢性筋骨损伤，首先是筋伤引起骨错缝，进而骨错缝又导致筋伤，最后形成筋骨并伤的病理变化。因此，推拿治疗伤科疾病时，既要理筋，又要整骨，达到骨正筋柔，筋柔骨正的治疗效果。既不能一味片面强调"整骨手法"的应用，亦不能一味片面强调理筋手法的应用。临床应用手法时，应辨病或辨证施法，达到筋骨并调。正如《素问·调经论》所曰："病在筋，调之筋；病在骨，调之骨。"

手法施术时，在强调筋骨并调的同时，更强调推拿手法的作用力一定要直达病所，方能发挥最佳疗效。例如，应用骨关节类手法治疗骨错缝相关病证时，一定要让手法的作用力直达病变关节处，方能起到整复关节、纠正错缝的作用；应用软组织类手法治疗软组织损伤病证时，手法的作用力应深透至病位或能激发穴位的应答反应，方能起到舒筋解痉止痛的作用。"阿是穴"常是软组织损伤的部位或疾病的反应点。因此，于"阿是穴"处施术是手法治疗软组织损伤的关键。临床上"阿是穴"有多种病理表现形式，常见的有痛觉过敏、痛性结节、条索状反应物、痛觉减退等。

五、四因制宜

四因制宜即因人、因病、因时、因地制宜，是指治疗疾病时要根据个体、疾病以及时间与地理环境的不同选择相适宜的推拿手法。

1. 因人制宜　由于推拿的治疗效果受患者年龄、性别、体质、生活习惯、职业特点及痛阈值的大小等诸多因素的影响，因此，手法的选择及施术应有所不同。如患者体质强，病变部位在深层或腰臀四肢，宜选择手法刺激量大的手法；患者体质虚弱，病变部位在浅层或头面胸腹，宜选择刺激量小的手法。

2. 因病制宜　推拿治疗时应视病性、病位的不同，辨证、辨病选择相适宜的手法。例如：关节运动障碍者，可选用摇法、扳法、押展法等；关节错位者，可选用扳法、拔伸法、平端法等；局部有粘连者，可选用扳法、弹筋拨络法、理筋法等。此外，对于治疗某一疾病的推拿手法，推拿医师既要掌握一般规律与常法，又要注意临证变通，随着病情的进退、主症与兼症以及主要痛点与次要痛点的增减、消失、转化等，综合分析判断，及时进行手法的辨病、辨证加减。

3. 因时制宜　手法施术时应考虑到时间和季节因素的影响。如晚间推拿不宜采用兴奋型手法；又如夏季暑热，患者皮肤多汗黏腻而涩滞，直接在皮肤表面进行手法操作容易使皮肤破损，治疗时可在患者皮肤表面涂一些保护性介质，并注意少用摩擦类手法等。

4. 因地制宜　手法施术亦应根据地理环境的不同而灵活地选择运用。如中国北方寒冷，北方人体格多壮硕，肌肤腠理致密结实，手法施术时宜深重；而南方多热多湿，南方人体型多瘦小，肌肤腠理相对疏松薄弱，推拿治疗时手法宜轻柔。

第三节　推拿手法的适应证与禁忌证

一、适应证

推拿手法的适应证非常广泛，临床上主要应用于伤科、儿科、内科、妇科、五官科病证，以及亚健康防治等领域。

1. 伤科病证 落枕、颈椎病、腰椎间盘突出症、肩关节周围炎、急性腰扭伤、慢性腰肌劳损、膝骨关节炎、踝关节扭伤、棘上韧带损伤、脊椎小关节错缝、腰背部肌筋膜炎、第三腰椎横突综合征、腰椎退行性骨关节炎、腰骶部劳损、骶髂关节损伤、冈上肌肌腱炎、肱二头肌长头或短头肌腱腱鞘炎、肩峰下滑囊炎、肱骨外上髁炎、桡骨茎突狭窄性腱鞘炎、腕关节扭伤、腱鞘囊肿、指屈肌腱狭窄性腱鞘炎、指关节扭伤、髋关节滑囊炎、梨状肌综合征、臀上皮神经损伤、膝关节侧副韧带损伤、半月板损伤、髌下脂肪垫劳损、膝关节创伤性滑膜炎、跟痛症等病证。

2. 儿科病证 感冒、发热、咳嗽、哮喘、反复呼吸道感染、喉炎、咽炎、扁桃体炎、鼻炎、湿疹、荨麻疹、腺样体肥大、泄泻、呕吐、厌食、肠系膜淋巴结炎、腹胀、便秘、口疮、夜啼、出汗、儿童多动综合征、吐舌、贫血、儿童抽动障碍、麦粒肿、霰粒肿、近视、遗尿、尿频、生长发育迟缓、小儿桡骨头半脱位、小儿髋关节损伤、脑瘫、青少年特发性脊柱侧弯、新生儿黄疸、肌性斜颈等。

3. 内科病证 感冒、咳嗽、头痛、眩晕、不寐、哮喘、胁痛、郁证、胸痹、心悸、胃脘痛、胃下垂、呕吐、呃逆、泄泻、便秘、面瘫、面肌痉挛、淋证、癃闭、阳痿、消渴、痹证、痿证、中风等病证。

4. 妇科病证 月经不调、痛经、闭经、慢性盆腔炎、围绝经期综合征、带下病、产后身痛、产后缺乳、乳痈、乳癖等病证。

5. 五官科病证 牙痛、颞下颌关节紊乱综合征、近视、斜视、高眼压症、干眼症、慢性咽炎、喉喑、慢性鼻炎、耳鸣等病证。

6. 亚健康防治 亚健康是指人体处于健康和疾病之间的一种状态，30～50岁高发。主要由于饮食不合理、缺乏运动、作息不规律、睡眠不足、精神紧张、心理压力大、长期不良情绪等原因引起。推拿手法主要用于躯体亚健康（疲劳亚健康、睡眠失调亚健康、疼痛性亚健康）的防治。

二、禁忌证

推拿手法的应用范围虽然很广泛，但其临床运用也有一定的局限性，存在着不适宜施用手法或施用手法具有一定潜在风险等情况，即推拿手法的禁忌证。目前公认的推拿的禁忌证主要有以下几点：

1. 各种急性传染性疾病（如肝炎等）、感染性疾病、皮肤病（湿疹、癣、疱疹、脓肿），不宜应用手法治疗。

2. 诊断不明确的急性脊柱损伤、寰枢关节半脱位或严重颈椎间盘突出者（图3-1），不宜应用手法治疗，以免引起脊髓损伤。

3. 肿瘤患者一般不宜应用手法治疗。如某患者表现腰部疼痛伴双下肢放射性疼痛1月余，但胸椎核磁共振检查显示胸椎椎管内脊膜瘤（图3-2），因此该患者就不适合接受手法治疗。

4. 结核病（如腰椎结核、髋关节结核等）、化脓性疾病（如化脓性关节炎等）所引起的腰腿痛疾病，不宜用手法治疗，以免加重病情。

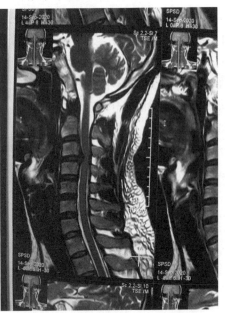

图3-1 颈椎间盘突出

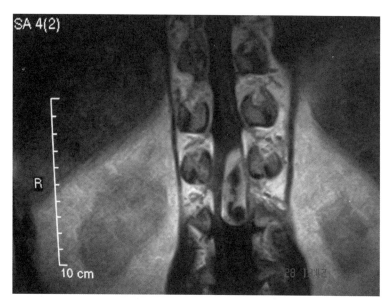

图 3-2　胸椎椎管内脊膜瘤

5. 患有血液病或有出血倾向者，如血友病、恶性贫血、紫癜等，应禁用手法治疗。脑出血的患者，应在出血停止、病情稳定之后再行手法治疗。

6. 治疗部位有皮肤破损（如烫伤、烧伤）者，不宜应用手法治疗，以免引起局部感染。

7. 有严重心、脑、肺、肾等器质性病变者，禁止手法治疗。

8. 妇女在妊娠期、月经期，其腰骶部和腹部不宜采用手法治疗，也不宜在四肢感应较强的穴位采取强刺激手法；其他部位若需要手法治疗，也应以轻柔手法为宜，以免导致流产或月经出血过多。

9. 剧烈运动后、饥饿、极度劳累、体质极度虚弱者，不宜应用手法治疗，以免发生晕厥。

第四节　推拿手法操作须知

手法是推拿防治疾病的主要手段。手法应用正确是保证推拿治疗安全、有效的关键。因此，临证时术者必须除了手法的基本技术要求与禁忌证之外，还必须掌握以下操作须知：

一、术前须知

1. 人文关怀　术者要态度和蔼、谈吐文雅，善于跟患者沟通，了解患者的需求。对初次接受推拿或精神紧张者，应做好解释工作。治疗前应先向患者讲解在手法治疗过程中的注意事项，以及有可能出现的某些现象或反应，消除患者的精神紧张及不必要的顾虑，争取患者的信任和配合。对病情比较严重或神经衰弱者应进行解说和安慰，让患者树立恢复健康的信心，配合推拿治疗。天气寒冷时，术者要注意双手的保暖，避免用冷手触及患者的皮肤引起不适或肌肉紧张。

2. 体位合适　手法施术时要选择合适的体位。受术者宜选择既能维持较长时间，又能便于术者施术的体位；术者宜选择便于手法发力、操作的体位，同时也应做到意到、身到、手到，步法随着手法的变换相应变化，保证手法施术过程中身体各部动作的协调一致。

二、术中须知

1. 专心施术　在手法施术过程中，术者要严肃认真，全神贯注，避免闲谈说笑、漫不经心，做到手随意动，法从手出。同时，还要密切体察患者对手法的反应（如面部表情的变化、肌肉的紧张度以及对被动运动的抵抗程度等），询问患者的自我感觉，根据具体情况随时调整手法操作的方法与刺激强度，避免增加患者的痛苦或不必要的人为损伤。

2. 手法规范   术者应掌握手法的操作规范与动作要领，然后辨病辨证施法。如对关节运动障碍者，一定要在其正常的生理活动范围内和患者能耐受的情况下，应用运动关节类手法，最终使手法作用力直达病所，准确地传导到相应的组织结构和层次，起到相应的治疗作用。

3. 善用左手   左、右两手均能规范、熟练的操作手法，是推拿医师的一项基本功。强调"善用左手"是针对部分推拿医师习惯单独用"有力"之右手进行操作而言。推拿手法中，部分手法可以单手操作、独立完成，而部分手法则要求推拿医师必须左、右两手配合协调，所以左手操作水平的高低直接影响着手法技能的发挥。此外，善用左手，术者左、右两手交替操作可避免单侧肢体因长时间操作而引起肢体疲劳不适或慢性劳损等。

4. 力量适宜   手法操作必须具备一定的力量，达到一定的刺激阈值，才能激发人体的应答反应，获得良好的治疗效果。故术者在手法施术时，必须根据患者的体质、病证、部位之不同而灵活地增减，施加适当的力量。如新病、剧痛者，手法宜轻柔；久病、痿麻者，手法宜深重。力量太过或施用蛮力、暴力，可加重患者的痛苦或造成医源性损伤，亦不利于推拿医师的自身健康；力量不及则不会产生良好的治疗作用。

5. 治疗有序   手法操作宜按照一定的顺序进行施术。全身操作一般从头面→肩背→上肢→胸腹→腰骶→下肢，自上而下，先左后右，从前到后，由浅入深，循序渐进，并可根据具体病情适当调整。局部操作，一般按照放松手法→重刺激或整骨手法→放松手法的顺序进行施术。手法刺激强度应先轻渐重，再由重渐轻，最后结束手法操作。

6. 时间灵活   手法施术时间的长短对疗效有一定的影响。时间过短，则不能达到治疗效果；时间过长，可导致局部组织损伤，或令患者疲劳。所以，手法操作的时间，要根据患者的病情、体质、病变部位、所用手法的特点等因素灵活确定。每次治疗一般以 10 ~ 20 分钟为宜，对内科、妇科疾病可适当延长治疗时间。

7. 施术卫生   术者在手法施术时应注意保持个人与工作环境的卫生。如经常修剪指甲，手上不得佩带戒指及其他装饰品，以免擦伤患者的皮肤或影响治疗；推拿治疗前后均应洗手，防止交叉感染。工作环境要注意通风、定期杀菌消毒，努力创造一个温度适宜、干净卫生的工作环境。

三、术后须知

1. 推拿治疗结束后，应嘱患者避风寒，适劳逸，多饮水，注意休息。

2. 根据患者病情，术者应告知患者相关预防调护措施及饮食宜忌，以促进疾病康复，以防复发。

3. 术者应根据患者病情，辨证选择相适宜的功法，让患者主动进行自我锻炼，医患配合，促进疾病康复。

第五节   推拿手法反应与处理方法

推拿手法是一种安全、有效、舒适的物理刺激，一般不会产生任何不适反应。但在某些特定情况下，手法也会使人体出现一定的机体反应。临床上，推拿手法反应有良性反应与不良反应两大类。

一、推拿手法良性反应与处理方法

推拿手法良性反应是指在正常手法刺激下，受术者出现的某些一过性不适反应。这种反应不会对人体造成任何伤害，也不会留下任何后遗症状。有的良性反应可能是病情好转的迹象或取得良效的佳兆。

因受术者存在个体差异，良性反应的临床表现亦各不相同。推拿治疗后出现的良性反应主要有疲劳感、嗜睡、手脚出汗、饥饿感，疼痛由深而浅、由集中而扩散。这些良性反应一般在初次治疗时发生，经过几次治疗后就不再出现，并随着病情的好转而消失。

推拿手法的良性反应，一般不需特殊处理，可多饮白开水，增加营养，或任其自然安静入睡，并坚持推拿治疗。一般在 2～3 天后，各种不适反应就会自然消失。

二、推拿手法不良反应与处理方法

推拿临证时若诊断明确，手法施术准确，一般不会发生手法的不良反应。所谓推拿手法的不良反应是指由于医患沟通不充分，诊断不明确或未对患者做出科学的整体评估，或误用手法，或手法操作不当，或刺激量过大，从而对受术者机体造成的损伤性反应，轻则可导致骨关节及软组织的损伤，重则可危及受术者生命。因此，手法施术时，应明确诊断，严格掌握手法的适应证、禁忌证，掌握好手法操作规范、动作要领及手法刺激量，及时评估推拿治疗后的反应，提高洞察不良反应的能力，养成良好的职业习惯，预防推拿意外的发生。若一旦发生推拿意外，应当及时正确处理。临床可见的手法不良反应主要有以下几种：

（一）软组织损伤

1. 原因

（1）违背手法操作要领　初学者，手法生硬粗暴，不能做到柔和、均匀，从而损伤皮肤、肌肉、肌腱等软组织；或骨关节类手法操作超过生理活动范围，亦会导致肌肉、韧带、关节的损伤。

（2）手法刺激量太大　手法操作用力过猛或时间过长，易造成皮肤损伤。如掐法、擦法、推法等手法施术时，若刺激量过大可导致皮肤损伤。其次，长时间在局部进行手法施术，可使痛阈提高，皮肤感觉迟钝，易导致皮肤损伤。

（3）误诊误治　受术者患有血液病，或局部存在韧带、肌腱断裂等，施术前未能明确诊断，误用手法，导致皮下血肿或肌腱、韧带损伤。

2. 临床表现

（1）症状　皮肤损伤者局部表现为明显的灼热感或剧痛；肌肉、肌腱、韧带损伤则表现为局部红肿热痛，伴有局部关节功能活动受限；关节囊损伤则表现为关节肿痛、功能活动受限。

（2）体征　皮肤起泡或破损，皮下可见大小不等的瘀斑；皮下出血者可见局部压痛、皮肤张力增高；肌肉痉挛等。

（3）辅助检查　MRI 检查可明确诊断韧带、肌腱是否断裂。

3. 预防

（1）手法操作规范　术者应加强手法基本功训练，正确掌握各种手法的操作规范及动作要领。对初诊患者要注意手法的刺激强度，手法力度宜由轻渐重，以患者能耐受为度。

（2）配合介质　术者进行摩擦类手法操作时，一定要配合使用油膏、滑石粉等介质以保护皮肤。若在面部使用推法或擦法时，可配合使用油性介质。

（3）明确诊断　应用手法治疗前，一定要明确诊断，排除手法禁忌证。若伴有肌腱、韧带断裂或关节囊严重损伤者，应禁止手法操作；伴有血小板减少者，或血友病患者，禁止手法治疗，以免造成软组织内出血。

4. 处理

（1）皮肤损伤　一般不用特殊处理，但一定要保持伤口清洁，定时消毒，以防局部感染。若组织液渗出较多时，可外涂紫药水，数日后即可痊愈。

（2）皮下轻微出血　局部可用轻快的摩、揉手法，以疏通气血、散瘀消肿，促进渗出液的吸收。

（3）皮下血肿　手法刺激后引起肌肉或关节内出血，形成血肿者，可进行局部处理或全身治疗。

（二）疼痛

1. 原因

（1）手法不熟练，手法动作生硬；或手法施术时间过长，手法刺激强度过大。

（2）患者初次接受推拿治疗或病情正处于急性期，手法刺激强度过大。

2. 临床表现

（1）症状　局部肿痛，夜间尤甚，功能活动受限；或局部疼痛加重。

（2）体征　局部肿胀，疼痛拒按，功能活动障碍。

3. 预防

（1）首次接受推拿治疗的患者，手法宜轻柔，施术时间不宜太长。

（2）对精神紧张的患者给予术前解释，必要时给予心理辅导，稳定患者情绪，配合手法治疗。

4. 处理

（1）一般不需特别处理，停止推拿之后，休息1~2天疼痛可自行消失。

（2）若疼痛剧烈者，可临时服用非甾体抗炎止痛药，或局部配合湿热敷。

（3）原有病变部位疼痛加重者，应对症处理，必要时做相关检查，排除其他原因。

（三）晕厥

1. 原因

（1）手法刺激量过大　推拿治疗过程中，若使用强刺激的点、按、弹拨等手法，易导致痛性晕厥。

（2）体质虚弱　患者在空腹、过度疲劳、剧烈运动后接受重刺激手法治疗，易导致晕厥。

2. 临床表现

（1）症状　头晕，心慌，汗出，烦躁不安，表情淡漠，反应迟钝，嗜睡，意识模糊甚至昏迷不醒。

（2）体征　面色苍白，口唇、甲床轻度发绀，四肢皮肤湿冷，脉搏细弱而快，血压下降，呼吸深而快等。

3. 预防

（1）严格掌握手法的禁忌证　为了防止手法施术导致晕厥，临证时空腹患者、剧烈运动后或过度劳累的患者不予推拿治疗。

（2）选择适宜的手法刺激量 尽量避免使用重刺激手法，若必须应用时以受术者能够耐受为度。

4. 处理

（1）立即停止手法操作 受术者出现晕厥时应立即停止手法施术。若仅表现为头晕、恶心、心慌气短、皮肤苍白、出冷汗时，应立即取平卧位，或头低足高位，予口服糖水或静脉注射 50% 葡萄糖进行治疗，一般很快就会恢复。

（2）抗休克治疗 若病情较重，应立即给予抗休克治疗，补充血容量，维持水、电解质和酸碱平衡，应用血管扩张剂，以维持心、肺、肾脏的正常功能，必要时立即请内科会诊。

（四）肩关节损伤

1. 原因

（1）诊断不明确 推拿治疗肩部疾病时，局部患有器质性病变（如肿瘤、结核、骨质疏松等），若诊断不明确，误用手法，容易导致肩关节损伤。

（2）手法操作不规范 手法操作不当，或暴力推拿，或操作骨关节类手法时超过肩关节正常活动范围，特别是在麻醉下进行不规范的手法操作，可造成医源性的肩关节损伤或脱位，甚至合并肱骨大结节骨折、肱骨外科颈骨折等。

2. 临床表现

（1）症状 肩部肿痛，关节功能活动受限。

（2）体征 局部肿胀、压痛，关节功能活动障碍。若有伴关节脱位，可见肩部失去正常圆形膨隆的外观，而变为平坦的方肩；肩峰下部有空虚感；旋转肱骨干时，可在脱出处触及滑动的肱骨头；杜格征试验阳性（即患手不能触及健侧肩部）。

（3）辅助检查 核磁共振或 X 线片检查可明确肩关节损伤程度、脱位类型以及有无骨折等。

3. 预防

（1）明确诊断 排除肩关节的其他病变（如骨质疏松、肿瘤等）。

（2）掌握关节的生理活动范围 术者应熟悉肩关节的解剖结构，掌握肩关节正常的生理活动范围，手法施术时幅度应由小到大，顺势而行，切不可急速、猛烈、超生理活动范围强行操作。

（3）手法操作规范 手法施术时禁止使用强刺激手法或做大幅度的肩关节外展、外旋的被动运动；对肩周炎患者做外展、外旋被动运动时以仰卧位操作为佳。

4. 处理

（1）单纯肩关节脱位 可使用手牵足蹬法进行复位。受术者取仰卧位，术者立于患侧，用双手握住患肢腕部，把足底放在患肢腋下（左肩用左足，右肩用右足），缓慢地做纵向拔伸牵引患肢，同时逐渐地向外旋转患肢，此时可将肱骨头自前方离开，从关节囊的破裂口滑入关节盂内，完成整复。

（2）肩关节脱位合并骨折 若合并肱骨大结节骨折，骨折块无移位者，脱位经整复后，骨折块也随之复位；若导致肱骨外科颈骨折，应分析其骨折类型，明确整复手法，必要时转科行手术治疗，以免贻误治疗。

（五）寰枢关节脱位

1. 原因

（1）诊断不明确　当上段颈椎患有炎症或肿瘤病变，或存在齿状突发育不良等先天异常，在未明确诊断情况下施用手法，可引起寰枢关节脱位。

（2）手法操作不规范　手法操作不当，或暴力推拿，或做超关节正常生理活动范围的颈部被动运动，可引起寰枢关节脱位。

2. 临床表现

（1）症状　颈项部疼痛，僵硬不适，颈椎功能活动受限，活动后疼痛加重；枕部有麻木感，自觉头颅向前下坠，无力支撑。若脊髓受到刺激时可引起上肢麻木无力，手指精细动作障碍，下肢无力，走路不稳，有踩棉花感。

（2）体征　局部肌肉痉挛，第 2 颈椎棘突向后隆突、偏歪，头部前倾或伴有颏部旋转；第 2 颈椎棘突压痛，枕大神经区压痛。若脊髓受压，可出现肱二、三头肌肌腱反射亢进，霍夫曼征阳性，上肢肌力减弱，下肢膝腱、跟腱反射亢进，巴宾斯基征阳性，并有深感觉障碍。

（3）辅助检查　X 线检查是诊断寰枢关节脱位最可靠的依据。正位片显示齿状突与寰椎侧块两侧间隙不对称，患侧间隙变窄、消失和重叠（只有当投照位置正确，门齿中缝对准齿状突中线时，两侧间隙不对称才有临床意义）。侧位片显示寰椎前弓后面与齿状突前缘间隙增宽（正常为 3～6mm）。此外，炎症性寰枢关节自发性半脱位，骨质可出现缺钙现象，尤以寰椎前弓最明显，但无骨质破坏。

3. 预防

（1）明确诊断　若局部有炎症，容易引起寰枢关节自发性脱位，此时较轻的颈部旋转外力，即可导致寰枢关节脱位；颈部、咽后部感染，可引起寰枢韧带损伤，易导致寰枢关节脱位。因此，推拿治疗之前（尤其是做颈椎旋转类手法），应常规拍摄颈椎正、侧位 X 线片，必要时做血常规、血沉等检查，以排除寰枢关节异常、咽后部及其他感染病灶。

（2）手法操作规范　颈部旋转的幅度不能超过颈椎正常生理活动范围，不要片面追求弹响声。

（3）慎用旋转类手法　临证时对于颈椎旋转类手法的应用，在能保证临床疗效的前提下，宜遵循"能少用就少用、能不用就不用"的原则，尤其是 10 岁以下的儿童，因韧带松弛，颈部活动范围较大，或齿状突发育不良等先天异常，轻微外伤可引起脱位。因此，特别是对 10 岁以下的儿童更要慎用或禁用颈部旋转类手法。

4. 处理

（1）正确搬运：对于颈椎有骨折、脱位的患者，若搬运不当，可对脊髓造成严重损伤。因此，必须按照外伤处理原则进行规范搬运。

（2）明确诊断后，建议急转外科手术治疗。

（六）肋骨骨折

1. 原因

（1）手法用力过大　在推拿治疗时，由于过度挤压患者胸廓的前后部，使胸腔的前后径缩短，易导致肋骨侧部发生骨折，尤其是骨质疏松患者，更易发生。例如，患者俯卧位，术者在其背部使用双手叠掌按法或肘压法等重刺激手法时，若用力过大，易造成肋骨骨折。

（2）误诊误治 对肋骨有器质性病变者（如骨质疏松、肿瘤等），若未明确诊断，误用按压类重刺激手法，可导致肋骨骨折。

2. 临床表现

（1）症状 局部疼痛，深呼吸、咳嗽、喷嚏或转动躯体时疼痛加剧。若出现胸闷、气急、呼吸短浅、咯血、皮下气肿时，应考虑肋骨骨折导致气胸等并发症。若出现胸壁下陷，在呼吸运动时与正常胸廓步调一致，出现反常呼吸，多为多根肋骨多处骨折。

（2）体征 局部肿胀，可见皮下血肿、瘀血等痕迹；局部压痛，有时可闻及到骨擦音，两手前后位或左右位挤压胸廓均可引起骨折处剧痛。

（3）辅助检查 胸部 X 线检查，可以明确的骨折部位、程度以及有无胸部并发症。

3. 预防

（1）选择适宜的手法 辨病辨证选用适宜的手法，禁止暴力推拿。如在上背部俯卧位推拿时，要根据患者年龄、体质，慎重选用重刺激手法，尤其是老年人，由于肋骨逐渐失去弹性，在受到外力猛烈挤压时易造成肋骨骨折。

（2）诊断明确 若患者肋骨有转移性恶性肿瘤或严重骨质疏松，上背部及胸部的按压手法应禁止使用。

4. 处理

（1）单纯肋骨骨折 由于胸固有肌的固定，骨折很少发生移位。因此，可用胶布固定法固定胸廓，限制胸壁呼吸运动，让骨折端减少移位，以达到止痛目的。胶布固定法对多根肋骨骨折、老年、肥胖及有皮肤过敏的患者不宜使用。

（2）肋骨多处骨折或伴有胸部并发症 应及时转胸外科诊疗。

（七）胸腰椎压缩性骨折

1. 原因

（1）暴力推拿 手法操作时，当患者取仰卧位，过度地屈曲双侧髋膝关节，可使胸腰段椎体前缘受到明显挤压，在此基础上，若再骤然增加屈髋、屈腰的冲击力，则易造成胸腰段椎体压缩性骨折。

（2）误诊误治 若患者胸腰椎存在严重骨质疏松或有肿瘤转移的情况，未明确诊断，误用手法操作，则易导致胸腰椎压缩性骨折。

2. 临床表现

（1）症状 胸腰部有局限性自发性疼痛，脊柱功能活动受限，活动时疼痛加剧。

（2）体征 局部有向后成角畸形，局部压痛、叩击痛。

（3）辅助检查 X 线检查可以确定脊柱骨折损伤的部位、程度及类型。

3. 预防

（1）杜绝暴力推拿 屈膝屈髋手法操作时，禁止暴力推拿或超关节活动范围操作手法，且双下肢屈髋、屈膝的同时，禁止加大腰部前屈的冲击力，以免导致腰椎压缩性骨折。

（2）辨证施法 手法操作前，特别是对于老年人、体质较弱或伴有骨质疏松的患者，一定要全面了解患者病情及身体状态，对患者病情进行客观评估，再辨病或辨证施法。

4. 处理

（1）搬运要恰当 若搬运不当，可引起不可挽回的严重损伤；即使对可疑脊柱损伤的患者，也应按脊柱损伤的方法进行搬运。

（2）及时治疗　对于单纯性椎体压缩性骨折，若椎体压缩变形小于1/2，无脊髓损伤，可采用非手术疗法。对于脊柱不稳定的损伤，若椎体压缩变形大于1/2，同时伴有棘上、棘间韧带损伤或附件骨折者，或伴有脊髓损伤者，应以手术治疗为主。

（八）脑血管意外

1. 原因

（1）手法刺激强度过大　患有高血压或脑血管畸形者，若手法刺激强度过大，可导致血压骤然升高，引起脑出血或蛛网膜下腔出血。

（2）误诊误治　若患者在颈部血管壁上存在附壁血栓，此时在颈部粗暴的操作骨关节类手法，可导致栓子脱落，可引起脑栓塞。

2. 临床表现

（1）蛛网膜下腔出血　突发剧烈头痛及呕吐，面色苍白，冷汗，脑膜刺激征阳性及血性脑脊液或颅脑CT见颅底各池、大脑纵裂及脑沟积血。少数患者，特别是老年人头痛等临床症状不明显，应注意避免漏诊，及时做腰穿或颅脑CT检查，可明确诊断。

（2）脑出血　大多数发生在50岁以上的高血压病患者。发病多较突然，病情进展迅速，严重者可在数分钟或数小时内病情加重，患者出现意识障碍、偏瘫、呕吐和大小便失禁等，可伴有头痛和血压升高。脑脊液压力增高，多为血性，头颅CT扫描可确诊。

（3）脑栓塞　发病急骤，症状多在数分钟或短时间内达到高峰。部分患者可伴有意识障碍，较大栓塞或多发性栓塞时患者可迅速进入昏迷状态，出现颅内压增高症状。局部神经缺失症状取决于栓塞的动脉，多为偏瘫或单瘫、偏身感觉缺失、偏盲及抽搐等。左侧半球病变时可出现失语、失用等。脑脊液除压力增高外多正常。CT检查有助于明确诊断，同时还可发现脑水肿及有无脑室受压、移位及脑疝形成等。

3. 预防

（1）及早发现脑血管畸形　若发现脑血管畸形的患者，应禁止使用重刺激手法。

（2）手法刺激强度不宜过大　推拿治疗时，对患有严重高血压、出血倾向、凝血酶原缺乏、动脉血管硬化的患者，应尽量避免应用重刺激手法治疗。

4. 处理　若为脑血管意外，应及时转到神经内科或神经外科进行救治，以免贻误治疗。

第六节　推拿介质与器具

一、推拿介质

1. 概念　在推拿过程中，涂搽在治疗局部并配合手法施术的药物制剂称为推拿介质。《五十二病方》最早记载了膏摩疗法，张仲景的《金匮要略》最早记载"膏摩"一词。

2. 作用　推拿治疗时应辨证选用介质，不仅可发挥润滑作用，保护受术者皮肤，有利于手法操作，而且还可发挥药物的治疗作用，提高临床疗效。正如《圣济总录·治法》所曰："若疗伤寒以白膏摩体，手当千遍，药力乃行，则摩之用药，又不可不知也。"

3. 常用推拿介质

（1）滑石粉　四季均可应用，夏季多用，有敛汗爽肤的作用。在治疗局部敷以滑石粉可保护患者和术者的皮肤，便于手法操作。

（2）冬青膏 将冬青油与医用凡士林混合可调制成冬青膏，春、秋、冬季多用。应用此膏，可加强摩法、擦法、揉法的透热效果。

（3）按摩乳 按摩乳四季均可应用，其主要成分为乳香、没药。若配用此药进行擦法、摩法操作时，可增强活血化瘀、通经活络的功效。

（4）麻油 擦法操作时配合少许麻油，可增强手法的透热作用。另外，小儿久病成虚也可用麻油配合手法以增强补益效果。

（5）姜汁 将新鲜的生姜洗净切片，捣烂取汁后，加少许清水即可应用。多用于冬春季，有润滑皮肤、散寒解表、温中止痛、健脾暖胃、固肠止泻的作用。一般用于治疗小儿外感发热、咳嗽、腹痛、腹泻等病证。

（6）薄荷水 取少量薄荷叶，用水浸泡后去渣滤汁，即可应用。多用于夏季，可润滑皮肤、清热解表、消暑退热。一般用于治疗小儿外感风热导致的发热、咳嗽等病证。

（7）鸡蛋清 取鸡蛋1个，去其蛋黄，所剩蛋清即可应用。其具有润滑皮肤、清热润肺等作用，常用于治疗小儿发热、肺热咳喘等病证。

（8）水 即清水，具有清凉退热等作用，并能保护皮肤。如推法操作时常蘸水施术，可治疗小儿外感发热、肺胃实热等病证。

二、推拿器具

1. 刮痧板 刮痧板（图3-3）是刮痧疗法的主要器具，一般用本色玄黄的砭石或天然水牛角制成。目前常用的刮痧板有牛角刮痧板、玉石刮痧板、砭石刮痧板、磁疗刮痧板等。借助刮痧板在人体相关经络穴位上进行施术，可发挥活血通络、行气止痛、清热解毒、健脾和胃、调和阴阳、温经散寒、行气活血及增强免疫功能等作用。

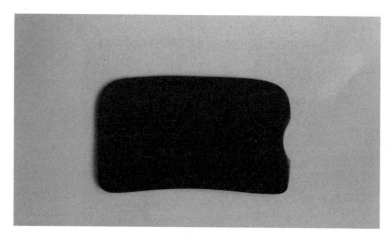

图3-3 刮痧板

2. 桑枝棒

（1）制作方法 ①取材：在春末夏初时节采集呈长圆柱形、少有分枝的桑枝。采集时要求桑枝粗细均匀无毛节，去叶，去皮，每根桑枝长60cm，直径0.5cm。②储备：去皮后的桑枝需立即储放在水中，保持新鲜并浸出浆汁以防其失去韧性，直至使用时再取出。③制作：取出储放在水中的桑枝，使用前先阴干，再用绵纸将每根桑枝包裹起来（盘旋式包裹），三根为一束，再用棉线固定。四束为一捆，共由12根桑枝组成，整捆桑枝外层用纱布包裹，再置于棉套中，最终制作成桑枝棒（图3-4）。

（2）临床应用　桑枝棒常用于棒击法施术，属强刺激手法。术者手握桑枝棒的一端，用棒体的前2/3处平击治疗部位。操作时用腕力有节律的击打，如蜻蜓点水状，击打方向应与肌纤维方向平行，不可用棒尖击打，不可抽动，以免损伤筋骨。击打力度由轻渐重，以患者耐受为度，一般同一部位击打3~5次即可。击打部位以腰背、四肢为主，胸腹部位不宜击打。主治痹证、麻木、陈伤、经络不通及半身不遂等病证。

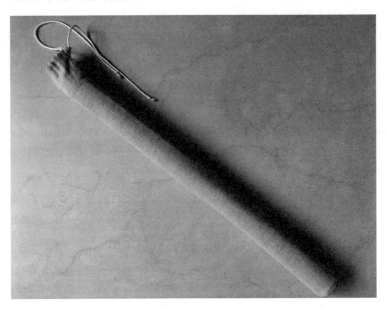

图3-4　桑枝棒

3. 其他推拿器具　临床常用的推拿器具还有角形按摩器（图3-5）、按摩轮（图3-6）、按摩锤（图3-7）、筋膜枪（图3-8）、擀筋棒（图3-9）等。

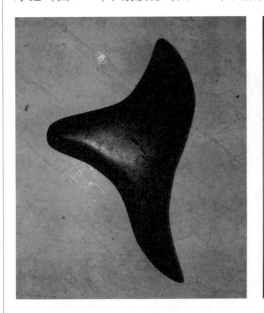　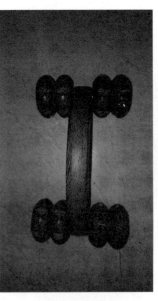　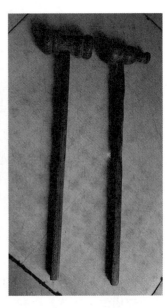

图3-5　角形按摩器　　　　图3-6　按摩轮　　　　图3-7　按摩锤

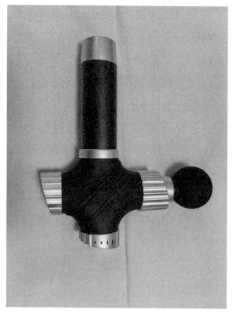

图 3-8　筋膜枪

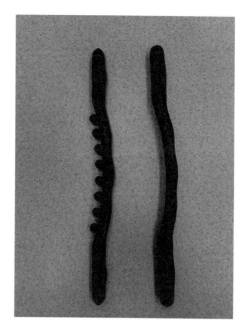

图 3-9　擀筋棒

第七节　推拿手法操作的体位与姿势

推拿治疗时应根据所用手法及作用部位的不同，选择术者和受术者合适的体位与姿势。受术者所选的体位与姿势一方面应保证受术部位的肌肉放松，以增加手法的深透性；另一方面应保证受术者舒适并能维持较长时间接受治疗，且便于术者手法发力和持久操作。

一、受术者体位与姿势

受术者所采用的体位姿势主要有卧位、坐位，立位较少采用。

1. 仰卧位　受术者头下垫薄枕，仰面而卧，肌肉放松，呼吸自然，双下肢伸直，上肢自然置于体侧。在颜面、胸腹及四肢前侧等部位施术时常采用此体位。

2. 俯卧位　受术者腹侧向下，背面向上而卧，头转向一侧或向下，胸下垫薄枕，或面部向下放在治疗床的呼吸孔上，上肢自然置于体侧或屈肘向上置于头部两侧，双下肢伸直，肌肉放松，呼吸自然。在肩背、腰臀及下肢后侧施术时常采用此体位。

3. 侧卧位　受术者侧向而卧，两下肢均屈曲位，或上侧下肢屈曲，下侧下肢伸直。在臀部及下肢外侧施术时常采用此体位。

4. 端坐位　受术者端正而坐，肌肉放松，呼吸自然，受术者所坐凳子的高度最好与腘窝至足跟的距离同高。在头面、颈项、肩及上背部施术时常采用此体位。

5. 俯坐位　受术者端坐后，上身前倾，略低头，两肘屈曲支撑于膝上或两臂置于桌（或椅背）上，肩背部肌肉放松，呼吸自然。在项背部、肩部施术时常采用此体位。

二、术者体位与姿势

术者应根据受术者体位、所用手法及受术部位的不同选择一个合适的体位，以便于术者发力和手法操作。

　　一般来说，患者取坐位，在其头面、颈肩、上背部及上肢部选用㨰法、一指禅推法、拿法等手法施术时，术者应选用站立位，取丁字步或站势（双脚分开与肩等宽）。

　　患者取仰卧位，若选用一指禅推法、一指禅偏峰推法、掌振法等手法在其面部、胸腹部、大腿前侧、小腿前外侧施术时，术者宜取坐位，面向其头侧；若选用㨰法在患者大腿、小腿前外侧操作时，术者宜取站位。

　　患者取俯卧位，若选用㨰法在其腰背部、腰骶部、下肢后侧操作时，术者宜取站位；若选用一指禅推法施术时，术者可取坐位，同时要含胸拔背，收腹直腰，自然呼吸，切忌屏气，操作时要全神贯注，注意力集中，从容沉着，不能左顾右盼、心不在焉，应做到"手随心转、法从手出"。

　　此外，术者的体位与姿势应根据手法操作的需要，随时做相应的调整、变换，使之进退自如，转侧灵活，以保证施术过程中术者全身各部位的动作协调一致。

第八节　推拿医师自护

　　推拿医师自护是指推拿医师在临床工作中必须注意自我身心调护，以保证其身心健康，预防各种职业性损伤或疾病。推拿医师除了一般医务工作者的脑力与体力劳动之外，在手法施术过程中还要耗费更多的精气神和体能。因此，鉴于推拿医师的职业特点，推拿医师必须在肢体、力量、气息及精神心理等方面进行自我调护，才能避免职业性损伤。

一、肢体自护

　　肢体自护是推拿医师自我调护的重要内容。推拿医师只有通过肢体的自我调护才能避免发生肢体的职业性损伤。在手法施术过程中，推拿医师主要从手法操作的体位姿势、动作规范以及双手交替发力等方面进行肢体的自我调护。

　　1. 体位姿势准确　推拿医师在施术过程中，应采取正确的体位与姿势，以便于手法发力和施术。例如，在手法施术过程中应含胸拔背收腹，不要挺胸凸肚，不要耸肩塌背，站立时两足成丁字步或弓箭步，方能保证手法施术过程中身体进退自如，转侧灵活，身体各部动作协调一致，避免肢体的损伤。

　　2. 手法动作规范　各种规范化的手法操作基本符合人体运动生物力学原理。手法动作规范，不仅对受术者产生具有特定动力形式的作用力从而发挥治疗作用，而且对预防推拿医师的职业性损伤（颈、肩、肘、腕、指、腰、腿、膝、踝等部位的损伤）亦具有重要意义。例如，一指禅推法中的沉肩、垂肘、悬腕以及通过腕关节的摆动带动拇指指间关节的屈伸等，只有这样操作，推拿医师上肢的肌肉才处于交替放松的最佳状态，避免肩部筋骨损伤。又如㨰法操作时，如果长期采用腕关节外摆幅度过大、用力过猛的错误姿势，则易导致腕部筋骨损伤。

　　3. 双手交替操作　推拿医师只有学会左、右手交替操作，才能使双侧上肢交替放松，以适应长时间、繁重的临床工作，防止某一侧肢体过劳导致筋骨损伤。

二、力量自护

　　推拿治疗疾病的临床疗效并非单纯与推拿医师所施用手法力量的大小、操作时间的长短呈正相关。若长期过度用力或用力不当则不利于推拿医师的身心健康。所以，推拿医师的力量调护应注意以下几点：

1. 自我功法锻炼　推拿医师应注意自我练功，使自己具有强健的身体和深厚的功力，即通过特定功法（易筋经、少林内功、六字诀等）的锻炼，在提高自身绝对肌力的同时，重点训练耐力，从而使手法操作既能持久、有力、均匀、柔和、深透，又可恢复体能，缓解疲劳，改善其久立、久坐及持续性弯腰等不良姿势所造成的气血运行偏颇状态，避免推拿医师的职业性损伤。

2. 掌握动作要领　推拿手法是力量与技巧完美结合的一种人体动作形式。推拿医师应掌握每一种手法的操作规范及动作要领，巧妙运用省力原则，使手法技巧与力量的运用完美地结合在一起，减少推拿医师自身体能的消耗。

3. 施术量力而行　推拿医师对形体高大、强壮的患者施术时，若自觉力量相差悬殊，有些手法可不必勉强为之，如扳法、背法等手法施术时，切勿用蛮力强拉硬扳。其次，施术时可根据病情灵活选用省力的手法，如用肘按法替代指按法，既能使推拿医师消耗较少的体能，又能让患者得到足够的刺激量。反之，如果一味主动加大手法的力度，既过度消耗了推拿医师的体能，又易导致局部肌肉紧张、僵硬，使手法操作生硬而不协调，增加了关节、韧带及肌肉的损伤风险。

总之，手法施术时，推拿医师应把技巧与省力融入手法操作全过程，遵循"四两拨千斤"的原则，消耗最少的体能，做最大的功，既能保证身体健康，又能保证临床疗效，避免职业性损伤。

三、气息自护

推拿医师在手法施术过程中应合理地用气、运气与调整呼吸，如在某些特定的操作环节，巧妙应用"憋气""闭气"等调整气息的技法，不仅可有助于手法操作，而且也有利于身心健康。但若使用不当，或一味滥用，则可产生严重的副作用。故气息调护也是推拿医师自护的重要内容。

"憋气"是指深吸气后，声门紧闭，腹肌和呼气肌用力收缩，使胸廓向内压缩，胸内压升高而肺内气体又无法呼出的一种特殊的呼吸方法，俗称"鼓劲"；"闭气"乃是在吸气过程中根据人体所处状态的需要及时关闭声门而停止呼吸的动作。研究表明，憋气与闭气可反射性地引起肌肉力量加大。有时是为了给肌肉收缩提供巩固的支撑，譬如为肩带或髋带肌群创造有效的收缩条件。故在对体格硕大、腰肌痉挛的患者运用腰椎旋转扳法、后伸扳法时，可用此技巧增力。

但憋气毕竟是人体主观地控制呼吸，大力憋气，会导致静脉回心血流量少，心输出量降低，心肌负担骤增，心脏和大脑出现暂时性缺血，故严重者可发生晕厥。因此，切勿稍事用力就憋气，切勿经常憋气、硬压呼吸，否则日久可影响心肺健康。轻者可引起头晕、耳鸣、胸闷、胸痛等不适感，重者可影响心肺功能。

四、精神自护

精神自护是推拿医师自我调护的一个重要方面，主要涉及推拿医师的医德修养、精神、心理等方面。

1. 医德高尚　推拿医师不仅要具备精湛的手法技能，而且还要具备高尚的职业道德、职业思想及职业行为习惯。推拿临证时要仪表端庄，谈吐文雅，举止大方，对工作精益求精，以吃苦耐劳、坚韧不拔与高度负责的敬业精神，以"大医精诚"的高尚医德，全心全意地为患者服务。

2. 精神内守　推拿医师在施术过程中，不能左顾右盼、心浮气躁，而是要精神内守、气沉丹田、全神贯注、用心施术。例如，一指禅推法操作时，要求术者进入"禅"境；而缠法操作又有"心劲功"之说，方能达到"手随心转、法从手出"的境界，使手法发挥最佳功效。

3. 心态平和 推拿医师只有具备高尚的医德和较好的心理素质，才能在日常繁重的推拿工作中保持心平气和、精神愉悦。反之，若怕苦怕累，视工作为负担，久之则成为心理压力，而逐渐出现焦虑、紧张、急躁、疲劳、血压升高、肠胃失调、头痛、失眠甚至抑郁等症状。

总之，推拿医师在手法施术过程中，既要注意肢体的调护，又要注意肢体力量、气息及精神心理的调护，方能保证推拿医师的身心健康，避免职业性损伤。

技能篇

第四章

单式手法——软组织类手法

单式手法是以单一动作成分为基本结构单元的手法，又称推拿基本手法。在推拿手法中，单式手法的形成与发展的历史年代较为久远，种类最多，形式多样，技法精严，是推拿防治疾病最常用的手法，亦是构成复合手法与复式手法的基本成分。根据作用部位的不同，单式手法可分为软组织类手法与骨关节类手法两大类。

软组织类手法是指在人体有效的感觉阈值范围之内，术者以手或肢体其他部位着力，对受术者不同层次与结构的软组织所做的具有摆动、按压、摩擦、振动、叩击等不同动作形式的手法。根据动作形式的不同，本类手法又可分为摆动类手法、摩擦类手法、振动类手法、按压类手法与叩击类手法五大类。

此类手法作用于治疗部位的迟速、轻重、方向、频率、节律等各项力学要素，会在三维空间形成手法作用力的"相对稳定的动力型式"。施术时具有特定"动力型式"的机械波，经皮肤向皮下组织、肌肉、肌腱、韧带、骨膜甚至脏腑传导；同时，各层次的软组织也随之相应起伏、涨落而发生形变。手法的这种刺激形式，不仅使治疗部位与各层次的组织受到应力的直接作用，而且各种类型手法对人体所产生的触压、痛痒、冷热、牵拉、冲击等作用，会兴奋与激发分布于各层软组织内的感受器，反射性地引起对全身各系统功能的调控；同时，人体软组织在手法特定"动力型式"的作用下，所产生的动态形变，又可作为一种手法刺激信息，起到信息疗法的特异作用。另外，推拿手法的机械力本身就是一种能量形式，对人体生物能量的补充具有重要的治疗作用。

第一节 摆动类手法

术者以其着力部位在治疗部位上作垂直固定支撑的状态下，在动作起始位的两侧做来回往复、周期性摆动的一类手法，称为摆动类手法。临床常用的摆动类手法主要有一指禅中峰推法、一指禅罗纹推法、一指禅偏峰推法、缠推法、跪推法、滚法、𢯎法、大鱼际揉法等。

一指禅中峰推法

术者端坐，沉肩、垂肘、悬腕、掌虚、指实，以拇指中峰垂直着力于治疗部位，肘关节主动屈伸带动前臂，前臂带腕，腕带拇指做屈伸、内外摆动的手法，称为一指禅中峰推法。

【操作规范】

1. 预备姿势 术者取端坐位，沉肩、垂肘、悬腕、掌虚、指实 [图 4 - 1 (1)]。

一指禅中峰推法

（1）沉肩　肩关节周围肌肉放松，肩关节外展并向前外方伸出15°～30°，使腋窝容纳一拳大小的空间。

（2）垂肘　肘关节屈曲90°～120°，在拇指指端支撑下自然下沉，使肘尖指向外下方，肘低于腕。

（3）悬腕　腕关节自然屈曲下垂，使桡骨下端与第1掌骨的夹角在90°～110°，腕部桡略高于尺侧。

（4）掌虚　食指、中指、无名指及小指自然屈曲，握成空拳。

（5）指实　拇指盖住拳眼，以拇指指端自然、垂直的作用于治疗部位上。

2. 操作　术者从起始位［图4-1（1）］开始，先以肱三头肌发力，使肘关节伸直，并带动前臂、腕部与拇指向外摆动约45°，即到外摆位［图4-1（2）］；然后以肱二头肌发力使肘关节屈曲，并带动前臂、腕部及拇指从外摆位向内经过起始位再向内摆动30°左右，即到内摆位［图4-1（3）］；如此往复内外摆动，带动拇指指间关节做连续的伸屈运动，使功力持续不断地作用于治疗部位。

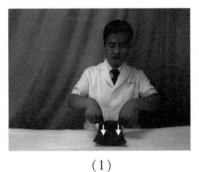 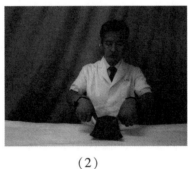 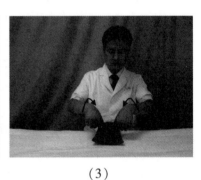

（1）　　　　　　　　　　（2）　　　　　　　　　　（3）

图4-1　一指禅中峰推法

【动作要领】

1. 术者应沉肩、垂肘、悬腕、掌虚、指实。

2. 施术时应端平吸定，前臂放平，着力点要始终"吸定"在治疗部位上。

3. 拇指指端自然着力，不要主动用力下按，以免手法僵硬、呆滞。

4. 拇指内外摆动时动作变换要自然、流畅，摆动幅度、频率要均匀。

5. 操作时强调肩松、肘松、腕松，才能蓄力于掌，发力于指。

6. 循经施术时应紧推慢移，操作频率一般为120～160次/分。

【手法实训】

1. 米袋练习

（1）单手定点练习　术者以单手拇指中峰按在米袋左、右旁中线的中点进行一指禅中峰推法练习。

（2）双手同步或交叉定点练习　术者以双手拇指中峰分别按在米袋左右旁中线的中点，进行双手同步或交叉定点一指禅中峰推法练习。

（3）单手走线练习　术者以单手拇指中峰沿米袋左右旁中线紧推慢移，往返移动，进行走线练习。

（4）双手同步或交叉走线练习　术者以双手拇指中峰沿米袋左右旁中线紧推慢移，进行同步走线练习；或双手一前一后沿左右旁中线做前后交叉走线练习。

2. 人体练习

（1）单手定点练习　受术者仰卧，术者以右手拇指中峰于百会、肩井、中脘、心俞、肾俞、肩髃、肩髎、肩贞、臑臑、天宗、曲池、手三里、膻中、上脘、中脘、天枢、气海、承山、足三里等穴进行定点练习，要求吸定于穴位处，防止滑移。

（2）单手走线练习　①受术者取坐位，术者以右手自风府至大椎穴进行走线练习；②术者以右手自风池沿项部两侧的肌肉推至肩外俞进行走线练习；③术者以右手沿大杼到膈俞一线做走线练习；④术者以右手沿肝俞到肾俞一线做走线练习；⑤术者以右手自风门穴沿着膀胱经内侧线推至胃俞穴进行走线练习。

【临床应用】

1. 力学特点　刚柔相济，以柔和为贵。

2. 适用部位　全身经穴、点状或线状部位。

3. 作用　具有平衡阴阳、调和营卫、疏通经络、调整脏腑、消积导滞等作用。

4. 适应证　主治内、外、妇、儿、骨伤、五官等各科常见病证，尤其擅长治疗头痛、眩晕、肝郁、痹证等内科杂病。

一指禅罗纹推法

术者取端坐位，沉肩、垂肘、悬腕、掌虚，拇指罗纹面着力，指间关节处于背伸位，肘关节主动屈伸带动前臂，前臂带动腕部及拇指做内外摆动的手法，称为一指禅罗纹推法。

【操作规范】

1. 预备姿势　术者取端坐位，沉肩、垂肘、悬腕、掌虚，拇指罗纹面着力。

2. 操作　术者从起始位开始，肘关节主动屈伸带动前臂、腕部与拇指做内外摆动，摆动时拇指掌指关节随之屈伸，但指间关节始终处于背伸位，不能做屈伸运动，摆幅较大，频率稍慢，使拇指功力持续、平稳地作用于治疗部位（图4-2）。

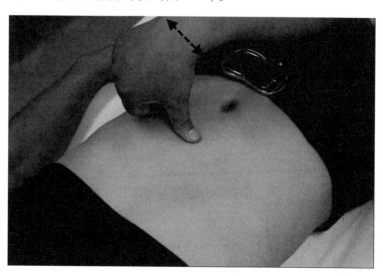

图4-2　一指禅罗纹推法

【动作要领】

1. 术者沉肩、垂肘、悬腕、掌虚、指实；循经操作时应紧推慢移。
2. 拇指罗纹面自然着力，不可主动用力下按，以免动作僵硬、呆板。
3. 施术时指间关节始终处于背伸位，而拇指掌指关节随之屈伸运动。

【手法实训】

1. 单手定点练习 受术者取仰卧位，术者以右手于气海、中脘、关元等穴进行定点练习一指禅罗纹推法。

2. 单手走线练习 ①受术者仰卧，术者以右手沿上脘、中脘至下脘一线做走线练习；②术者以右手拇指罗纹面自攒竹穴经阳白穴至太阳穴，再向上至头维穴，往返操作，左右相同；③术者以拇指罗纹面自左睛明沿上眼眶向外，随后沿下眼眶向内至目内眦推向右睛明穴，按上眼眶向外、下眼眶向内的顺序成"∞"字形环转操作；④术者以右手拇指罗纹面自睛明推至迎香穴，随后经地仓向上到下关穴，向下至颊车穴再推向人中穴，环唇推至承浆穴。往返操作，左右相同。

【临床应用】

1. 力学特点 刚中有柔，重实而深透。
2. 适用部位 腹部经穴。
3. 作用 具有平衡阴阳、调和营卫、疏通经络、调整脏腑等作用。
4. 适应证 主治消化系统与妇科病证。

附：扶持一指禅罗纹推法

术者以拇指罗纹面着力，其余四指附着于肢体的一侧，肘关节主动屈伸带动拇指做内外摆动的手法，称为扶持一指禅罗纹推法。

【操作规范】

术者取站位，沉肩、垂肘、悬腕，拇指罗纹面着力，其余四指附着于肢体的一侧，肘关节主动屈伸带动前臂、腕部与拇指做内外摆动，通过拇指指间关节的屈伸，使产生的功力持续、平稳的作用于治疗部位（图4-3）。

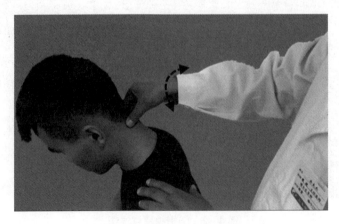

图4-3 扶持一指禅罗纹推法

【动作要领】

1. 术者沉肩、垂肘、悬腕、指实；循经操作时应紧推慢移。
2. 拇指内外摆动时，动作变换要自然、流畅、平稳，不能产生跳动。

【手法实训】

1. 单手定点练习　受术者取坐位，术者于其肩部阿是穴、肩髃、肩贞、手三里等穴及肱二头肌长头、短头肌腱处进行定点扶持一指禅罗纹推法练习。

2. 单手走线练习　受术者取坐位，术者以右手于其颈项部沿膀胱经进行走线练习。

【临床应用】

1. 力学特点　刚柔相济，重实而深透。
2. 适用部位　颈项部、上肢部。
3. 作用　具有平衡阴阳、调和营卫、行气活血、舒筋通络等作用。
4. 适应证　主治颈椎病、肩关节周围炎及关节筋骨酸痛等病证。

一指禅偏峰推法

术者以拇指偏峰即少商穴处着力，其余四指自然伸直，肘关节主动屈伸，带动拇指做内外摆动的手法，称为一指禅偏峰推法。

一指禅偏峰推法

【操作规范】

术者取端坐位，沉肩、垂肘、腕关节自然伸直或略背伸，前臂稍内旋，用拇指少商穴处着力，其余四指自然伸直，肘关节主动屈伸带动前臂、腕及拇指指间关节做内外摆动的手法（图4－4）。

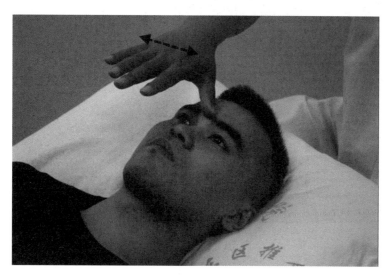

图4－4　一指禅偏峰推法

【动作要领】

1. 腕关节放松，前臂带腕，腕带拇指，使手法功力自然地传导到治疗部位。
2. 操作频率为 120～160 次/分。
3. 前臂稍内旋，腕关节略背伸。
4. 拇指桡侧吸定治疗部位。

【手法实训】

1. 米袋练习

（1）双手米袋定点练习　术者以双手拇指偏峰置于沙袋左右旁中线的中点进行练习。

（2）双手米袋走线练习　术者以双手拇指偏峰置于沙袋左右旁中线进行来回走线练习。

2. 人体练习

（1）单手定点练习　术者于外劳宫、百会、太阳、神庭、膻中、中脘等穴进行一指禅偏峰推法练习。

（2）单手走线练习　①受术者取仰卧位，术者以右手拇指偏峰自印堂穴推向神庭穴，反复进行往返操作走线练习；②术者以右手拇指偏峰自攒竹穴经阳白穴至太阳穴再向上至头维穴，往返操作，左右相同；③术者以右手拇指偏峰自左睛明沿上眼眶向外，随后沿下眼眶向内至目内眦推向右睛明穴，按上眼眶向外、下眼眶向内的顺序成"∞"字形环转操作；④术者以右手拇指偏峰自睛明推至迎香穴，随后经地仓向上到下关穴，向下至颊车穴再推向人中穴，环唇推至承浆穴，往返操作，左右相同。

（3）双手同步定点练习　受术者正坐，头略前倾，术者站或坐其身后，用双手拇指偏峰按放在左右风池穴上做双手同步定点练习一指禅偏峰推法，又称蝴蝶双飞势（图4-5）。

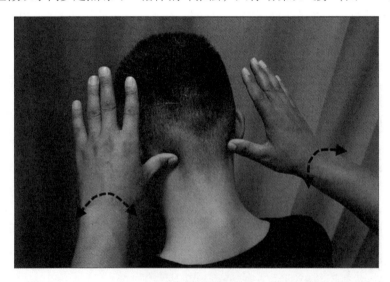

图 4-5　蝴蝶双飞势

【临床应用】

1. 力学特点　着力面积较大，作用力轻浅柔和。

2. 适用部位　头面部、胸腹部及损伤红肿处与疮痈初起。

3. 作用 具有祛风散寒、活血化瘀、健脾和胃等作用。

4. 适应证 主治头痛、鼻炎、面瘫、失眠、高血压等病证。

缠推法

术者沉肩、垂肘、悬腕、掌虚，以拇指指端或稍偏桡侧处为着力点，做快速小幅度内外摆动的手法，称为缠推法。

【操作规范】

术者取端坐位，沉肩、垂肘、悬腕、掌虚，以拇指指端或稍偏桡侧处为着力点，肘关节主动屈伸带动前臂、腕及拇指做快速、小幅度内外摆动的手法（图4-6）。

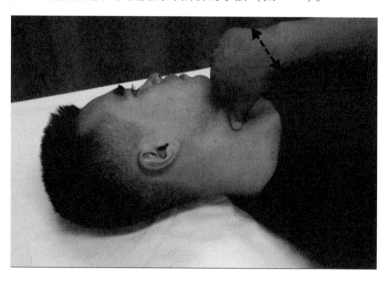

图4-6 缠推法

【动作要领】

1. 本法摆动幅度较小，拇指指间关节只做微屈到伸直位之间的运动而无过伸动作。

2. 操作频率一般为200~250次/分。

3. 施术时整个动作轻快、连贯、流畅。

4. 本法尤重意念的主导作用，以意引气，以气发力，手随心转，法从手出。

【手法实训】

1. 米袋练习

（1）单手定点练习 术者以单手拇指中峰置于米袋左右旁中线中点，进行定点练习。

（2）单手走线练习 术者以单手拇指中峰置于米袋左右旁中线进行往返走线练习。

2. 人体练习

（1）单手定点练习 受术者取仰卧位，术者坐位，以单手拇指中峰分别按在扶突、人迎、廉泉进行定点练习。

（2）单手走线练习 受术者取仰卧位，术者坐位，以单手拇指指端按在足阳明胃经的喉结旁线，从人迎、水突至气舍穴进行走线练习。

【临床应用】

1. 力学特点　着力点小，频率快，轻巧而深透力强。

2. 适用部位　全身各部经穴，尤适合在颈前、颌下、咽喉等骨缝处及新伤红肿局部和痈疖初起之周围处使用。

3. 作用　具有活血化瘀、生肌托毒、消散止痛等作用。

4. 适应证　主治乳痈、咽喉肿痛、扁桃腺炎等病证。

跪推法

术者以拇指指间关节背侧突起部着力于治疗部位，做内外摆动的手法，称为跪推法。

【操作规范】

术者取端坐位，沉肩、垂肘、悬腕，手握空拳，拇指抵在食指中节桡侧缘，用拇指指间关节背侧突起偏桡侧处着力，在治疗部位上做内外摆动的手法（图4-7）。

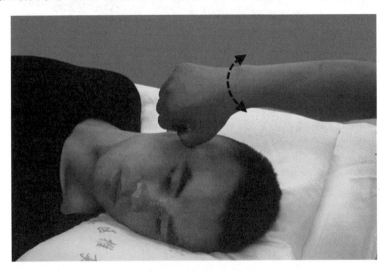

图4-7　跪推法

【动作要领】

1. 腕指关节放松，不能主动用力下压。

2. 腕关节摆动幅度宜小而灵活。

3. 着力点要吸定在治疗部位，不要与受术部位产生摩擦。

4. 操作频率为120~160次/分。

【手法实训】

1. 米袋练习

（1）单手定点练习　术者端坐，用单手拇指指间关节背侧突起部置于米袋左右旁中线中点，进行定点练习。

（2）单手走线练习　术者端坐，用单手拇指指间关节背侧突起部置于米袋左右旁中线进行往返走线练习。

2. 人体练习

（1）单手定点练习　受术者取坐位或仰卧位，术者取站位或坐位，用单手拇指指间关节背侧突起部分别置于肩井、肾俞、足三里、太阳、头维、百会穴进行定点练习。

（2）单手走线练习　受术者坐位，术者站位，一手扶持其前额，另一手用拇指指间关节背侧突起部沿风府到大椎进行跪推法走线练习。

【临床应用】

1. 力学特点　着力稳，刚劲有力。

2. 适用部位　头面、颈项部以及骨缝处等部位。

3. 作用　具有舒筋通络、活血止痛等作用。

4. 适应证　主治颈项酸痛、掌指或足背酸麻等病证。

滚法

滚法

术者丁字步站立，沉肩、垂肘、立臂、竖掌，以小指掌指关节背侧吸定在治疗部位上，肘关节主动屈伸，带动前臂与腕关节做外旋屈曲、内旋伸直的联合运动，使小鱼际与手背尺侧半在治疗部位上做来回滚动的手法，称为滚法。

【操作规范】

1. 预备姿势　术者取丁字步站立，上身略前倾，沉肩、垂肘、立臂、竖掌。

沉肩：肩关节放松，肩部不要耸起。

垂肘：上臂肌肉放松，肘部自然屈曲 $120° \sim 140°$，肘尖指向外下方。

立臂：腕关节自然伸直，前臂处于中立位。

竖掌：手掌竖起，以小鱼际紧贴治疗部位，手掌与治疗部位垂直，掌指与指间关节呈自然屈曲状。第 1 掌骨与拇指内收，拇指与小指相对，从而使手背弓成圆弧形［图 4-8 (1)］。

2. 操作　术者以小指掌指关节背侧吸定于治疗部位上，肘关节主动伸直，带动前臂外旋及腕关节屈曲，使手掌从小鱼际滚到掌背尺侧 $1/3 \sim 1/2$ 处，至外摆位 $80°$ 左右［图 4-8 (2)］；然后，肘关节主动屈曲，带动前臂内旋及腕关节略背伸，使手掌从掌背尺侧 $1/3 \sim 1/2$ 处滚回至小鱼际处，至内摆位 $40°$ 左右［图 4-8 (3)］。如此做周期性的内外摆动，使小鱼际与手背尺侧半在治疗部位上做来回滚动。

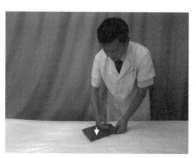
（1）

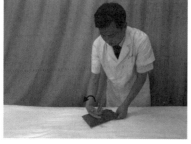
（2）

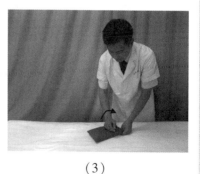
（3）

图 4-8　滚法

【动作要领】

1. 术者以小指掌指关节背部吸定在治疗部位，不能产生摩擦或上下跳动。
2. 手法操作过程中力度与节律均匀一致，不能时轻时重或忽快忽慢。
3. 掌指与指间关节保持自然屈曲的姿势，禁止做主动捏拢与伸展的动作。
4. 肘关节屈曲 120°～140°，摆动幅度控制在 120°左右（向外 80°，向内 40°）。
5. 操作频率为 120～160 次/分。
6. 施术时动作协调而有节奏感，外旋偶屈腕，内旋偶伸腕。

【手法实训】

1. 米袋练习

（1）定点练习　术者丁字步站立，米袋中轴线与术者面向呈 45°角，以小指掌指节背侧吸定在米袋中轴线中点上，然后按照本法操作规范进行练习。亦可双手交替练习。

（2）走线练习　术者丁字步站立，米袋中轴线与术者面向呈 45°角，以右手小指掌指关节背侧及小鱼际着力，沿米袋中轴线往返滚动练习。亦可双手交替练习。

2. 人体练习

（1）单手定点练习　术者以小指掌指关节背侧着力，在肩井、天宗、手三里、脾俞、胃俞、肾俞、大肠俞、殷门、承山、伏兔、足三里等穴位上进行定点练习。

（2）单手走线练习　选择人体某部位、某肌束、某段经络线或相关经穴的连线上进行本法的练习。①受术者坐位，术者站于其左后方，沿左侧巨骨、肩井、肩中俞、大杼、风门直至膈俞一线，做右手滚法走线练习；②受术者取坐势，术者自枕骨下经风府、大椎、肩中俞、肩外俞进行往返滚动走线练习，同时配合颈椎屈伸、侧屈、旋转摇法；③受术者取俯卧位，术者站其左侧，沿背腰、下肢部膀胱经进行往返滚动走线练习；④受术者取坐位，术者用滚法，在肩关节前缘、外缘、后缘进行滚动走线练习；⑤受术者仰卧位，术者用右手滚法，沿下肢前侧足阳明胃经进行往返滚动走线练习。

【临床应用】

1. **力学特点**　刺激力度大，深透性强。
2. **适用部位**　人体肌肉较丰厚的部位，如肩背部、颈项部、腰骶部、臀部及四肢部等。
3. **作用**　具有舒筋活血、消肿止痛、滑利关节等作用。
4. **适应证**　主治颈肩腰背痛、肢体麻木、关节不利、中风后遗症等病证。

附：掌指关节滚法

术者沉肩、垂肘、立臂、竖掌，以小指掌指关节背侧吸定在治疗部位上，肘关节主动屈伸，带动食指中指无名指及小指的掌指关节背侧在治疗部位上做来回滚动的手法，称为掌指关节滚法。

【操作规范】

术者丁字步站立，沉肩、垂肘、立臂、竖掌，以小指掌指关节背侧吸定在治疗部位上，前臂与受术面呈 45°～60°角，肘关节主动屈伸，带动前臂与腕关节做外旋屈曲、内旋伸直的联合运动，使食指、中指、无名指及小指的掌指关节背侧在治疗部位上做来回滚动（图4-9）。

【动作要领】

1. 操作时，腕关节屈伸幅度大，前臂旋转幅度小。
2. 操作频率为120~160次/分。
3. 施术部位以掌指关节背侧骨突部为主。

【手法实训】

1. **米袋练习**　实训练习同㨰法实训。
2. **人体练习**　实训练习同㨰法实训。

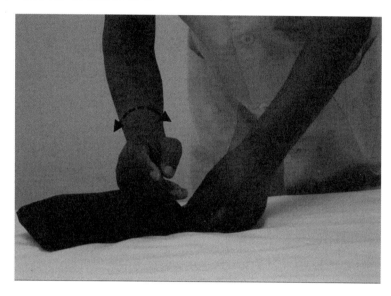

图4-9　掌指关节㨰法

【临床应用】

1. **力学特点**　以骨突部着力，产生压力较大，深透性强。
2. **适用部位**　背部、腰臀部及下肢后侧等肌肉丰厚部位。
3. **作用**　具有舒筋活血、疏通经络、滑利关节等作用。
4. **适应证**　主治肌肉酸痛、麻木、肢体瘫痪、软组织慢性损伤等病证。

滚　法

术者手握空拳，以食指中指无名指小指近侧指间关节背侧骨突部着力，肘关节主动屈伸，带动拳顶在治疗部位上做来回滚动的手法，称为滚法。

滚法

【操作规范】

术者手握空拳，以食指、中指、无名指、小指近侧指间关节背侧骨突部着力，肘关节主动屈伸，带动前臂内外摆动及腕关节的伸屈运动，使拳顶在治疗部位上做来回滚动（图4-10）。

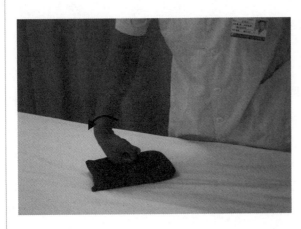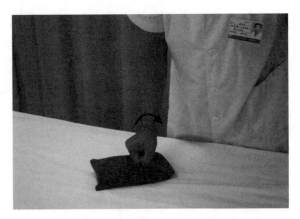

图 4 – 10　滚法

【动作要领】

1. 术者以食指、中指、无名指、小指的近侧指间关节背侧为着力点，不可产生摩擦运动。
2. 腕关节放松，摆动要灵活，摆动幅度要控制在 90° 之内。
3. 操作频率一般为 100 ~ 120 次/分。
4. 施术时压力、频率要均匀一致。

【手法实训】

1. 米袋练习

（1）定点练习　术者丁字步站立，手握空拳，以食指、中指、无名指、小指的近侧指间关节背侧着力于米袋中轴线中点，然后按照本法操作规范进行定点练习。

（2）走线练习　术者丁字步站立，手握空拳，以食指、中指、无名指、小指的近侧指间关节背侧着力于米袋中轴线中点，然后沿中轴线往返滚动，进行走线练习。

2. 人体练习

（1）定点练习　术者选择百会、率谷、肩井、天宗、肾俞、环跳、承扶、风市、承山等穴按照操作规范进行定点练习。

（2）走线练习　①受术者取俯卧位，术者站其左侧，用右手沿左侧背腰、下肢足太阳膀胱经一线，往返滚动练习；②受术者取仰卧位，术者坐其右侧，沿右侧下肢外侧足少阳胆经、足阳明胃经进行往返走线练习。

【临床应用】

1. 力学特点　骨突部着力，刺激力度较大，深透性较强。
2. 适用部位　头顶部、肩背部、腰骶部及四肢肌肉丰厚处。
3. 作用　具有清利头目、滑利关节、舒筋通络等作用。
4. 适应证　主治失眠、头痛、头晕、颈椎病、腰背部酸痛、棘上和棘间韧带损伤、腰椎小关节紊乱症等病证。

大鱼际揉法

大鱼际揉法

术者以大鱼际吸定在治疗部位上，肘关节主动屈伸带动前臂，前臂带腕，腕带大鱼际，做轻柔缓和的内外摆动或环旋运动的手法，称为大鱼际揉法。根据操作方式的不同，可分为大鱼际摆动式揉法和大鱼际环旋式揉法。

【操作规范】

术者沉肩、垂肘，腕关节放松，大拇指内收，其余四指自然伸直，大鱼际吸定在治疗部位上，肘关节主动屈伸带动前臂，前臂带腕，使大鱼际在治疗部位上做轻柔缓和的内外摆动或环转揉动（图4-11）。

【动作要领】

1. 术者沉肩、垂肘，腕关节自然放松。

2. 术者大鱼际应紧贴体表，带动皮下组织，不能在皮肤上产生拖擦和滑移。

3. 操作过程中力度和节律要均匀，不能忽快忽慢或时轻时重；操作频率一般为120～160次/分。

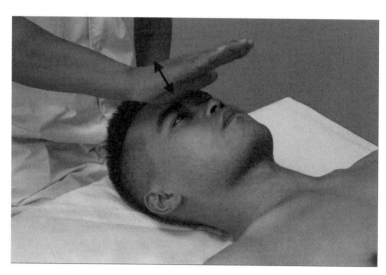

图4-11　大鱼际揉法

【手法实训】

1. 米袋练习

（1）定点练习　术者取端坐位，以大鱼际置于米袋中轴线中点，按照操作规范定点练习大鱼际摆动式或回旋式揉法。

（2）走线练习　术者取端坐位，按照操作规范，在米袋中轴线上往返进行大鱼际摆动式揉法练习。

2. 人体练习

（1）定点练习　①受术者仰卧，术者取坐位，用大鱼际着力于外劳宫、伏兔穴定点练习大鱼际摆动式或环旋式揉法；②受术者仰卧，术者取坐位，用大鱼际着力于前额、腕部、踝部、中脘、气海等部位定点练习大鱼际摆动式或回旋式揉法；③受术者侧卧，术者坐位，用大鱼际着力于胁肋部定点练习大鱼际摆动式或回旋式揉法。

（2）走线练习　受术者仰卧，术者坐其一侧，用大鱼际着力沿前额左右线、肋间隙一线或髀关至梁丘一线，往返做大鱼际摆动式或回旋式揉法走线练习。

【临床应用】

1. **力学特点**　动作灵活，力量轻柔和缓。
2. **适用部位**　全身各个部位，以头面、胸腹和四肢关节部最为常用。
3. **作用**　具有舒筋通络、活血散瘀、健脾和胃、宽胸理气等作用。
4. **适应证**　主治头痛、面瘫、胸胁痛、脘腹胀痛及四肢软组织急性损伤等病证。

第二节　摩擦类手法

　　摩擦类手法是指术者以指、掌、大鱼际等部位着力于受术者体表，沿圆周、弧线或直线轨迹，做单向或双向往返用力，使术者施术部位与受术者皮肤之间产生外摩擦，或带动治疗部位皮肤一起运动，使其皮下组织之间产生内摩擦的一类手法。

　　摩擦类手法的特点是：运动形式较为多样，既有单方向的直线推动，又有沿直线双向的往返移动，也有沿弧形或环形轨迹的摩擦移动；手法可与皮肤表面或使皮下组织之间产生内外摩擦，从而产生温热、温通、舒筋通络、行气活血等作用；手法作用力相对轻浅，刺激舒适、柔和，操作安全。该类手法实训时术者应注意动作与呼吸之间的配合协调，重点进行手法的作用力与移动的灵活性、协调性和连贯性的训练。临床常用的摩擦类手法主要有摩法、擦法、推荡法、推法、揉法、搓法、抹法、抅抹法、膊运法、搔法、托摩法等。

摩　法

摩法

　　术者以指、掌或大鱼际在治疗部位上，做环形摩擦移动的手法，称为摩法。根据施术部位的不同，可分为指摩法、掌摩法和大鱼际摩法。

【操作规范】

　　1. **指摩法**　术者沉肩、垂肘，腕关节屈曲并保持一定的紧张度，以食指、中指、无名指三指指面置于治疗部位上，肘关节主动屈伸，带动腕关节及指面做环形摩擦运动（图4-12）。

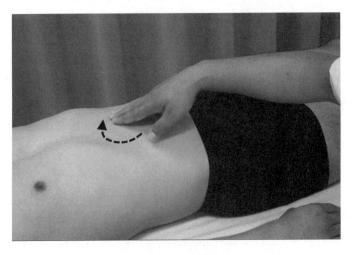

图4-12　指摩法

2. 掌摩法　术者取坐位，沉肩、垂肘，腕关节放松，将手掌平放于治疗部位上，以肘关节主动屈伸，带动前臂及手掌做环形摩擦运动（图4－13）。

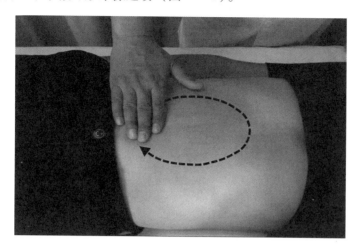

图4－13　掌摩法

3. 大鱼际摩法　术者取坐位，沉肩、垂肘，拇指与第1掌骨内收，其余四指自然伸直，以大鱼际着力于治疗部位上，肘关节主动屈伸带动前臂及大鱼际做环形摩擦运动（图4－14）。

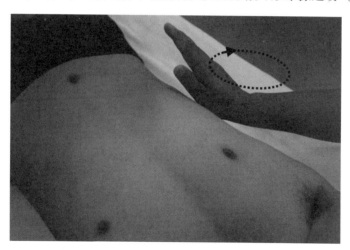

图4－14　大鱼际摩法

【动作要领】

1. 施术时宜配合介质，不宜带动皮下组织。
2. 轻摩操作时，以肩带肘；重摩操作时，以肘、腕关节主动用力下压。
3. 指摩法要求腕关节略屈，并保持一定的紧张度；掌摩法要求腕关节放松。
4. 指摩法频率为120次/分，掌摩法频率为100次/分；摩法的补泻效应与操作频率和方向有关。

【手法实训】

1. 米袋练习

（1）定位练习　术者取坐位，以单手食指、中指、无名指、小指面着力，或大鱼际肌腹，或手掌着力，按照操作规范在米袋上做指摩法、鱼际摩法、掌摩法的定位练习。

（2）移动练习   术者从米袋的一端至另一端，分别做指摩法、大鱼际摩法、掌摩法的移动练习，使运动轨迹呈螺旋形。可双手交替练习。

2. 人体练习

（1）面部练习   受术者仰卧，术者以单手或双手于额部、面颊部做指摩法的定位或移动练习。

（2）胸胁部练习   受术者仰卧，术者坐其一侧，于中府、膻中、期门及大包穴做指摩法、大鱼际摩法的定位练习；或于胸腹任脉一线、肋间隙做掌摩法、大鱼际摩法的移动练习。

（3）摩腹   受术者仰卧，术者坐其右侧，用掌摩法，以脐为中心，做顺时针或逆时针方向摩动练习。

（4）摩穴位   术者以指摩法、掌摩法、大鱼际摩法，于中脘、神阙、气海、关元穴做环形摩动练习。

（5）摩腰骶部   受术者俯卧，术者以掌摩法于其腰骶部做横向或环形摩动，用力稍重。

（6）膏摩   术者以指摩法或掌摩法，配合一定的推拿介质，在上述作用部位或穴位做膏摩法的练习。

【临床应用】

1. 力学特点   用力轻，刺激舒适柔和。

2. 适用部位   全身各部位，以面部、胸胁部及腹部最为常用。

3. 作用   具有宽胸理气、补肾益气、宣肺止咳等作用。

4. 适应证   主治脘腹胀痛、便秘、泄泻、消化不良、咳嗽等病证。亦可用于美容按摩。

擦法

擦　法

术者以指面、小鱼际、大鱼际或掌面为施术部位，在治疗部位上做直线往返摩擦移动的手法，称为擦法。根据施术部位的不同，可分为指擦法、掌擦法、大鱼际擦法和小鱼际擦法。

【操作规范】

1. 指擦法   术者取坐位，沉肩、垂肘，腕关节伸直，以肘关节主动屈伸带动食指、中指、无名指三指面在治疗部位上做快速直线往返摩擦移动（图4-15）。

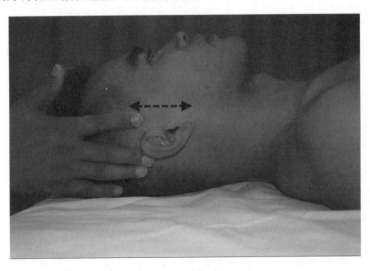

图4-15   指擦法

2. 掌擦法　术者取站位，沉肩、垂肘，前臂内侧与治疗部位相对，腕、掌与五指伸直，以肩关节为支点，前臂主动运动，带动手掌面在治疗部位上做快速直线往返运动（图4－16）。

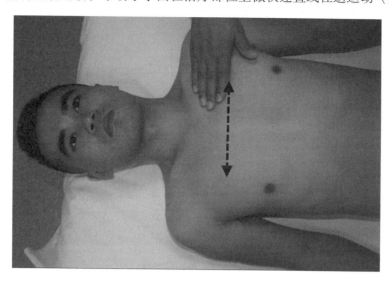

图4－16　掌擦法

3. 大鱼际擦法　术者取站位，沉肩、垂肘，前臂旋前，掌面朝下，拇指伸直与第1掌骨内收和食指并拢，以肩关节为支点，前臂主动运动，带动大鱼际在治疗部位上做快速直线往返运动（图4－17）。

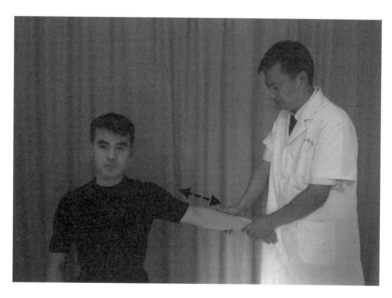

图4－17　大鱼际擦法

4. 小鱼际擦法　术者站势，沉肩、垂肘，前臂取中立位，腕、掌、手指用力伸直，五指并拢，以肩关节为支点，前臂主动运动，带动小鱼际在治疗部位上做快速直线往返摩擦移动（图4－18）。

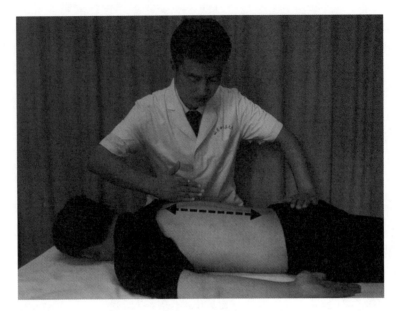

图 4－18　小鱼际擦法

【动作要领】

1. 施术时着力部位紧贴体表，压力均匀适中；腕部伸直，作直线快速往返移动。

2. 指擦法以肘关节为支点，擦动距离宜短；掌擦法、大鱼际擦法及小鱼际擦法均以肩关节为支点，移动距离宜长。

3. 术者施术时呼吸自然，切勿屏气；手法动作连续而有节奏，频率为 100～120 次/分。

4. 施术时一般应暴露治疗部位，配合介质，以透热为度，不要擦破皮肤；擦法操作结束后，可配合湿热敷。

【手法实训】

1. 米袋练习

（1）指擦法练习　术者以食指、中指、无名指三指指面着力，在米袋上沿中轴线做直线往返擦动。可双手交替练习。

（2）大鱼际擦法练习　术者拇指与第 1 掌骨内收，四指掌指关节屈曲，指间关节伸直，以大鱼际着力，在米袋上沿中轴线做直线往返擦动。可双手交替练习。

（3）小鱼际擦法练习　术者四指并拢，腕部挺直，立掌，以尺侧小鱼际肌腹着力，在米袋上沿中轴线做直线往返擦动。可双手交替练习。

（4）掌擦法练习　术者四指并拢，以全手掌面着力，在米袋上做直线往返擦动。可双手交替练习。

2. 人体练习

（1）指擦鼻、耳部　①受术者仰卧，术者以双手中指指面，分别放于鼻翼两侧，做上下往返直线擦动，以鼻部发红、发热为度；②术者以双手食指、中指指面分别置于耳前、耳后胆经，在耳前、耳后做上下往返直线擦动，以透热为度。

（2）大鱼际擦上肢　受术者取正坐位。术者以大鱼际着力，按照操作规范，于上肢桡侧、尺侧及肩部进行擦法练习，以透热为度。

（3）掌、小鱼际擦肩背、腰骶部　①受术者正坐，头略前倾，暴露大椎穴，术者立于受术者侧后方，手掌置于大椎穴处，做快速直线往返擦动，以局部透热为度；②术者以掌擦法，沿左右方向横擦背部、腰部、骶部；③术者以小鱼际擦法或掌擦法，在背部督脉和脊柱两侧膀胱经做纵向擦法练习，重点在肩背部（大椎、至阳、风门、肺俞、心俞等）、背腰部（脊中、命门、肝俞、胆俞、脾俞、胃俞、肾俞、志室等）练习；④术者以小鱼际擦法，横擦腰骶八髎穴，或在八髎穴做"八"字形分擦；⑤受术者取坐位，术者立其体侧，双掌分别置于其肩前、肩后，上下交替做掌擦法，均以透热为度。

（4）掌、大鱼际擦下肢　①受术者仰卧或俯卧，术者以大鱼际擦法或掌擦法，擦下肢前侧（髀关、伏兔、足三里等穴）、外侧（风市、膝阳关等穴）、后侧（殷门、委中、承山等穴）、足部（涌泉穴），以透热为度；②受术者仰卧位屈髋屈膝，术者坐其体前侧，以双手掌分别置于受术者膝关节内外两侧，同时或交替做掌擦法，上下快速往返，以局部透热为度。

（5）掌擦胸部、腹部　①受术者取坐位，术者以掌擦法，横擦上胸部，由锁骨下缘移至平剑突处，若受术者为女性，仅做由天突至膻中的掌擦法；②受术者仰卧，术者以掌擦法自上而下横擦腹部，以局部透热为度。

（6）指、掌擦胁肋　①受术者取坐位，双手十指交叉抱枕。术者坐或站在其后侧，以双手分别在两侧胁肋处沿肋间隙方向由后上向前下做斜向掌擦法，以透热为度，若在受术者右胁肋部操作，用力宜稍轻；②受术者取坐位，术者立于其体后，双掌十指分开，指面分别置于其两侧胸胁部，沿肋间隙方向交替做指擦法。

（7）合擦颈项部　受术者取坐位，颈部前屈，术者站其前侧。术者两手指交叉，以两掌根于颈后部做前后或上下来回擦动，从透热为度。

【临床应用】

1. 力学特点　刺激强度大，"温""力"并行。

2. 适用部位　头面、颈项、肋间隙、四肢、肩背、胸腹、脊柱两侧及腰骶部。

3. 作用　具有宽胸理气、止咳平喘、疏肝理气、健脾消食、祛风散寒、舒筋通络、温肾壮阳、暖宫调经、升阳举陷等作用。

4. 适应证　主治咳嗽、气喘、脘腹胀满、胸胁胀痛、饮食积滞、感冒、风湿痹痛、肩背痛、慢性腰肌劳损、阳痿、遗精、遗尿、痛经、月经不调等病证。

推荡法

术者拇指外展与四指垂直，以手掌与拇指桡侧着力，在治疗部位上做直线来回摩擦运动的手法，称为推荡法。

【操作规范】

1. 预备姿势　术者取站势，沉肩，腕关节与掌指关节伸直，四指并拢，拇指外展，与四指垂直。以全掌（包括掌、四指掌面与拇指桡侧缘）着力，紧贴在治疗部位上。

2. 操作　术者肩关节前屈，同时伸肘，使手掌沿直线向前推去，拇指用力向前推荡，并由外展位向食指桡侧靠拢；然后，肩关节后伸，同时屈肘，使手掌沿原来的路线轻轻地推擦到起始位，并恢复到原来的掌势（图4-19）。

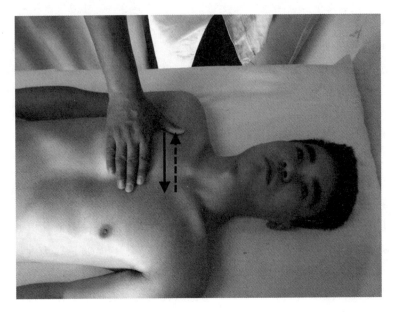

图 4 - 19   推荡法

【动作要领】

1. 操作时，向前推擦时用实力，往回推擦时用虚力；手法动作要舒展，操作路线应尽量拉长。

2. 手法操作时，呼吸自然，切勿屏气；频率约为 100 次/分。

3. 操作时治疗部位要充分暴露，宜配合介质，如滑石粉、红花油等。

【手法实训】

1. 推荡胸背部　①推荡上胸部：受术者取坐位，术者以推荡法，由锁骨下缘移至平剑突处进行练习，若受术者为女性，仅做由天突至膻中穴的推荡法；②推荡背部：受术者俯卧位，术者从上向下横向推荡背部。

2. 推荡腹部、腰骶部　受术者取仰卧位或俯卧位，术者以推荡法自上而下横向推荡腹部及腰骶部。推荡练习时注意拇指主动展收与加力的动作方法与发力形式。

【临床应用】

1. 力学特点　"温""力"并行的手法。

2. 适用部位　胸腹部、背部及腰骶部。

3. 作用　具有开胸顺气、止咳平喘、健脾和胃、疏肝理气及壮腰补肾等作用。

4. 适应证　主治胸闷、胸痛、胸痹、心绞痛、肺气肿、哮喘、气短、久咳、脘腹胀痛、胸肋胀痛、肾虚腰痛等病证。

推法

推　法

术者以指、掌、拳、肘在治疗部位上做单向直线推动的手法，称为推法。根据施术部位的不同，可分为指平推法、掌平推法、拳平推法、肘平推法、刨推法。

【操作规范】

1. 指平推法 根据施术部位的不同，可分为拇指平推法、屈指平推法、三指平推法。

（1）拇指平推法 术者沉肩垂肘，以拇指桡侧面或罗纹面着力于治疗部位，其余四指扶持固定，肘关节主动屈伸，带动拇指做短距离的单向直线推动（图4-20）。

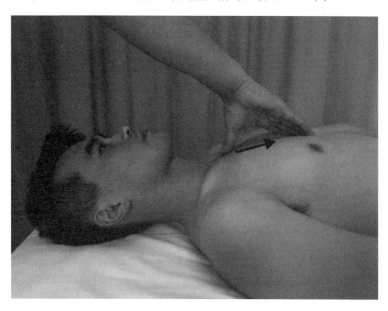

图4-20 拇指平推法

（2）屈指平推法 受术者取俯卧位，术者取站势，屈曲拇指，以拇指指间关节背侧突起部着力，其余四指扶持固定，做单向直线推动［图4-21（1）］；或屈曲食、中二指，以食、中二指的近侧指间关节背侧突起部着力，手握实拳，以手指及腕部主动施力，做单向直线推动［图4-21（2）］。

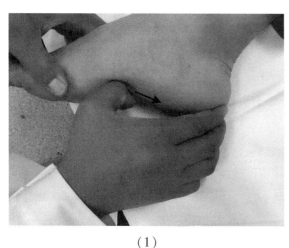
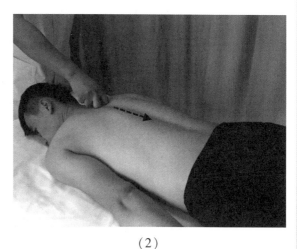

（1）　　　　　　　　　　　　　　　　　　（2）

图4-21 屈指平推法

（3）三指平推法 术者取站势，食、中、无名三指并拢，腕部略掌屈，以三指指面着力，肘关节主动屈伸，带动三指在治疗部位上做单向直线推动（图4-22）。

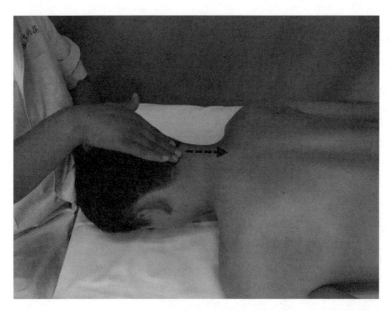

图 4 - 22   三指平推法

2. 掌平推法   术者取站势，沉肩，以全掌着力，通过肘关节主动屈伸带动全掌在治疗部位上做单向直线推动（图 4 - 23）。

3. 拳平推法   术者取站势，沉肩，拳心向下，腕部伸直，手握实拳，用食指、中指、无名指和小指的近侧指间关节背侧突起部着力，肘关节主动屈伸，带动四指指间关节背侧骨突部在治疗部位上做单向直线推动（图 4 - 24）。

4. 肘平推法   术者取站势，上身前倾，以自身重力按压在治疗部位上，以肩关节为支点，使肘尖在治疗部位上做单向直线推动。也可用另一只手握住施术手，协同用力下压施术（图 4 - 25）。

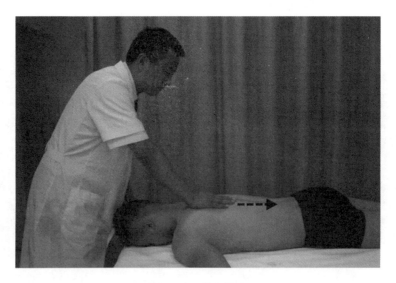

图 4 - 23   掌平推法

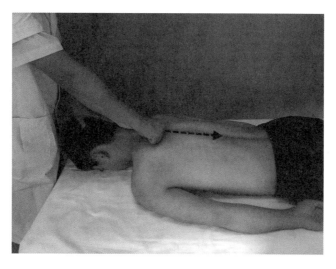

图 4 - 24　拳平推法

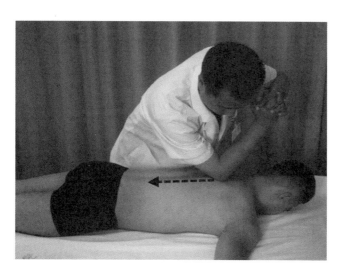

图 4 - 25　肘平推法

5. 刨推法　术者取站势，拇指与其余四指分开，握持住治疗部位，或虎口向前，拇指与其余四指分开呈"八"字形紧贴治疗部位，肩关节、肘关节主动发力，使全掌在治疗部位上做单向直线推动（图 4 - 26）。

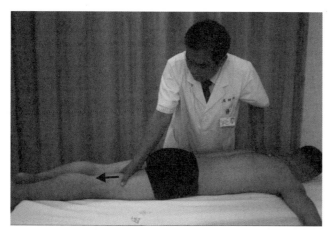

图 4 - 26　刨推法

【动作要领】

1. 术者着力部位要紧贴体表，推动压力宜均匀适中，推动速度宜缓慢；单向直线推动，不可歪斜。

2. 指平推法移动距离宜短，掌平推法、拳平推法和肘平推法移动距离宜长。

3. 屈指平推法、拳平推法和肘平推法应顺肌纤维方向推动，操作时应避开骨性突起。

4. 操作时，术者呼吸自然，切勿屏气；施术时宜配合冬青膏、红花油、滑石粉等介质。

【手法实训】

1. 米袋练习

（1）指平推法　①拇指平推法：术者以拇指指端或罗纹面着力，在米袋上沿中轴线做短距离的单向直线推动；②屈指推法：术者以拇指指间关节背侧骨突，或以食指、中指的近侧指间关节背侧骨突着力，在米袋上做单向的直线推动；③三指平推法：术者食指、中指、无名指三指并拢，以三指指面着力，在米袋上做单向直线推动。

（2）掌平推法　术者以全掌着力，在米袋上做单向直线推动，也可双手叠掌协同用力。

（3）拳平推法　术者手握实拳，用食指、中指、无名指和小指的近侧指间关节突部着力，在米袋上做单向直线推动。

（4）肘平推法　术者以肘尖着力，在米袋上做单向直线推动。

（5）刨推法　术者先将米袋整理成圆弧状，然后以虎口、五指指面及掌面着力，在米袋上做单向直线推动。

2. 人体练习

（1）推桥弓　受术者坐位或仰卧位，头略偏向一侧。术者用拇指平推法，在该侧桥弓穴，由上而下做推法，两侧桥弓穴交替平推，各推 5～10 次。

（2）屈指推华佗夹脊穴　受术者俯卧位，术者用屈指推法，在脊柱两侧华佗夹脊穴，由上而下做推法。双手交替练习。

（3）三指平推胸腹部　受术者仰卧位，术者用三指平推法，由天突至膻中或由天突至关元做推法。双手交替练习。

（4）掌平推或刨推胸腹、胁肋部　①受术者仰卧位，术者用掌平推法沿胸腹部的天突至关元一线做推法；②受术者仰卧位，术者用刨推法在两侧胸腹胁肋部，由上而下做推法。

（5）掌平推背腰部　受术者俯卧位，术者用掌平推法，沿背部督脉从大椎至长强一线或背腰部两侧的膀胱经，做由上而下的推法练习。

（6）掌平推或刨推四肢部　受术者取仰卧位或俯卧位，术者用掌平推法或刨推法，在四肢部沿经络线，做由远端至近端，或由近端至远端的推法练习。双手交替练习。

（7）拇指推内劳宫　受术者取坐位，上肢上举，掌心朝前，术者立于其体前，一手扶住其一手，另一手拇指指腹置于内劳宫穴，配合腕关节摆动，利用腕劲，带动拇指指腹推内劳宫，操作 3～5 遍，以内劳宫穴有发热感为度。

（8）分推前额　受术者仰卧位，术者坐于床头，双手拇指置于受术者前额，用拇指分推法从中间向两边分推。

（9）分推腰背部　受术者俯卧位，术者立于其体侧，身体前倾，双手前臂交叉，两掌置于受术者腰部，用掌推法从脊柱后正中线向两侧分推。

（10）肘推夹脊穴 受术者俯卧位，术者取站势，用肘推法在受术者背部一侧夹脊穴上做单向直线推动练习。

【临床应用】

1. 力学特点 缓慢、沉稳、有力。

2. 适用部位 拇指平推法适用于头面、颈项和四肢部位；屈指推法适用于颈项、四肢及脊柱；三指平推法适用于胸腹部；掌平推法适用于胸腹、背腰和四肢部位；拳平推法适用于背腰、四肢部位；肘平推法适用于背腰、臀和下肢肌肉丰厚部位；分推法常用于小儿及面部美容。

3. 作用 具有调和气血、清脑明目、平肝潜阳、宽胸理气、消胀除满、通便导滞、疏通经络、温经散寒、舒筋活血等作用。

4. 适应证 主治头痛、头晕、失眠、胸闷、腹胀、便秘、食积、风湿痹痛、腰腿痛及感觉麻木迟钝等病证。

揉 法

揉法

术者以指、掌、拳、膊、肘尖为着力部位，在治疗部位上带动皮肤一起做轻柔缓和的环旋运动，使皮下组织之间产生内摩擦的手法，称为揉法。根据施术部位的不同，可分为指揉法、掌揉法、膊揉法、肘揉法及拳揉法。

【操作规范】

1. 指揉法 术者以中指或拇指端按压在治疗部位上，带动皮肤做幅度由小到大、力度由轻渐重的环旋运动（图4-27）。

2. 掌揉法 术者以手掌或掌根按压在治疗部位上，带动皮肤做幅度由小到大、力度由轻渐重的环旋运动（图4-28）。

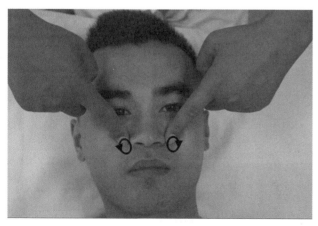

图4-27 指揉法

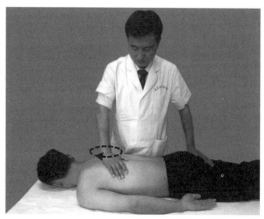

图4-28 掌揉法

3. 膊揉法 术者前臂呈中立位，手握空拳或自然伸直，以前臂尺侧肌肉丰厚处着力，通过肩关节小幅度环转发力，带动治疗部位的皮肤及皮下组织一起做环旋运动（图4-29）。

4. 肘揉法 术者以肘尖按压在治疗部位上，带动局部皮肤做幅度由小到大、力度由轻渐重的环旋运动（图4-30）。

5. 拳揉法 术者手握空拳以四指近侧指间关节背侧突起部着力，按压在治疗部位上，带动局部皮肤做幅度由小到大、力度由轻渐重的环旋运动（图4-31）。

【动作要领】

1. 操作时贵在柔和，揉转的幅度应由小渐大，用力应由轻渐重。
2. 术手着力点要吸定在治疗部位上带动皮肤一起做环旋运动，不能在皮肤表面产生摩擦或滑动。
3. 操作频率为100~160次/分。

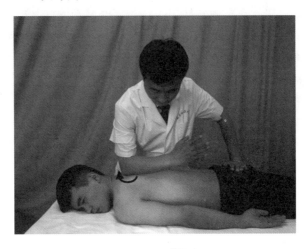

图4-29   膊揉法

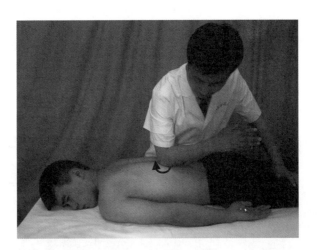

图4-30   肘揉法

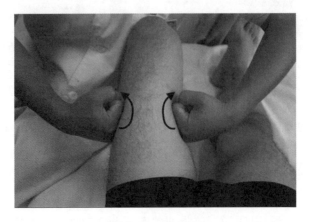

图4-31   拳揉法

【手法实训】

1. 米袋练习　术者以指、掌、四指近侧指间关节背侧突起、前臂尺侧肌群肌腹或肘尖为着力点，按照操作规范，于米袋上进行揉法的模仿练习。

2. 人体练习

（1）指揉法　受术者仰卧位，术者以中指或拇指端于太阳、印堂、下关、头维、百会、合谷、曲池、手三里、足三里、三阴交、天枢、中脘等经穴进行指揉法定点练习。

（2）掌揉法　受术者俯卧位，术者以掌或掌根于背腰部及下肢膀胱经进行掌揉法定点或走线练习。

（3）拳揉法　受术者俯卧位，术者以空拳于背腰部、下肢膀胱经及下肢内外侧进行拳揉法定点或走线练习。

（4）膊揉法　受术者俯卧位，术者以前臂尺侧肌肉丰厚处着力，于背腰部、臀部及下肢后侧进行膊揉法定点或走线练习。

（5）肘揉法　受术者俯卧位，术者以肘尖着力，于背腰部夹脊穴、环跳、承扶、殷门等穴进行肘揉法练习。

【临床应用】

1. 力学特点　刺激强度大，力度缓和深透。

2. 适用部位　掌根揉法适用于腰背、臀部及四肢肌肉丰厚处；指揉法适用于全身各部经穴以及需要做点状刺激的部位；膊揉法适用于背腰、臀部及四肢肌肉丰厚处；肘揉法适用于深层组织的刺激。

3. 作用　具有宽胸理气、健脾和胃、活血化瘀、祛风散寒、镇静安神等作用。

4. 适应证　主治头痛、眩晕、失眠、面瘫、脘腹胀痛、胸胁痛、便秘、腹泻及腰背、四肢软组织损伤等病证。

搓法

搓　法

术者以两掌夹住肢体的一定部位，相对用力做快速、小幅度、相反方向的搓动，并循序移动的手法，称为搓法。根据受术部位的不同，可分为搓上肢、搓胁肋、搓下肢。

【操作规范】

1. 搓肩及上肢　受术者取坐位，术者取马步或弓箭步位于其侧前方，双手掌先在肩关节前后相对用力做环旋搓揉［图4-32（1）］，然后夹持住上肢近端做快速、小幅度地来回搓揉，同时向远端缓慢移动至腕部［（图4-32）（2）］。

2. 搓胁肋　受术者取坐位或仰卧位，术者站其后方或体侧，以双掌夹持腋下胁肋两侧，相对用力做快速、小幅度的前后搓揉，并同时向下缓慢移动至腰眼处（图4-33）。

3. 搓下肢　受术者取仰卧位，术者站其一侧，一手掌置于大腿根部外侧平髀关穴处，另一手掌紧贴膝关节内上方血海穴处，两掌相对用力做快速、小幅度地来回搓揉，同时一手掌边搓边向下缓慢移动至膝关节外上方梁丘穴处，另一手掌在原处不动（图4-34）。

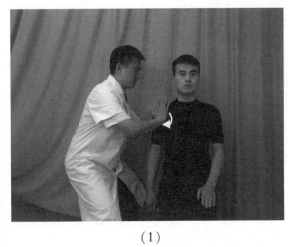

（1）

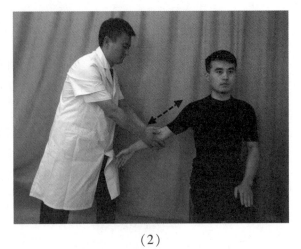

（2）

图 4 - 32　搓肩及上肢

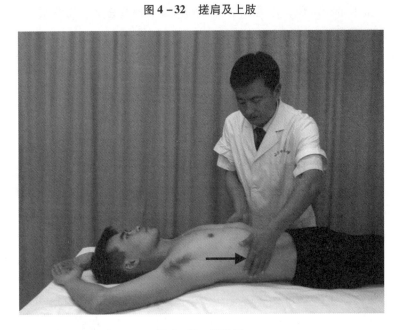

图 4 - 33　搓胁肋

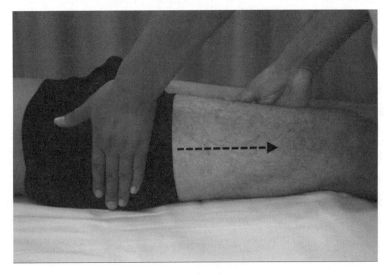

图 4 - 34　搓下肢

【动作要领】

1. 术者以两掌对称用力，夹持力度适中，不可过轻或过重；受术者肢体放松，不可用力对抗。

2. 操作时应快搓慢移；术者应呼吸自然，不可屏气。

【手法实训】

1. 米袋练习　术者取坐位，以两掌夹持米袋进行搓法练习，待熟练后再在人体上进行练习。

2. 人体练习

（1）搓上肢　受术者取坐势，术者站其侧前方，双掌夹持住肩及上肢，进行搓法练习。

（2）搓胁肋　受术者取坐势，术者站其后方，双掌夹持住其两胁部，自上而下进行搓法练习。

（3）搓下肢　受术者仰卧位，术者站其侧方，两掌夹持住其下肢内外侧进行搓法练习。

【临床应用】

1. 力学特点　刺激舒缓柔和。

2. 适用部位　上肢、下肢及胸胁部。

3. 作用　具有调和气血、理顺组织、舒筋通络、疏肝理气等作用。

4. 适应证　主治颈椎病、肩周炎、四肢疼痛及胸胁屏伤等病证。临床上常与抖法联合使用，作为治疗结束手法。

抹法

术者以手指罗纹面或手掌掌面在治疗部位上，做上下、左右直线或弧线抹动的手法，称为抹法。根据施术部位的不同，可分为拇指抹法、三指抹法和掌抹法。

【操作规范】

1. 拇指抹法　术者以拇指罗纹面置于治疗部位上，其余四指扶持助力，肘关节主动屈伸带腕，腕带拇指做上下、左右直线或弧线抹动（图4-35）。

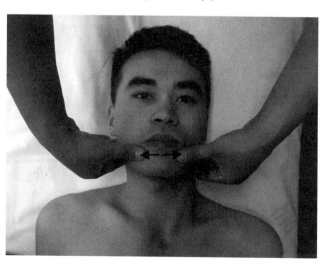

图4-35　拇指抹法

2. 三指抹法　术者以食指、中指和无名指三指指面置于治疗部位上，肘关节、腕关节主动用力，带动三指指面做上下、左右的直线或弧线抹动（图4－36）。

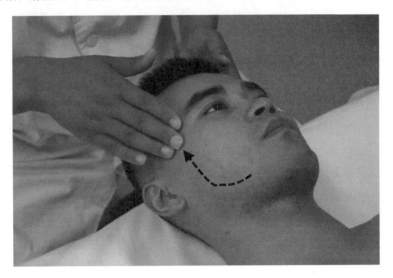

图4－36　三指抹法

3. 掌抹法　术者以手掌掌面置于治疗部位上，肘关节、腕关节主动用力，带动手掌掌面做上下、左右的直线或弧线抹动（图4－37）。

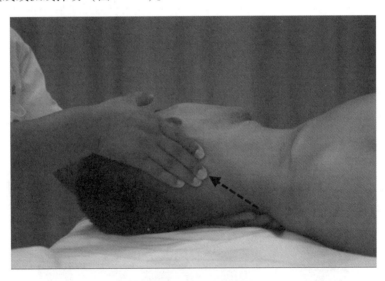

图4－37　掌抹法

【动作要领】

1. 抹法可做直线或弧线运动；也可单向操作，或往返操作，常常双手交替或同步操作。
2. 施术时自然着力，轻而不浮，重而不滞；操作时一般配合介质使用，以保护皮肤，增强疗效。
3. 施术时速度、压力要均匀，动作要灵活；频率为100～120次/分。

【手法实训】

1. 米袋练习

（1）指抹法　术者以单手或双手拇指罗纹面着力，在米袋上沿前后或左右方向，做直线或弧形抹动。

（2）掌抹法 术者以单掌或双掌面着力，在米袋上沿前后或左右方向，做直线或弧形抹动。

2. 人体练习

（1）抹头面部 受术者仰卧位，术者双手轻扶其头侧，以两拇指罗纹面着力，由印堂交替向上抹至神庭，反复数次；再由额正中线，分别向两侧分抹至太阳，反复数次；然后再依次分抹眉弓（攒竹→鱼腰→丝竹空一线）、由内向外分抹眶上缘、分抹双睛（受术者闭眼，从上眼睑抹过）、由内向外分抹眶下缘、分抹鼻旁（由睛明经鼻旁至迎香）、分抹双颊（承泣→颧髎→下关→耳前）、分抹人中（人中→地仓→颊车）、分抹承浆（承浆→大迎→颊车）。

（2）抹项后部 ①受术者坐位，术者与其对面而立，以双手大鱼际或掌根着力，分别由两侧风池抹至肩井；②受术者仰卧位，术者坐于头侧，用双掌交替从大椎穴抹至风池穴。

（3）抹胸腹部 受术者仰卧位，术者以双手拇指罗纹面或手掌面着力，沿胸腹自上而下做双手交替抹法；或自上而下由胸腹正中线向两侧做分抹法。

（4）抹手部 受术者坐位或仰卧位，术者以双手握其手掌两侧，以双手拇指罗纹面或大鱼际着力，分别在其手背或手掌部，做上下、左右方向的抹法。

（5）抹下颌 受术者仰卧位，术者坐其头侧，以双手食指、中指和无名指罗纹面及掌面置于下颌部，沿下颌向脸颊交替或同时抹动。

【临床应用】

1. 力学特点 力度较轻，动作轻灵。

2. 适用部位 指抹法常用于头面部；掌抹法常用于项后部、胸腹部、腰背、四肢等部位。

3. 作用 具有醒脑明目、疏经通络、镇惊安神、宽胸理气、和胃降逆等作用。

4. 适应证 主治感冒、头痛、失眠、面瘫、近视、颈椎病、落枕、胸闷、咳喘、脘腹胀满等病证。

拘抹法

术者以双手食指指面与中节的桡侧缘着力，自前向后沿弧线拘抹双侧太阳穴及颞、枕部的手法，称为拘抹法。

拘抹法

【操作规范】

受术者取坐位，术者站其身后，双手拇指分别抵在其枕骨两侧，以双手食指指面着力，置于两侧太阳穴处，中指紧靠食指助力。操作时，术者以食指指面揉动太阳穴 3~5 遍，然后沿少阳经向后上方做弧线推抹；至耳上方时，食指屈曲，以食指中节桡侧缘向后下推抹至枕骨两侧，与拇指合拢（图 4-38）。

【动作要领】

1. 操作时，食指桡侧缘紧贴头皮，用力要缓和而着实，不能产生疼痛。
2. 术者食指指面在太阳穴处做运转揉抹，不同的着力面过渡要自然流畅。
3. 每次拘抹 3~5 次即可。

【手法实训】

拘抹法 受术者端坐，术者站其身后，按照操作规范在眼眶、头颞部进行拘抹法练习。

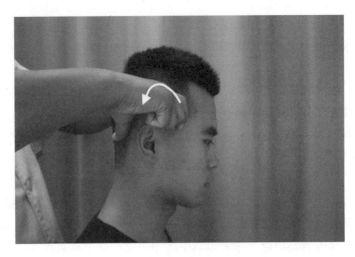

图 4 - 38　勾抹法

【临床应用】

1. **力学特点**　刺激较为柔和，为一指禅推拿流派用于双侧颞部少阳经的特效手法。
2. **适用部位**　颞部、眼眶部。
3. **作用**　具有平肝潜阳、醒脑明目、通络止痛等作用。
4. **适应证**　主治头痛、头昏、头胀、头晕、失眠、心烦、耳鸣及高血压等病证。

扫散法

扫散法

术者以拇指桡侧或食、中、无名、小指四指指端着力，在受术者颞侧沿足少阳胆经自前向后，从上至下做快速、来回、短距离推擦的手法，称为扫散法。

【操作规范】

受术者端坐，术者面对受术者站立，腕部放松，一手扶其一侧颞部，另一手用拇指桡侧或食、中、无名、小指四指指端着力。操作时，肘关节主动屈伸，带动腕关节摆动，使着力指从头维穴处开始，自前向后，从上至下，依次沿颞侧胆经三线，做快速、短距离来回推擦，并边扫散边沿经络线向后移动（图 4 - 39）。

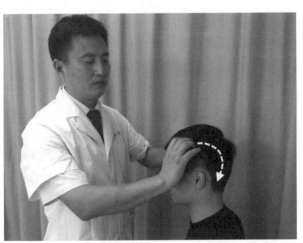

图 4 - 39　扫散法

【动作要领】

1. 术者着力部位应紧贴头皮，力度宜轻而不浮，重而不滞；操作时自前向后顺经操作。

2. 操作时，一手要固定好头部，避免受术者的头部随之而晃动，以免产生头晕不适等症状。

3. 头发较长者，手指应插入发根，紧贴头皮施术，防止牵拉头发而致痛。

4. 推擦距离宜短，频率约为 250 次/分。

5. 着力部位可用拇指桡侧；或用四指指端；或在耳前经线上用拇指桡侧，至耳后经络线时用四指指端。

【手法实训】

1. 拇指扫散法 受术者取坐位，术者站于其侧前方，一手扶住其侧头部，另一手以拇指桡侧着力，于受术者颞部从前向后、从上到下做弧形推擦扫散。

2. 四指扫散法 受术者取坐位，术者站其侧前方，一手扶其侧头部，另一手以食指、中指、无名指、小指指端着力，于其颞部自前向后、从上到下做弧形推擦扫散。

【临床应用】

1. 力学特点 本法是内功推拿流派的特色手法，动作轻灵如拂尘状。

2. 适用部位 颞部手少阳三焦经和足少阳胆经。

3. 作用 具有平肝潜阳、镇静安神、祛风散寒等作用。

4. 适应证 主治头痛、高血压、失眠、眩晕、感冒等病证。

膊运法

膊运法

术者以前臂尺侧腕屈肌群肌腹着力，在治疗部位上做环形摩擦移动的手法，称为膊运法。

【操作规范】

术者取站位，一手握空拳或呈自然散手状，以前臂尺侧腕屈肌群肌腹隆起部位着力，上身略前倾。操作时术者以肩关节为支点，上臂主动用力，带动前臂着力部位在治疗部位做环形摩擦移动（图 4 - 40）。

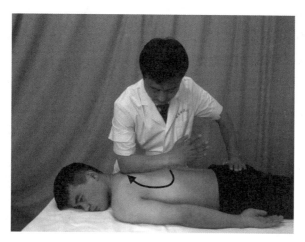

图 4 - 40 膊运法

【动作要领】

1. 操作时，术者前臂尺侧的接触面大小，可根据受术部位确定，一般以前臂尺侧肌肉丰厚处着力为宜，并要求紧贴体表移动。

2. 施术时用力要均匀适中，频率宜稍慢，约100次/分，不宜带动受术部位皮肤。

3. 操作时，可配合膊揉法进行施术。

【手法实训】

1. 米袋练习　术者站立位，米袋置于桌面上。术者屈肘90°，以前臂尺侧肌肉丰厚处着力，在米袋上做环形的摩擦移动。

2. 人体练习

（1）背腰、臀部膊运法　受术者取俯卧位。术者以膊运法，在背腰部做环形摩动；或沿其脊柱两侧的足太阳膀胱经，边膊运边做上下方向的直线移动，双手交替练习。

（2）下肢部膊运法　受术者取仰卧位或俯卧位。术者以膊运法，在其大腿的前侧、外侧和后侧，做上下往返移动。

（3）腹部膊运法　受术者仰卧位。术者用膊运法，轻轻用力在其腹部做环形摩动。

【临床应用】

1. 力学特点　用力轻柔缓和。

2. 适用部位　肩、背、腰、臀、下肢等肌肉丰厚部位。

3. 作用　具有疏通经络、活血化瘀、解痉止痛、温经散寒、疏肝和胃、调经活血等作用。

4. 适应证　主治肩背肌肉酸痛、急性腰肌扭伤、慢性腰肌劳损、风湿痹痛、月经不调、痛经等病证。

搔法

搔　法

术者以五指指腹在头部做快速、轻柔、富有弹性的抓抚摩擦的手法，称为搔法。

【操作规范】

术者五指自然屈曲并略分开，以单手或双手的手指指端着力。操作时，术者以掌指关节主动屈伸，使其手指指端在头部做小幅度、快速、有节律的弹性抓抚摩擦，并自前而后反复操作（图4-41）。

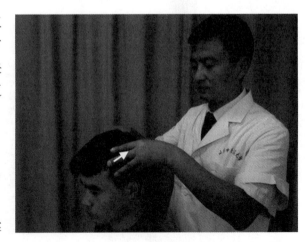

【动作要领】

1. 操作时，以五指指端着力，不宜用指甲抓挠；可在整个头部搔抓，也可循经操作。

2. 施术时指间关节屈伸幅度小，用力轻柔缓和，动作轻快灵活而富有弹性。

图4-41　搔法

【手法实训】

头部搔法　受术者坐位或仰卧位。术者站立或取坐位，以双手五指指腹为着力点，在头部或循经络做轻柔、富有弹性的搔抓，并前后、上下方向或循经络移动。

【临床应用】

1. 力学特点　轻柔舒适，发力短促，富有弹性。

2. 适用部位　头部及头部经络。

3. 作用　具有健脑安神、祛风通络等作用。

4. 适应证　主治头痛、头晕、失眠等病证。亦是头部保健按摩的常用手法。

托摩法

术者五指并拢，以小指与小鱼际尺侧着力，在腹部沿逆时针方向摩动并顺势将下垂之胃腑上托的手法，称为托摩法。

【操作规范】

1. 预备姿势　受术者取仰卧位，术者坐其体侧，五指并拢，掌指关节及指间关节微屈，使掌心略内凹。

2. 操作　术者以小指与小鱼际尺侧缘紧贴在胃大弯底部，余指顺势兜托住腹部，当受术者深呼气时，术手随之沿逆时针方向自左下至左上用力摩动将胃脘向上托起（图 4 - 42）；继而自右上向右下方用虚力轻摩。如此反复操作，左半周用实力向上托摩，右半周用虚力向下轻摩。

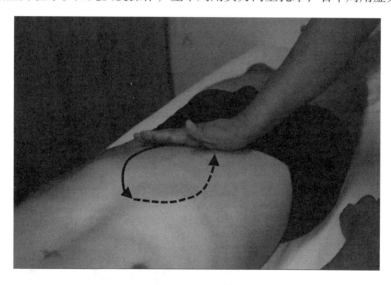

图 4 - 42　托摩法

【动作要领】

1. 一般在餐后 2 小时施术，以防胃气上逆而导致恶心、呕吐。

2. 术者手掌至胃大弯底部时始稍用力下压腹部，待受术者呼气时手掌顺势向上托摩腹部；术者手掌摩至上腹部时用力宜轻，不要用力下压。

3. 频率不宜太快，一般为 10～20 次/分。

【手法实训】

托摩法 受术者取仰卧位，术者坐其体侧，按照操作规范及要领在人体上腹部反复进行练习。

【临床应用】

1. **力学特点** 轻柔舒适。
2. **适用部位** 腹部。
3. **作用** 具有升提胃腑、健脾和胃等作用。
4. **适应证** 主治胃下垂。可配合插法、一指禅推法、振法、揉法等，可治疗脾胃虚弱或中气下陷所致的脘腹坠胀、大便溏薄、气虚乏力以及体质羸弱等病证。

第三节 振动类手法

术者以掌或指在治疗部位上产生振动效应的一类手法，称为振动类手法。临床常用的振动类手法主要有抖法、颤法、振法等。

抖 法

术者双手握住受术者肢体远端，用力做上下抖动的手法，称为抖法。根据受术部位的不同，可分为抖腕法、抖上肢法、抖下肢法、抖腰法。

【操作规范】

1. **抖腕法** 受术者取坐位，术者站其体侧，握其前臂下端做快速、小幅度的上下抖动，并带动腕关节做被动屈伸运动（图4-43）。

抖法

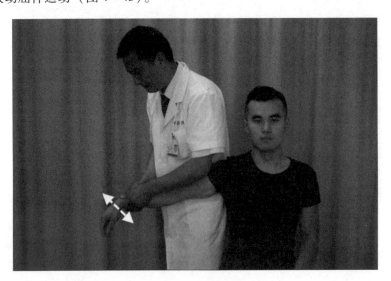

图4-43 抖腕法

2. **抖上肢法**

（1）**握腕抖上肢法** 受术者取坐位，术者取马步，站其侧方，双手握其腕关节，轻轻用力将上肢拉直，掌面向下，做快速、小幅度的上下抖动（图4-44）。

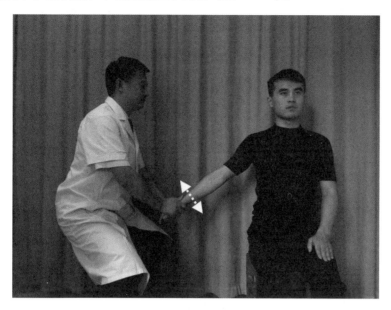

图4-44　握腕抖上肢法

（2）握手抖上肢法　受术者正坐，术者站其侧后方，一手扶其肩部，另一手握其手掌，使其上肢掌面朝前。操作时，术者以另一手轻轻将受术者上肢牵拉至前外侧位置，再做小幅度、快速的前后抖动（图4-45）。

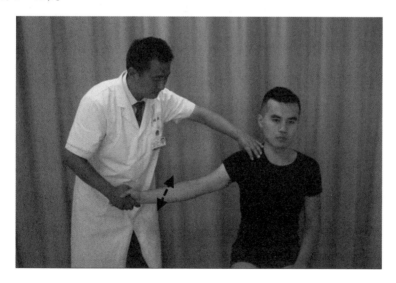

图4-45　握手抖上肢法

3. 抖下肢法　受术者仰卧，术者站其足侧，用双手握住其一侧小腿下端。操作时，术者先将下肢牵引至自然伸直并抬离床面约30°，再做快速、小幅度的上下抖动（图4-46）。

4. 抖腰法　受术者俯卧，术者站其足侧，用双手握其双侧小腿下端。操作时，术者先用力将其双下肢自然抻直，再将其提起、放下数次，上提度数一次高于一次，最后将其腰腹快速提离床面，同时立即用力牵抖下肢（图4-47）。

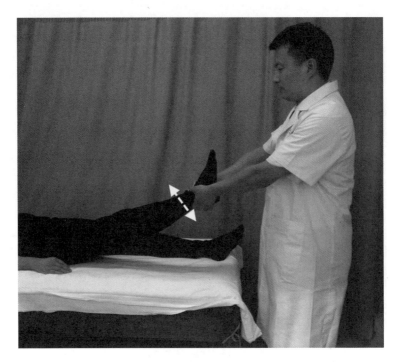

图 4 - 46　抖下肢

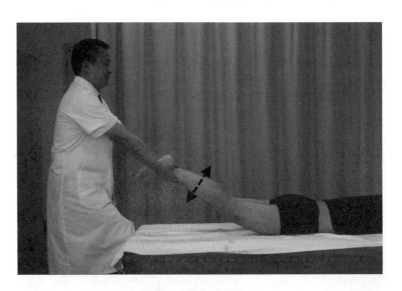

图 4 - 47　抖腰法

【动作要领】

1. 操作时，术者双手握持肢体远端，不可太紧，否则手法操作易滞涩。

2. 受术者被抖动的肢体要自然伸直、放松，术者不要过度牵拉上肢。

3. 上肢部抖动幅度宜小，频率宜快；下肢部抖动幅度可稍大，频率宜稍慢；腰部抖动幅度可较大，频率宜较慢。

4. 操作时，术者呼吸自然，不能屏气。

5. 抖腰时要掌握好发力时机，每次操作 1~2 次即可；抖四肢每次操作 0.5~1 分钟左右。

【手法实训】

1. 抖腕法　受术者取坐位，术者站其体侧，按照操作规范练习抖腕法。

2. 抖上肢法　受术者取坐位，术者弓步站其体侧，按照操作规范练习握腕抖法、握手抖法。

3. 抖下肢法　受术者取仰卧位，术者站其足侧，按照操作规范练习抖下肢法。

4. 抖腰法　受术者取俯卧位，术者站其足侧，按照操作规范练习抖腰法。

【临床应用】

1. 力学特点　轻快柔和，力达肌肉关节。

2. 适用部位　四肢部及腰部。

3. 作用　具有调和气血、舒筋通络、滑利关节、松解粘连等作用。

4. 适应证　主治肩关节周围炎、颈椎病、髋部伤筋、腰椎间盘突出症等病证。

振法

振　法

术者以中指端或手掌自然着力，前臂屈腕肌群与伸腕肌群交替收缩产生的轻柔振颤运动，持续地作用于治疗部位上的手法，称为振法。根据施术部位的不同，可分为掌振法和指振法。

【操作规范】

1. 掌振法　受术者取仰卧位，术者端坐，右侧手掌与治疗部位自然贴平，肘略高于腕，依靠前臂屈腕肌群与伸腕肌群持续、快速、交替、协调的收缩与舒张，使手掌持续振动作用于治疗部位（图 4 – 48）。

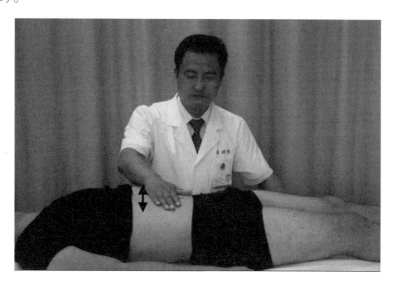

图 4 – 48　掌振法

2. 指振法　受术者取坐位，术者站其左后侧，右手中指自然伸直，掌指关节屈曲约100°左右，腕关节略屈，或自然下垂屈曲约90°～100°，以中指指端垂直自然置于治疗部位上，通过前臂屈腕肌群与伸腕肌群持续、快速、交替的收缩与舒张，使手指持续震颤作用于治疗部位（图4 – 49）。

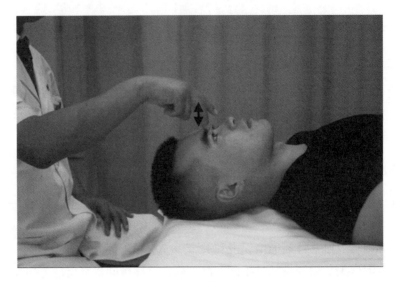

图 4 – 49　指振法

【动作要领】

1. 术者中指或手掌不要主动加压，以自然着力为度；操作频率为 8～11 次/秒。

2. 操作时，术者意念要集中，呼吸匀和，气沉丹田，并用意念将气从丹田提起，引至手掌内劳宫穴或中指端，做到以意引气、以气生力、以力发振。切忌屏气，用强力"硬屏"而发振。

3. 本法需要长期训练方能运用自如。

【手法实训】

1. 指振睛明　受术者取仰卧位或取坐位，术者以右手中指抵在受术者的睛明穴上，进行指振法练习。

2. 指、掌振腹部　受术者取仰卧位，术者以指振法作用于其腹部中脘、气海、关元等穴，或以掌振法作用于腹部神阙穴进行掌振法练习。

3. 指、掌振腰骶部　受术者取俯卧位，术者于腰骶部命门、肾俞、腰阳关、关元俞、八髎等穴位或腰骶部，进行指振法或掌振法练习。

【临床应用】

1. 力学特点　轻快柔和，气力结合。

2. 适用部位　全身各部经穴，尤其适用于头面部与胸腹部的经穴。

3. 作用　具有镇静安神、明目益智、温中理气、消积导滞、调整脏腑功能等作用。

4. 适应证　主治胃下垂、胃脘痛、头痛、失眠、咳嗽、气喘、形寒肢冷、腰痛、痛经、月经不调等病证。

颤　法

术者以单掌或叠掌作为着力部位，肘关节主动用力做快速、小幅度的压放治疗部位的手法，称为颤法。根据施术部位的不同，可分为单掌颤法和双掌颤法。

【操作规范】

受术者取仰卧位，术者站其腰腹一侧，用单掌或叠掌置于治疗部位，主动用力做快速、小幅度的一压一放动作，使治疗部位产生持续、快速的颤动（图4-50）。

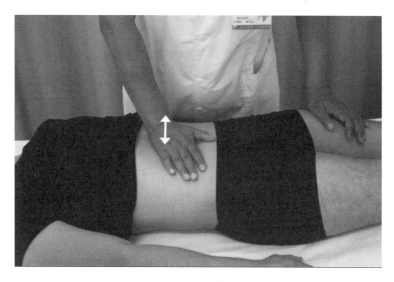

图4-50 颤法

【动作要领】

1. 在腹部做颤法时，振幅与压力不宜过大，以免引起腹部不适。
2. 操作时术者肘关节不能伸直，应以肘关节的节律性、小幅度屈伸带动手掌产生颤动。
3. 施术时本法可用实掌，也可用虚掌进行操作。

【手法实训】

掌颤法 受术者仰卧，术者站其腰腹一侧，用单掌或双掌叠起对准中脘、神阙、气海、关元等穴做颤法的练习。

【临床应用】

1. 力学特点 颤动幅度稍大而频率低，刺激温和而舒适。
2. 适用部位 腰腹部。
3. 作用 具有温中散寒、调理脾胃等作用。
4. 适应证 主治寒性腹痛、胃脘胀满、消化不良、食欲不振、便秘、痛经、胃肠功能紊乱等病证。

第四节　按压类手法

术者以指、掌或肢体其他部位在治疗部位上做反复按压或对称性按压体表的一类手法，称为按压类手法。

按压类手法是最早应用于推拿治疗的手法之一。此类手法操作可分为垂直用力和对称性用力两大类。手法操作垂直用力时可使手法作用力缓缓透达体内，其作用力可浅至肌表，亦可深达脏腑；临床常用的此类类手法主要有按法、点法、掐法、弹拨法、弹筋法、抵法、插法等，其代表手法为按法，其他手法皆由按法衍化或发展而来。手法操作对称性用力时刺激柔和而深透，舒适自然；临床常用的此类手法主要有拿法、捏法、捻法、挤法、揪法、勒法等，其代表手法为拿法，其他手法多为拿法衍化或发展而来。

按　法

术者以指、掌或肘尖着力，由轻渐重、由浅而深地反复按压治疗部位的手法，称为按法、根据施术部位的不同，可分为指按法、掌按法和肘按法。

【操作规范】

1. 指按法　术者以拇指，或中指指端，或叠加的双拇指作用于治疗部位上，然后由浅而深、由轻渐重缓缓向下用力，受术者局部得气之后，停留 3～10 秒，然后再缓慢松开（图 4 – 51）。

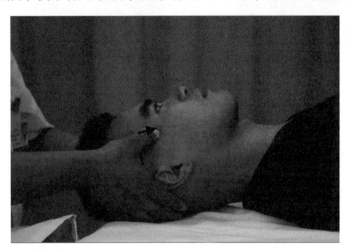

图 4 – 51　指按法

2. 掌按法　术者以掌根，或全掌，或叠加的双掌着力于治疗部位上，然后由浅而深、由轻渐重缓慢向下用力，受术者局部产生得气之后，停留 3～10 秒，然后再缓慢松开（图 4 – 52）。

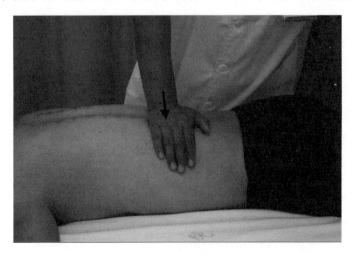

图 4 – 52　掌按法

3. 肘按法　术者以肘尖在治疗部位上着力，然后由浅而深、由轻渐重缓缓向下用力，局部产生得气感后，停留 3~10 秒，然后再慢慢松开（图 4-53）。

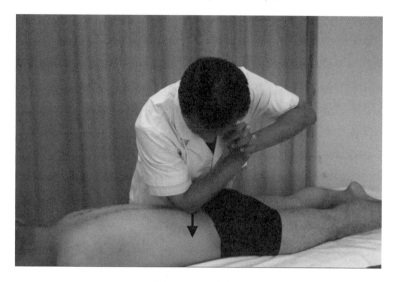

图 4-53　肘按法

【动作要领】

1. 施术时按压的方向应与受术部位垂直，用力要沉稳着实，由轻渐重，由浅而深，不可骤然按压或松开。

2. 双掌按压时可借助自身重力助力按压。

3. 临床上按法常与揉法配合使用，在按压后施以揉法，即"按一揉三"。

【手法实训】

1. 定点练习

（1）头面部按法练习　受术者取仰卧位或取坐位，术者用指按法于面部的睛明、攒竹、太阳、四白、印堂、神庭、迎香、颊车、下关等穴位进行按法练习，以得气为度。

（2）项背部按法练习　受术者取坐位，术者用指按法，或肘按法，或掌按法，于风池、大椎、肩中俞、肩外俞、肩井、天宗等穴进行按法练习，以得气为度。

（3）上肢部按法练习　受术者取坐位，术者用指按法于肩井、肩髃、肩髎、肩贞、天宗、臂臑、曲池、手三里、内关、外关、合谷等穴进行按法练习，以得气为度。

（4）胸腹部按法练习　受术者取仰卧位，术者以拇指按法于天突、膻中、上脘、中脘、下脘、天枢、气海、关元等穴位，按照"轻—重—轻"的发力原则进行按法练习，以得气为度。

（5）腰骶部按法练习　受术者取俯卧位，术者用拇指按法或叠掌按法于腰骶部肾俞、大肠俞、关元俞等穴进行按法练习，以得气为度。

（6）下肢部按法练习　受术者取俯卧位，术者用指按法或肘按法或掌按法于秩边、环跳、承扶、殷门、委中、承山、昆仑、涌泉、太冲、太溪、解溪、足三里、阳陵泉、风市、三阴交、阴陵泉、血海等穴进行按法练习，以得气为度。

2. 走线练习

（1）指按腹中线、十二经络或背部膀胱经　术者从中脘穴开始，以双拇指沿腹正中线向下交替点按，经中脘、下脘、水分、气海、关元，止于曲骨穴，反复进行点按；或以拇指沿十四经络进行穴位按压练习；或以双拇指指端点按背部膀胱经腧穴。

（2）掌按背部膀胱经、督脉 术者以单掌或双掌于背腰部、下肢部膀胱经进行掌按法练习；或以双掌从上往下叠按督脉。

（3）肘按夹脊穴 术者以肘尖按压脊柱两侧夹脊穴一线。

【临床应用】

1. 力学特点 中重度刺激，深透性强。

2. 适用部位 指按法常用于穴位施术；掌按法常用于腰腹部、四肢部；掌根按法常用于面积较大、肌肉较丰厚的部位；肘按法与双拇指叠按法常用于深层组织；双掌叠按法常用于整脊。

3. 作用 具有开通闭塞、解痉止痛、舒筋活血、蠲痹通络、温阳解表、理筋整复及矫正脊柱畸形等作用。

4. 适应证 主治内、外、妇、五官及伤科等病证。

附：抵法

术者以双掌或两拇指在治疗部位上做对称性按压的手法，称为抵法。根据施术部位的不同，可分为掌抵法和指抵法。

【操作规范】

受术者取坐位或仰卧位，术者取站位或坐位，以双掌或两拇指相对用力，在四肢关节或躯干相对部位上做由轻渐重的对称性按压（图4-54）。

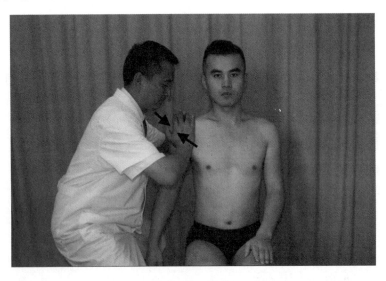

图4-54 抵法

【动作要领】

1. 施术时两掌或两指要对称性垂直用力；用力要由轻渐重，不可骤然按压。

2. 每次操作可持续抵按数十秒，可反复操作3~5次。

【手法实训】

1. 抵按四肢部　术者按照操作规范，在人体四肢部进行抵法练习，如肩关节前后方、前臂内外侧、小腿内外侧、头部两侧、颈项部及膝部两侧等。

2. 抵按穴位　术者按照操作规范，在对称性穴位上操作，如双侧太阳穴，肩部前后方的肩贞、肩前穴。

【临床应用】

1. 力学特点　轻中度刺激，深透性强。

2. 适用部位　四肢部或对称性穴位。

3. 作用　具有疏通经络、舒筋活血、祛风解表等作用。

4. 适应证　主治外感头痛、四肢酸胀、麻木及感觉迟钝等病证。

点法

点　法

术者以指端、指间关节背侧骨突或肘尖着力，由轻渐重强力按压治疗部位的手法，称为点法。根据施术部位和操作形式的不同，可分为指点法、指节点法、肘点法和拘点法。

【操作规范】

1. 指点法

（1）**拇指点法**　术者拇指伸直，四指握拳，拇指指腹紧贴于食指桡侧并用力捏紧，以拇指指端由轻渐重进行重力按压治疗部位，局部以得气为度，停留5~10秒，然后再由重渐轻恢复至起始位（图4-55）。

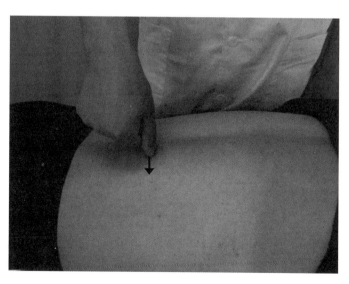

图4-55　拇指点法

（2）**中指点法**　术者中指伸直，拇、食、无名指三指用力抵在其远侧指间关节周围，以中指指端由轻渐重进行重力按压治疗部位，以得气为度，停留5~10秒，然后再由重渐轻恢复至起始位（图4-56）。

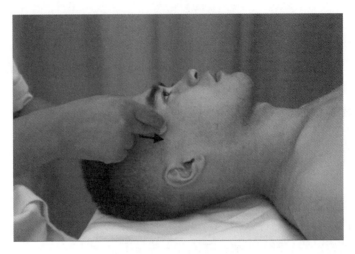

图 4 - 56　中指点法

2. 指节点法

（1）拇指指节点法　术者握拳，以拇指指间关节背侧突起部由轻渐重进行重力按压治疗部位，以得气为度，停留 5 ~ 10 秒，然后再由重渐轻恢复至起始位（图 4 - 57）。

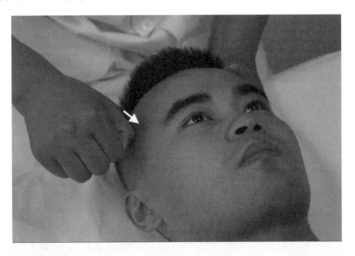

图 4 - 57　拇指指节点法

（2）食指、中指指节点法　术者握拳，食或中指掌指关节略伸，并用其两旁手指将其指端夹紧，以食指或中指近侧指间关节背侧突起部由轻渐重进行重力按压治疗部位，以得气为度，停留 5 ~ 10 秒，然后再由重渐轻恢复至起始位（图 4 - 58）。

3. 肘点法　术者以肘尖着力，由轻渐重进行重力按压，局部产生强烈的得气感后，停留 5 ~ 10 秒，然后再由重渐轻恢复至起始位（图 4 - 59）。

4. 拘点法　术者屈曲中指或四指成钩形，用其指端着力，自后向前或从下向上由轻渐重用力拘点治疗部位（图 4 - 60）。

【动作要领】

1. 施术时点压的方向与受术部位垂直；用力由轻渐重，停留片刻，再由重渐轻。

2. 点法操作时要以患者能耐受为度，不可骤然按压或撤力。

3. 临床上点法常与揉法复合使用，在点压后施以揉法，即"点一揉三"。

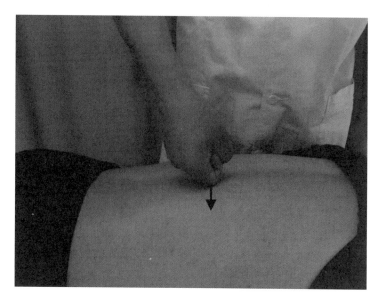

图 4-58　食指或中指指节点法

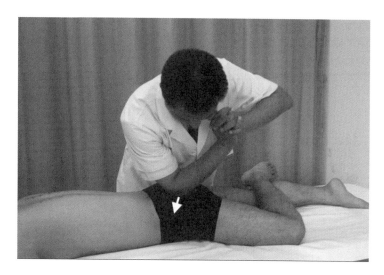

图 4-59　肘点法

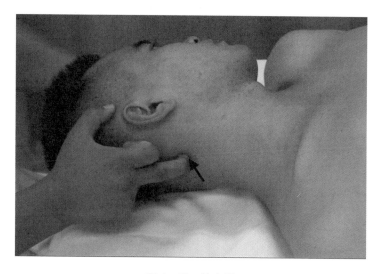

图 4-60　扪点法

【手法实训】

1. 指点经穴   术者用指点或指节点法于肾俞、天宗、合谷、曲池、大肠俞、居髎、环跳等穴进行点法练习。

2. 拘点经穴   ①受术者仰卧位，术者屈指，以四指指端着力在廉泉、委中、承山穴练习自下而上或由后向前用力拘点；②受术者取坐位，术者屈指以中指端着力在天突穴上由上而下用力拘点。

3. 肘点经穴   术者按照操作规范于腰背部夹脊穴、居髎、环跳、承扶、殷门进行肘点法练习。

【临床应用】

1. 力学特点   作用点小而集中，深透性强。

2. 适用部位   全身各部，常用于肌肉或骨缝深处的陈伤或压痛点，具有明显的"以痛止痛"的作用。

3. 作用   具有开通闭塞、通经止痛、调整脏腑功能等作用。

4. 适应证   主治脘腹疼痛、风湿顽痹、陈伤疼痛、肢痿瘫痪等病证。

掐 法

术者以拇指指甲，由轻渐重垂直掐压治疗部位的手法，称为掐法。

【操作规范】

术者屈曲拇指，以指甲中峰对准治疗部位，其余四指在一侧扶持助力，由轻渐重垂直向下掐压，以微微产生痛感为度（图4-61）。

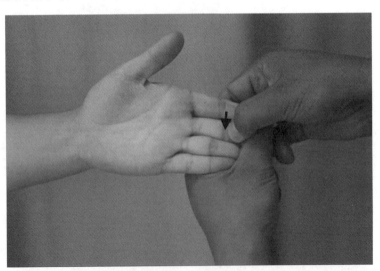

图4-61 掐法

【动作要领】

1. 术者以指甲垂直用力掐压，用力由轻渐重，避免掐破皮肤。

2. 掐后常配合揉法，以减轻局部疼痛不适感。

3. 操作次数不宜太多，中病即止，一般操作 3~5 次。

【手法实训】

1. 掐头面部穴位　术者于人中、攒竹、鱼腰、太阳、百会、四神聪等头面部穴位进行掐法练习。

2. 掐小儿特定穴　术者于威灵、精宁、十宣、四横纹、八卦穴进行掐法练习。

【临床应用】

1. 力学特点　刺激性较强。

2. 适用部位　全身各部穴位。

3. 作用　具有开窍醒神、镇惊止痛、发汗解表、温阳散寒等作用。

4. 适应证　主治肢体痉挛、抽搐、昏厥、厌食、口舌生疮等病证。

捏　法

术者以拇指和其余四指相对用力，将治疗部位夹持提起，一捏一松，并循序移动的手法，称为捏法。根据施术部位的不同，可分为二指捏法、三指捏法和五指捏法。

【操作规范】

受术者取坐位或仰卧位，术者取站位或坐位，以拇指和食指或食、中二指或其余四指相对用力，夹持治疗部位的皮肤、肌肉或肌腱，一捏一松，并循序移动（图 4-62）。

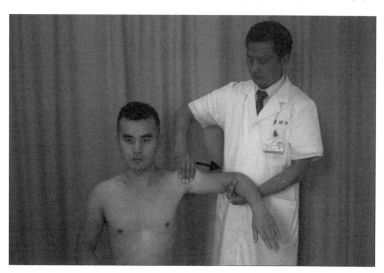

图 4-62　捏法

【动作要领】

1. 施术时指面着力，避免抠掐；夹持力量大小适宜，提捏皮肤、肌肉量要适中。

2. 操作时动作连贯有节奏性，用力应均匀柔和。

【手法实训】

1. 捏上肢　受术者取坐位，术者取站位，于其三角肌、肱二头肌、肱三头肌及前臂桡侧、尺侧肌束进行捏法练习。

2. 捏下肢　受术者取俯卧位，术者取站位，于其小腿腓肠肌进行捏法练习。

【临床应用】

1. 力学特点　刺激缓和舒适。

2. 适用部位　四肢部、颈项部和头部。

3. 作用　具有舒筋通络、行气活血、解除疲劳等作用。

4. 适应证　主治颈椎病、肩关节周围炎、四肢软组织损伤等病证。

拿 法

术者以拇指与食指或食、中二指或其余四指或全掌缓缓地对称用力，将治疗部位捏而提起，并同时做揉搓的手法，称为拿法。根据施术部位的不同，可分为指拿法和握拿法。

拿法

【操作规范】

1. 指拿法　术者以拇指与食指或食、中二指或食、中、无名三指或其余四指指面着力，指间关节伸直，掌指关节主动屈曲用力，捏、提、揉、搓治疗部位（图4-63）。根据施术部位的不同，可分为二指拿法、三指拿法、四指拿法和五指拿法。

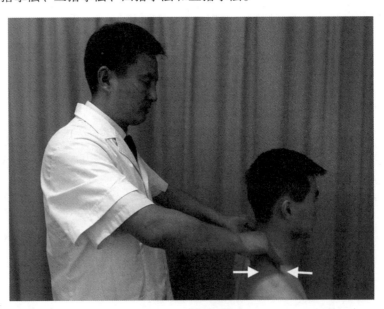

图4-63　指拿法

2. 握拿法　术者以全掌着力，抓握并紧贴治疗部位的筋肉条索，相对用力捏、提、揉、搓治疗部位，如此反复操作（图4-64）。

【动作要领】

1. 施术时腕部要放松，动作灵活并富于节律；用力要由轻渐重，再由重渐轻。

2. 提拿的劲力要深重，要拿至深层的肌腱、韧带、肌束等条索状组织。

3. 操作时不能用指甲着力抠掐治疗部位，以免引起疼痛不适感。

4. 操作时可在局部反复拿，也可顺肌束走行方向边拿边移动；也可"拿而留之"，以加强临床疗效。

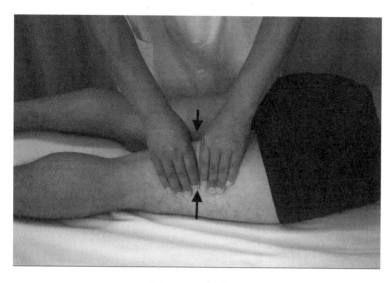

图 4 – 64　握拿法

【手法实训】

1. 拿项背部　①受术者取坐位或俯卧位，术者取站位，按照操作规范进行拿背筋（即拿位于肩胛骨下角内侧缘之骶棘肌）练习；②受术者取坐位，术者分别以两指、三指、四指、五指拿双侧风池穴，并顺势沿风府至大椎方向拿颈项部两侧肌肉，最后，双手同时或交替提拿两侧肩井穴及肩部；③受术者取坐位，术者以拇、食两指沿着任脉自廉泉捏拿至天突穴。

2. 拿上肢部　受术者取坐位，术者取站位，分别沿着腋前筋（即腋前壁之胸大肌、胸小肌）、肱二头肌及前臂尺侧一线，或腋后筋、肱三头肌及前臂桡侧一线，或三角肌一线进行拿法练习。

3. 拿下肢部　受术者仰卧或俯卧，术者取站位，分别沿下肢后侧、内侧、外侧及前侧肌束进行拿法练习。

4. 拿腹部　受术者取仰卧位，双下肢屈曲，术者以双手指腹用力提拿其腹壁肌肉，以得气为度。

【临床应用】

1. 力学特点　刺激深重而柔和。

2. 适用部位　颈项部、肩背部、侧腹部和四肢部。

3. 作用　具有舒筋通络、祛风散寒、行气活血、解痉止痛、开窍醒神等作用。

4. 适应证　主治落枕、颈椎病、肩关节周围炎、腰椎间盘突出症、外感头痛、腹痛、半身不遂、高血压、运动性疲劳等病证。

拿五经

术者以五指指面从前发际至风池穴，抓拿头部督脉、左右两侧足太阳膀胱经与足少阳胆经的手法，称为拿五经。

拿五经

【操作规范】

受术者取坐位，术者站其侧后方，左手扶其前额，右手五指分开指尖朝前，中指指面置于督脉之神庭穴，食指、无名指分别置于左右侧足太阳膀胱经，拇指与小指则分别置于左右侧足少阳胆经，整个手掌与头部贴紧。操作时，五指远侧指间关节用力屈曲，如鹰爪状抓拿头部五经，边拿边向后移动，至枕后部为止（图4-65）。

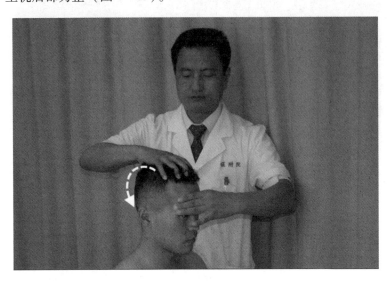

图4-65 拿五经

【动作要领】

1. 施术时掌指面应紧贴头皮，五指指面着力，自前向后缓慢、短距离施术。
2. 操作时手法动作要稳妥、灵活，不可呆滞，不能牵拉发根，以免引起疼痛。
3. 每次操作3~5遍。

【手法实训】

拿五经 受术者取仰卧位或坐位，术者一手扶持前额或托住枕后部，另一手用五指自前发际经头顶向后至枕部，抓拿头顶部督脉、膀胱经及胆经，止于两侧风池穴。

【临床应用】

1. **力学特点** 刺激缓和深透。
2. **适用部位** 头顶部。
3. **作用** 具有祛风散寒、平肝潜阳、开窍醒神、安神定志、健脑益髓等作用。
4. **适应证** 主治外感、高血压、椎动脉型颈椎病、神经衰弱、失眠及各种原因引起的头昏、头晕、头胀、头痛等病证。本法还可用于保健推拿，能够消除疲劳。

弹拨法

弹拨法

术者以拇指，或其余四指，或肘尖，沿与肌束等条索状组织相垂直的方向，做单向或来回拨动的手法，称为弹拨法。根据施术部位的不同，可分为指拨法和肘拨法。

【操作规范】

1. 指拨法　术者以拇指，或食、中二指，或食、中、无名三指用力按压在受术者条索状组织一侧，沿与其相垂直的方向，做单向或来回拨动（图4－66）；施术时用力应由轻渐重，再由重渐轻，呈波浪式起伏涨落。若单手指力量不足时，可将双手拇指叠加弹拨。

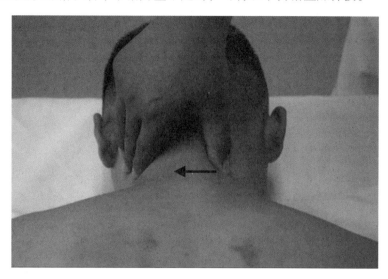

图4－66　指拨法

2. 肘拨法　术者以肘尖按压在受术者条索状组织一侧，沿与其相垂直的方向，做单向或来回拨动（图4－67）。

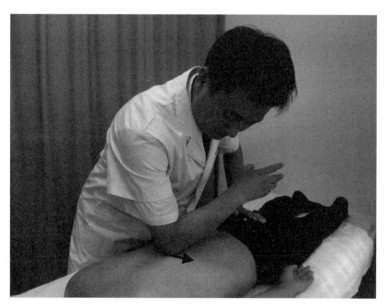

图4－67　肘拨法

【动作要领】

1. 术者拨动时应带动皮肤一起拨动；用力应先轻渐重，再由重渐轻，刚柔相济。
2. 操作时可定点弹拨，也可沿条索组织边弹拨边移动。

3. 操作频率要均匀、适中，一般以 150～200 次/分为宜。

4. 骨折愈合期、急性软组织损伤者禁用本法。

【手法实训】

1. 指拨法 术者和受术者选择合适的体位，按照弹拨法操作规范，在颈项部、肩胛骨内缘、斜方肌、冈下肌、大圆肌、小圆肌、肱二头肌长头肌腱、骶棘肌、第 3 腰椎横突部、股二头肌肌腹、风市穴等部位，分别练习单拇指或双拇指叠指弹拨法。

2. 肘拨法 术者和受术者选择合适的体位，于骶棘肌、背腰部夹脊穴、梨状肌、臀中肌等部位进行肘拨法的练习。

【临床应用】

1. 力学特点 刺激强度较大。

2. 适用部位 颈、肩、背、腰、臀、四肢等部位的肌肉、肌腱等条束状组织。

3. 作用 具有剥离粘连、消散结聚、解痉镇痛等作用。

4. 适应证 主治肩关节周围炎、冈上肌肌腱炎、肩峰下滑囊炎、肱二头肌长头肌腱炎、颈椎病、落枕、腰椎间盘突出症、第三腰椎横突综合征、梨状肌综合征、中风后遗症、腰背肌筋膜炎、骨关节炎等病证。

插 法

术者以食、中、无名、小指四指插入肩胛骨胸壁间隙的手法，称为插法。

插法

【操作规范】

以插左侧肩胛骨胸壁间隙为例。受术者取坐位，左臂屈肘后伸，将手置于腰部。术者站其左后方，用左手扶其左肩前部，右手掌心朝外，食、中、无名、小指并拢伸直置于肩胛骨下角内侧并指向外上方。操作时，左手将受术者左肩向后内下推动，右手相对用力，与左手呈合拢之势，将右手四指插入肩胛骨胸壁间隙，停留 0.5～1 分钟，随后将插入之手缓缓退出（图 4-68）。

【动作要领】

1. 术者双手要配合协调，插入之手斜向外上方用力，扶肩之手向后内下方推按，插入到一定深度。

2. 术者插入之手食、中、无名、小指的指间关节、掌指关节要用力伸直，指甲应修齐磨平。

3. 操作时手法动作应缓和轻柔而连贯，用力由轻渐重，再由重渐轻，不可骤然用力插入或退出。

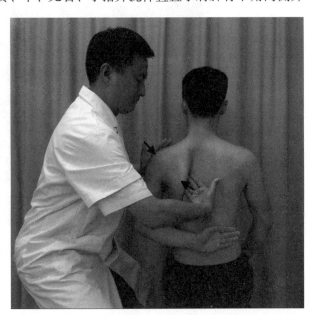
图 4-68 插法

4. 施术时应配合呼吸，受术者呼气时插入，吸气时退出。

【手法实训】

插肩胛骨胸壁间隙 受术者取坐位，术者站其后方，按照操作规范，于左右肩胛骨胸壁间隙进行插法练习。

【临床应用】

1. 力学特点 刺激强度适中，缓和有力。

2. 适用部位 肩胛骨胸壁关节间隙。

3. 作用 具有升阳举陷、舒筋活血、宽胸理气等作用。

4. 适应证 主治胃下垂、肩关节周围炎、肩胛下肌损伤、颈椎病、背肌纤维炎等病证。

捻法

捻 法

术者以拇指和食指夹持住指、趾桡尺侧或掌背侧，相对用力做来回搓揉的手法，称为捻法。

【操作规范】

术者一手握其腕部，另一手用拇、食二指，或拇指与食、中二指指面，或拇指与食指中节桡侧面夹持住受术者指（趾）根部，或指（趾）间关节，相对用力做快速来回搓揉并由指（趾）根向指（趾）端方向缓慢移动（图4－69）。

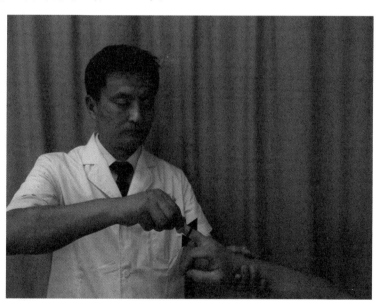

图4－69 捻法

【动作要领】

1. 施术时手法要灵活连贯，柔和有力。

2. 捻动频率宜快，移动速度宜慢。

【手法实训】

1. 捻十指　受术者取坐位，术者从手指根部捻至指端，按拇指、食指、中指、无名指、小指的顺序操作。

2. 捻指间关节　受术者取坐位，术者夹持指（趾）间关节，定位在关节周围做反复捻转练习。

【临床应用】

1. 力学特点　刺激柔和舒适。

2. 适用部位　手指、足趾及指（趾）间关节。

3. 作用　具有舒筋通络、滑利关节、消肿止痛等作用。

4. 适应证　主治指（趾）间关节损伤等病证。多与勒法配合应用，作为推拿治疗的结束手法。

勒法

勒　法

术者以屈曲的食、中二指的近侧指间关节的相对面夹持住受术者手指（足趾）根部，并用力向指（趾）端方向迅速将出并提抖的手法，称为勒法。

【操作规范】

术者一手握住受术者腕部，另一手食、中二指屈曲。术者以近侧指间关节的相对面夹持住受术者手指（足趾）根部的掌背侧，并用力向指端方向将出，当滑移至指（趾）端时，夹持力度加大，并向上迅速提抖滑出，常听到"嗒"的一声（图4-70）。

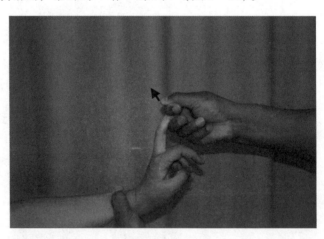

图4-70　勒法

【动作要领】

1. 施术时力度要适中，夹持力量过大可使动作滞涩，夹持力量太轻则刺激量不够。

2. 操作时手法要协调灵活，滑移的速度均匀，尤其至指（趾）末端速度宜稍快并配合提抖。

3. 损伤24小时之内，肿胀明显或有骨折、肿瘤、结核、皮肤破裂及皮肤病患者禁用。

4. 操作次数不宜太多，一般每指操作3~5次即可。

【手法实训】

1. 勒十指　受术者取坐位，术者取站位，于十指依次进行勒法练习，练习时力度可由小逐渐增加，每个手指操作 3 ~ 5 次为宜。

2. 勒十趾 受术者取仰卧位，术者取坐位，于十趾依次进行勒法练习，练习时力度可由小逐渐增加，每个足趾操作 3 ~ 5 次为宜。

【临床应用】

1. 力学特点 刺激强度大，柔中带刚。

2. 适用部位 手指及足趾部。

3. 作用 具有舒筋活血、滑利关节、祛风通络等作用。

4. 适应证 主治指（趾）间关节损伤、颈椎病、臂丛神经损伤、腕管综合征、胸廓出口综合征、末梢神经炎、类风湿关节炎、踝管综合征、跖管综合征、腰椎间盘突出症等病证。

第五节 叩击类手法

术者以手掌的特定部位，或借助特制器具，在治疗部位上反复做弹性拍打或叩击的一类手法，称为叩击类手法。

叩击类手法操作时，用力应果断、快速，击打后术手应立即抬起，击打的时间要短。击打时，手腕既要保持一定的姿势，又要放松，以一种有控制的弹性力进行叩击，使手法既有一定的力度，又使受术者感觉缓和舒适，切忌用暴力击打，以免给受术者造成不必要的损伤。

叩击类手法的技术动作，主要是运用鞭打样动作原理进行施术。临床常用的叩击类手法主要有拍法、击法、击点法等。

拍 法

术者以虚掌弹性拍打治疗部位的手法，称为拍法。根据施术部位的不同，可分为单掌拍法和双掌拍法。

【操作规范】

1. 单掌拍法 术者一手五指并拢，掌心内凹，以虚掌对准治疗部位进行连续、有节律的弹性击打。本法刺激量有轻、中、重之分，分别以腕、肘、肩关节为中心发力施术（图 4 - 71）。

拍法

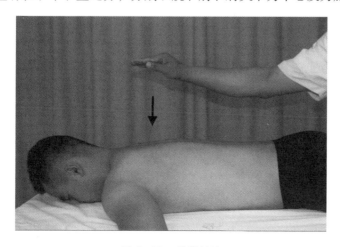

图 4 - 71 单掌拍法

2. 双掌拍法　术者五指并拢，掌心内凹，以腕关节或肘关节为支点，用双掌交替击打治疗部位（图4-72）。

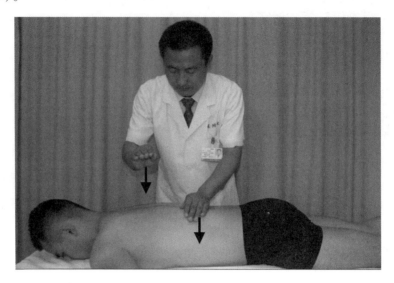

图4-72　双掌拍法

【动作要领】

1. 操作时应进行弹性击打，动作宜平稳着实而有节奏感。

2. 轻拍操作频率较快，以皮肤轻度发红、发热为度；中、重度操作拍频率稍慢，每次操作3～10次为宜，以局部刺激深透而无刺痛感为度。

【手法实训】

1. 单掌拍法　术者和受术者采取合适的体位，按照操作规范，沿背部督脉、膀胱经进行竖拍练习；沿下肢膀胱经、阳明胃经、少阳胆经进行竖拍练习；于腰骶部进行横拍练习。

2. 双掌拍法　术者和受术者采取合适的体位，按照操作规范，于肩背部、背腰部、下肢后侧及股四头肌进行双掌交替拍打练习。

【临床应用】

1. 力学特点　轻巧舒适，柔和深透。

2. 适用部位　肩背部、腰骶部和下肢部。

3. 作用　具有镇静止痛、活血化瘀、舒筋解痉及强壮身体等作用。

4. 适应证　主治各种风湿痹痛、肢体麻木、感觉减退、肌肉痉挛等病证，如颈椎病、腰背肌劳损、腰椎间盘突出症、中风后遗症等。亦可作为推拿结束手法和保健手法使用。

击　法

术者以拳、掌、小鱼际、指尖或桑枝棒，弹性击打治疗部位的手法，称为击法。根据施术部位的不同，可分为拳击法、掌击法、小鱼际击法和指尖击法。

（一）拳击法

术者以拳进行弹性击打治疗部位的手法，称为拳击法。根据施术部位的不同，可分为拳背击

击法

法、拳尖击法和拳心击法。

【操作规范】

1. 拳背击法　术者手握空拳，腕关节伸直，以拳背弹性击打治疗部位，施术时务必使拳背凸面与治疗部位的凹面吻合。如击大椎时，宜用竖拳击打；击腰骶部或八髎穴时，宜用横拳击打（图 4 – 73）。

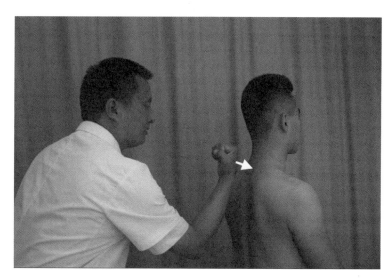

图 4 – 73　拳背击法

2. 拳尖击法（侧捶法）　术者单手或双手手握空拳，前臂取中立位，腕关节放松，以单侧或双侧拳尖连续或交替击打治疗部位（图 4 – 74）。

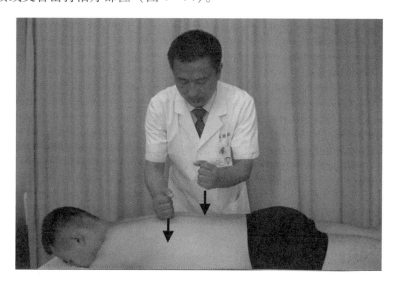

图 4 – 74　拳尖击法

3. 拳心击法（俯捶法）　术者单手或双手手握空拳，前臂取旋前位，腕关节放松，以单侧或双侧拳心连续或交替击打治疗部位（图 4 – 75）。

【动作要领】

1. 击打时，腕关节既要保持一定的姿势，又要放松，以一种有控制的弹性力进行叩击。

2. 临床上根据所需击打力的大小，选择以肩关节或肘关节为支点进行击打。

3. 拳背击法要平稳着实击打治疗部位，用力均匀而有节奏，每次击打 3～5 次。

4. 操作时应弹性击打，刺激力度大，作用时间短，使手法既有力度，又有舒适感。

5. 俯捶时可配合腕关节屈伸，侧捶时腕关节放松微伸。

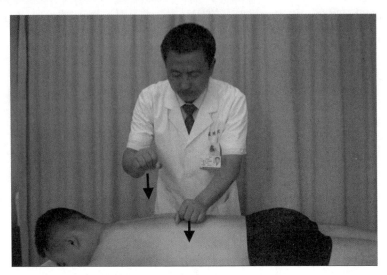

图 4 – 75　拳心击法

【手法实训】

1. 拳背击法　术者和受术者采取合适的体位，按照拳背击法的操作规范，以竖拳击打大椎穴、横拳击打腰骶部（腰阳关及八髎穴）、拳背击打下肢膀胱经一线。

2. 拳尖击法　术者和受术者采取合适的体位，按照拳尖击法的操作规范，以拳尖击打腰背部、下肢部膀胱经。

3. 拳心击法　术者和受术者采取合适的体位，按照拳心击法的操作规范，以拳心击打腰背部、下肢部膀胱经。

【临床应用】

1. 力学特点　震击力重，深透性强。

2. 适用部位　拳背击法适用于大椎、八髎穴及腰骶部；拳心、拳尖击法适用于全身各部。

3. 作用　具有通调一身之阳气、舒筋通络、止咳定喘、解痉止痛等作用。

4. 适应证　主治颈椎病、肩背部纤维组织炎、骨关节炎、腰椎间盘突出症、风湿痹痛、神经衰弱、咳嗽痰喘等病证。

（二）掌击法

术者以手掌弹性击打治疗部位的手法，称为掌击法。根据施术部位的不同，可分为掌根击法和掌心击法。

【操作规范】

1. 掌根击法　术者四指并拢，拇指外展呈自然屈曲状，腕关节背伸约 45°，以掌根部弹性击打治疗部位（图4-76）。

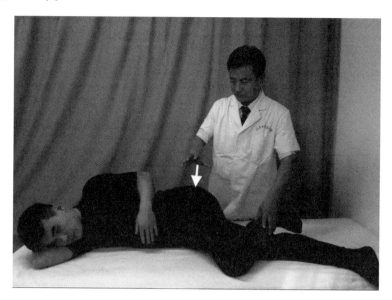

图4-76 掌根击法

2. 掌心击法 术者一手扶持受术者枕后部，另一手四指并拢，拇指外展，腕、掌指及各指间关节略屈曲，使整个手掌弯成一浅凹形，以掌心略靠掌根部的凹陷处弹性击打治疗部位（图4-77）。

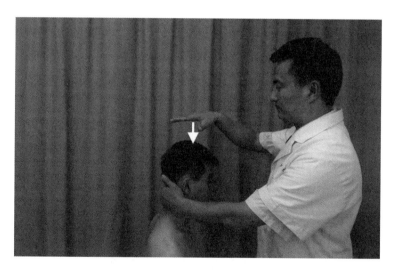

图4-77 掌心击法

【动作要领】

1. 掌根击法操作时腕关节由伸渐屈，再由屈渐伸，使突出的掌根部击打在治疗部位。

2. 掌心击法要求落点准确，掌面着实。每次击打后，术手旋即"弹"起，并保持掌形不变，再行下一次击打。

3. 掌心击法应沿躯干或肢体纵轴方向发力，确保震击力沿其纵轴传递。

4. 施术时每次击打3～10次；掌心击法对身体虚弱及老年患者应慎用。

【手法实训】

1. 掌根击法　术者和受术者采取合适的体位，术者于环跳穴、股四头肌部及四肢部进行掌根击法练习。

2. 掌心击法　①击百会练习：受术者正坐，头如顶物，术者站于其前方，用左手护握住受术者的后项部，右手掌心略靠掌根处的凹陷部按放在百会穴，使整个手掌与头顶相吻合。然后右手掌离开百会穴一定距离并保持原来的掌形，用掌心弹性击打百会穴，使震击力沿人体脊柱的纵轴垂直向下传导。②击拳面练习：令受术者手握实拳，术者一手护握住其待击肢体的腕关节，并将其在外展位或前屈位上举拉直（上举120°左右），使其拳面向上，并与腕、肘、肩在一条直线上；另一手掌心沿肢体纵轴方向弹性击打拳面，使作用力从拳面顺着整个上肢传递至臂根部。

【临床应用】

1. 力学特点　刺激强度大，力量重实而深透。

2. 适用部位　掌根击常用于臀部、大腿等肌肉丰厚部位；掌心击常用于头顶部。

3. 作用　具有激发气血、疏通经络、活血止痛、潜阳安神、平肝息风等作用。

4. 适应证　掌根击法常用于治疗颈椎病、四肢痹痛、腰椎间盘突出症、偏瘫、截瘫等病证；掌心击法常用于治疗头痛、失眠、高血压等病证。

（三）小鱼际击法

术者以手掌尺侧或小鱼际为着力部位，弹性击打治疗部位的手法，称为小鱼际击法。根据施术部位的不同，可分为双掌小鱼际交替击法和双掌小鱼际同步击法。

【操作规范】

术者两手四指并拢自然伸直，拇指外展，腕关节背伸，肘关节主动屈伸带动双掌尺侧或小鱼际，有节律地弹性击打治疗部位。施术时，双掌可分开交替击打［图4-78（1）］，也可合掌同步击打［图4-78（2）］。

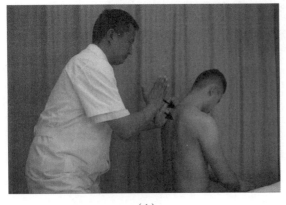
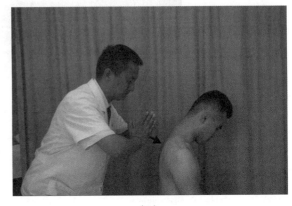

(1)　　　　　　　　　　　　　　　(2)

图4-78　小鱼际击法

【动作要领】

1. 施术时腕关节放松，动作富有节律性。
2. 操作频率一般为 250～300 次/分。

【手法实训】

1. 双掌交替击打　受术者取俯卧位，术者取站位，在人体背腰部及下肢部膀胱经进行双掌交替小鱼际击法定点或走线练习。

2. 双掌同步击打　受术者取俯卧位，术者取站位，在人体背腰部及下肢膀胱经进行双掌同步小鱼际击法定点及走线练习。

【临床应用】

1. 力学特点　缓和而舒适，轻柔而深透。
2. 适用部位　肩背、腰骶、大腿及小腿各部。
3. 作用　具有放松肢体、解痉止痛、舒筋活血等作用。
4. 适应证　主治颈肩腰背痛、肌肉劳损等病证，亦是保健推拿的常用手法。

（四）指击法

术者以指端弹性击打治疗部位的手法，称为指击法。根据操作形式的不同，可分为指尖击法和啄法。

【操作规范】

1. 指尖击法　术者五指自然散开，屈曲呈爪形，腕关节放松，通过腕关节的屈伸，带动两手五指指端有节律地交替击打治疗部位（图 4–79）。

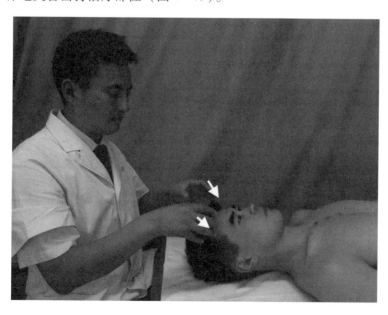

图 4–79　指尖击法

2. 啄法 术者拇指与其余四指指端捏拢呈梅花状，腕关节放松，通过前臂的主动运动带动两手五指指端，有节律地交替击打治疗部位（图4-80）。

【动作要领】

1. 施术时腕关节应放松，动作轻巧有弹性；叩击力的方向要与治疗面垂直。
2. 五指着力时，各指间关节既要保持一定的姿势，又要具有一定的弹性。
3. 操作频率为200~260次/分。

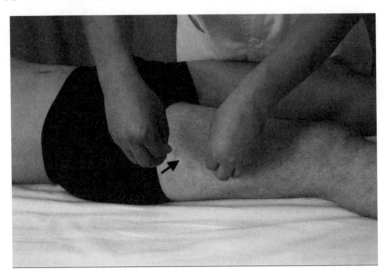

图4-80 啄法

【手法实训】

1. 指尖击法 受术者取仰卧位，术者取坐位，于头顶及前额部进行指尖击法的定点或走线练习。

2. 啄法 受术者取仰卧位，术者取坐位，于头面部、腹部、大腿外侧部进行啄法的定点或走线练习。

【临床应用】

1. 力学特点 刚劲有力，轻快柔和。
2. 适用部位 指尖击法常用于头部，啄法常用于前额、头面部、背部、大腿外侧。
3. 作用 具有镇静安神、疏通气血、振奋阳气等作用。
4. 适应证 主治头痛、失眠、健忘、精神萎靡、上背部肌纤维组织炎、股外侧皮神经炎、咳嗽及胸胁胀痛等病证。

击点法

术者以中指或拇、食、中三指或五指指端，在穴位上进行弹性击点的手法，称为击点法。根据施术部位的不同，可分为中指击点法、三指击点法与五指击点法。

击点法

【操作规范】

术者以中指端，或拇、食、中三指捏拢后的指端，或五指捏拢后的指端，以腕关节或肘关节或肩关节为支点，对准穴位进行不同力度的弹性击点（图4-81）。

【动作要领】

1. 临证时应注意辨证施术，重力击点时叩击力可达60~70kg，要注意术指的保护。

2. 施术时要垂直用力，动作技巧稳定，落点准确，发力快捷峻猛。

3. 击点法有单点法与节律点法两种。单点法是以一次击点动作为一个刺激单元，一般每次治疗2~3个穴点，每次的力度基本一致；节律点法是以一组有固定频率与力度变化的节律性点击为一个刺激单元的手法，常用的有一虚二实、二虚二实、三虚二实或五虚二实等型式。虚点时用力轻而速度快，实点时用力重而速度稍慢。

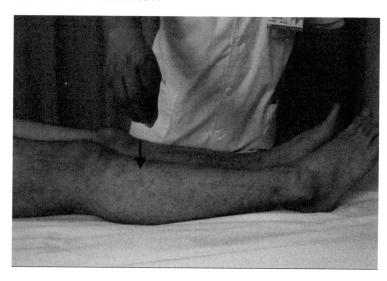

图4-81 击点法

【手法实训】

1. 单点法 术者和受术者采取合适的体位，按照操作规范，于百会穴练习轻型单点法；于肾俞、大肠俞穴练习中型单点法；于承扶、环跳穴练习重型单点法。

2. 节律点法 术者和受术者采取合适的体位，按照操作规范，于肩井、足三里穴练习定点节律点法；沿膈俞至大肠俞一线，练习走线节律点法。

【临床应用】

1. 力学特点 动作快捷，劲力迅猛，深透性强，刺激强度大。

2. 适用部位 人体各部穴位。

3. 作用 具有振奋精神、开达郁闭、发散壅阻、激发元阳、活跃气机与蠲痹镇痛等作用。

4. 适应证 主治神经衰弱、失眠、外伤性截瘫、脑性瘫痪、癔症性瘫痪、小儿麻痹后遗症、末梢神经炎、感染性多发性神经炎、中风后遗症、腰椎间盘突出症等病证。

第五章

单式手法——骨关节类手法

骨关节类手法是指术者沿受术者关节基本轴、面的方向，在其生理活动范围内对构成关节的骨环节所做的轴向旋转、环转、纵向牵伸等各种无阻力被动运动的手法，亦称运动关节类手法或关节被动运动类手法。根据手法的技术特点、动作原理、作用范围以及操作时关节的运动方向与幅度等方面的不同，本类手法主要分为摇动类、扳动类、拔伸类、抻展类四大类手法。

本类手法的特点是：手法施术时，可使受术骨环节产生空间位置的移动与变化，而这种位移具有一定的方向与幅度。所以，合理、定量地控制受术骨环节的运动方向与幅度，既是本类手法的技术要领，也是区别四种骨关节类手法并予以正确界定与度量的依据。如在各个轴面方向上关节运动生理活动范围内，摇法与扳法都是使受术骨环节沿其运动轴方向做旋转的被动运动手法。然而，摇法的运动幅度即摇法的摇动区位是在关节运动的起始位至最大被动病理位或至最大被动功能位之间，而扳法的扳动区位则是从最大被动病理位到功能位或从最大被动功能位至生理位范围内进行；拔伸法是沿关节的纵轴方向施以拉伸力，使相对的关节面做分离运动的被动运动手法；抻展法则是对处在上述各个轴、面方向极限位置上的关节环节，施以缓慢、持久并渐渐加强直至受术者最大耐受范围的绕转、拔伸与扳动力，从而使关节产生松弛效应的被动运动手法。

另外，本类手法所完成的是一种无阻力的被动运动，即在施术时要求受术关节处于充分或尽可能地放松状态。术者操作时，在克服受术肢体环节的自身重量与关节的病理性阻力之外，再无其他阻力。故施术前要嘱患者尽量放松受术肢体，不要紧张，更不能主动用力对抗术者的手法操作。若受术关节周围软组织有病理性的痉挛、粘连或僵硬，不能主动放松时，则应先选用具有舒筋解痉、活血止痛作用的手法，在其周围软组织施术治疗，待其舒缓放松之后再施行本法，以确保手法操作准确到位，取得较好的治疗效果。

第一节　关节摇动类手法

一、概述

术者沿关节运动轴的方向，在起始位至最大被动病理位或最大被动功能位的运动区位内（即摇动区位），所进行的使四肢关节屈伸、展收、旋转、环转，以及使脊柱俯仰、侧屈、旋转、环转等被动运动的一类手法称关节摇动类手法，又称摇法。根据作用部位的不同，可分为摇颈法、摇肩法、摇肘法、摇腕法、摇腰法、摇髋法、摇膝法及摇踝法。

摇动类手法基本技术要领应注意以下几点：①制动手与动作手的位点应放置准确，术者制动手的握点应置于受术关节近侧的近关节处；动作手的握点应置于关节远侧的远端。但做颈椎、坐位腰椎及髋关节摇法时，由受术者自身体重可固定关节一端，所以，术者的双手均可作为动作手，但要注意双手配合协调。②根据受术关节状态确定摇动幅度和范围，病态关节摇动范围界定在起始位至病理位之间，最大可达到最大被动病理位，不可强行超越。正常关节的摇动范围界定在起始位到功能位之间进行，最大可达到最大被动功能位，不可强行超越此位点。③动作和缓，摇动速度宜慢，摇动幅度应由小到大。

本类手法在实训时，首先要正确选取术者与受术者的体位及姿势，以便于手法发力及操作。其次，操作时要注意双手配合协调，正确发挥其各自的功能，特别是在大幅度摇肩的操作过程中，其双手的握点应处于动态变化的过程中，尤其要注意握点准确到位。

本类手法具有松解粘连、舒筋解痉、滑利关节、纠正错位等作用，主治四肢关节、颈项、腰部伤筋等病证。但对椎动脉型颈椎病、脊髓型颈椎病、颈部外伤、颈椎骨折及习惯性关节脱位等病证慎用或禁用摇法。

附1　关节运动位

1. 起始位　标准解剖姿势下，人体各关节所处的位置。惟有前臂内外旋转运动的起始位为前臂掌侧向内、拇指向前。

2. 主动最大病理位　在病态关节条件下，从起始位开始沿着某一运动轴方向，患者主动用力，运动关节所能达到的极限位置，为关节运动的主动最大病理位。该位是由于关节损伤后，软组织痉挛以及关节粘连、缩窄等各种病理性改变所致。

3. 被动最大病理位　当受术者病态关节经过手法松解或其他治疗后，术者用力沿其某一运动轴方向从起始位开始运动其病态关节所能达到的极限位置，为关节运动的被动最大病理位。该位是关节周围软组织痉挛经治疗基本缓解，但尚存关节粘连、缩窄等病理因素的情况下，关节被动运动所能达到的最大位置。其运动幅值略大于主动最大病理位。

4. 主动最大功能位　在受术者正常关节条件下，受术者沿着某一运动轴方向，从起始位开始主动用力运动关节所能达到的极限位置，为关节运动的主动最大功能位。

5. 被动最大功能位　在受术者正常关节条件下，术者用力沿其某一运动轴方向，从起始位开始运动其关节所能达到的极限位置，为关节运动的被动最大功能位。其运动幅值略大于主动最大功能位。

6. 生理位　在受术者正常关节条件下，术者用力将处于被动最大功能位的关节，继续沿该运动轴的方向向前推进至所能达到的无损伤的极限位置，为关节运动的生理位。达到生理位的标志是：当再稍加用力将关节从被动最大功能位继续向前推进，使关节运动幅度再扩大0°～5°，在此过程中会产生一个清脆的关节弹响声或手下有错动感之后，再停留在一个有阻力感的位置，即表示达到生理位。此时，即刻将外力撤除，则关节的结构及功能仍保持完整及正常。

7. 损伤位　当受术者关节运动达到其极限生理位后，再用力扩大其运动幅度，致使其正常关节结构遭到破坏损伤的位置，即为关节运动的损伤位。

总之，在正常关节运动中依次有起始位、主动最大功能位、被动最大功能位、生理位及损伤位5个运动位。在病态关节运动中依次有起始位、主动最大病理位、被动最大病理位、主动最大功能位、被动最大功能位、生理位和损伤位7个运动位。摇法一般在起始位至被动最大功能位或被动最大病理位之间的运动区位操作；扳法一般在被动最大功能位或被动最大病理位至生理位之间的运动区位操作；抻展类手法一般在被动最大功能位或被动最大病理位至生理位之间的运动区位缓慢操作。

附2　关节活动度

关节活动度（Rang of motion，ROM）是指关节活动时可达到的最大弧度，又称关节活动范围，分为主动活动范围和被动活动范围。主动活动范围是指作用于关节的肌肉随意收缩使关节运动时所通过的运动弧；被动活动范围是指外力作用使关节运动时所通过的运动弧。1992年美国骨科医师协会推荐应用中立位零度法记录关节活动度，原则上人体关节都以解剖学肢位作为0°位，角度的记录是以中立位为起始点0°，按该肢体屈曲、伸展、内收、外展、内旋、外旋等各运动平面的两个相反方向记录其活动的角度。一般将起始点0°写在这两个角度的中间。例如，肘关节的中立位（0°）为上臂与前臂成一条直线，正常屈曲可达145°，伸展可达5°，记录为145°～0°～5°。但是，如肘关节屈曲可达145°，伸展差20°，则屈伸范围记录为145°～20°～0°。关节强直时，只用两个数字记录，即强直体位的角度和中立位0°。例如，肘关节强直在屈肘50°位时，则记录为50°～0°。

临床上导致关节活动范围异常的原因主要有：关节、软组织、骨骼病损所致的疼痛与肌肉痉挛；制动、长期保护性痉挛、肌力不平衡及慢性不良姿势等所致的软组织缩短与挛缩；关节周围软组织疤痕与粘连；关节内损伤与关节积液；周围水肿；关节内游离体；关节结构异常；各种病损所致的肌肉瘫痪或无力；运动控制障碍等。

附3　人体关节正常活动范围

1. 颈部　中立位为面向前，眼平视，下颌内收。颈部活动度为：前屈35°～45°，后伸35°～45°，左右侧屈各45°，左右旋转各60°～80°。

2. 腰部　腰部中立位不易确定，测量数值不易准确，患者直立，向前弯腰，正常时中指尖可达足面，腰椎呈弧形，一般称为90°。其活动度为：前屈90°，后伸30°，左右侧屈各30°，左右旋转各30°（左右旋转的角度，应固定骨盆依据脊柱旋转后两肩连线与骨盆横径所成角度计算）。

3. 肩关节　肩关节上臂下垂为中立位，其活动度为：前屈70°～90°，前屈上举150°～170°，后伸45°，外展80°～90°，上举90°，外展上举180°，外旋位外展上举180°，内收20°～40°，屈肘内旋45°～70°，屈肘外旋45°～60°，伸肘内旋70°，伸肘外旋70°，水平位前屈135°，水平位后伸45°～50°。

4. 肘关节　肘关节中立位为前臂伸直，其活动度为：屈曲135°～150°，过伸0°～10°；尺桡关节拇指在上为中立位，其活动度为：旋前80°～90°，旋后80°～90°。

5. 腕关节与手　腕关节中立位为手与前臂成直线，手掌向下，其活动度为：背伸35°～60°，掌屈50°～60°，桡偏25°～30°，尺偏30°～40°。

6. 手指　手指关节中立位为手指伸直，其活动度为：掌指关节屈曲60～90°，伸直0°；近节指间关节屈曲90°，伸直0°；远节指间关节屈曲60°～90°，伸直0°。掌拇关节中立位为拇指沿食指方向伸直。其活动度为：外展70°；对掌，不易量出度数，主要观测拇指横越手掌之程度；屈曲，掌拇关节20°～50°，指间关节90°；内收，伸直位与食指桡侧并拢。

7. 髋关节　中立位为髋关节伸直，髌骨向上。其关节活动度为：仰卧位，被检查侧大腿屈曲膝关节，髋关节尽量屈曲，正常可达130°～140°；俯卧位，一侧大腿垂于检查台边，髋关节屈曲90°，被检查侧髋关节后伸，正常可达10°～15°；检查者一手按在髂嵴上，固定骨盆，另一手握住踝部，在伸膝位下外展下肢，正常可达30°～45°；固定骨盆，被检查的下肢保持伸直位，向对侧下肢前面交叉内收，正常可达20°～30°；俯卧位，将膝关节屈曲90°，正常外旋30°～40°，内旋40°～

50°；仰卧位，髋、膝关节均屈曲90°，做髋关节旋转运动，正常时外旋30°～40°，内旋40°～50°。

8. 膝关节 中立位为膝关节伸直。其活动度为：屈曲120°～150°，伸直0°（可过伸5°～10°）；屈膝时内旋约10°，外旋约20°。

9. 踝、足部 踝关节中立位为足与小腿间呈90°角，而无足内翻或外翻。其活动度为：背伸20°～30°，跖屈40°～50°；跟距关节内翻30°，外翻30°～35°；跖屈和背屈活动，尤以趾为重要。正常背伸约45°，跖屈为30°～40°；跗骨间关节（足前部外展或内收）之活动度，跟骨保持中立位，采用被动活动，正常各约25°。

人体各关节正常活动范围，见图5－1。

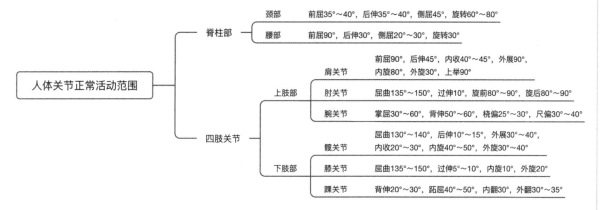

图5－1 人体关节正常活动范围

二、常用关节摇法

（一）摇颈法

术者沿受术者颈椎各运动轴方向，在摇动区位之间摇动颈椎的手法，称为摇颈法。临床常用的摇颈法主要有俯仰摇颈法、侧屈摇颈法、旋转摇颈法、环转摇颈法。

【操作规范】

1. 俯仰摇颈法 受术者正坐，术者站其身后，一手扶其前额，另一手固定其颈椎下段，于起始位至最大被动功能位或病理位之间，使头颈做前俯、后仰运动（图5－2）。

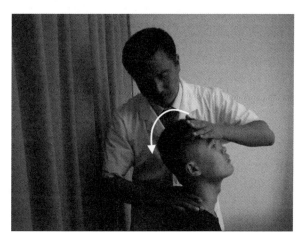

图5－2 俯仰摇颈法

摇颈法

2. 侧屈摇颈法 受术者正坐，术者站其身后，一手固定其颈椎下段，另一手扶其头部颞侧，于起始位至最大被动功能位或病理位之间，使头颈做左、右侧屈运动（图5-3）。

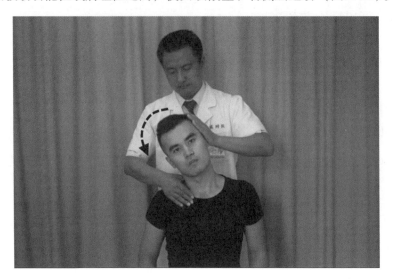

图5-3 侧屈摇颈法

3. 旋转摇颈法 受术者正坐，术者站其侧后方，一手握住其颏部，另一手扶持其枕部，于起始位至最大被动功能位或病理位之间，使头颈做左右旋转运动（图5-4）。

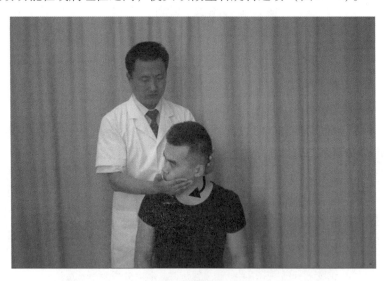

图5-4 旋转摇颈法

4. 环转摇颈法 受术者正坐，术者站其侧后方，一手握住其颏部，另一手扶持其枕部，双手反向用力引导其头颈做由右向左，或由左向右的环转运动（图5-5）。

【动作要领】

1. 摇动时，幅度要由小渐大，速度要缓慢，同时注意观察受术者反应，若出现头晕等不适时，应及时停止治疗。

2. 年老体弱、高血压、椎动脉颈椎病、脊髓型颈椎病患者应慎用或禁用本法。

3. 摇颈时，应嘱患者睁开眼睛，以免发生头晕。

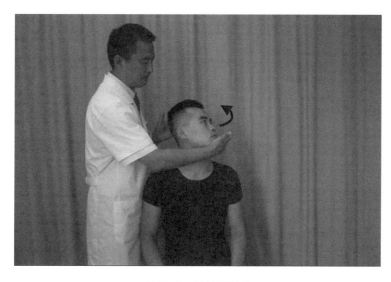

图 5 – 5 环转摇颈法

【手法实训】

1. 俯仰摇颈法 术者与受术者选择合适的体位，双手配合协调，沿颈椎额状轴方向，在起始位至最大被动病理位或功能位之间进行练习。

2. 侧屈摇颈法 术者与受术者选择合适的体位，双手配合协调，沿颈椎矢状轴方向，在起始位至最大被动病理位或功能位之间进行练习。

3. 旋转摇颈法 术者与受术者选择合适的体位，双手配合协调，沿颈椎垂直轴方向，在起始位至最大被动病理位或功能位之间进行练习。

4. 环转摇颈法 术者与受术者选择合适的体位，双手配合协调，进行手法练习。

【临床应用】

1. 力学特点 力度舒缓柔和。

2. 适用部位 颈椎。

3. 作用 具有松解粘连、舒筋解痉、滑利关节、纠正错位等作用。

4. 适应证 主治颈椎病、落枕、颈部扭伤及劳损、颈椎失稳症、颈椎间盘突出症、项肌疲劳与劳损、项韧带肥厚与钙化等病证。

（二）摇肩法

术者沿受术者肩关节各运动轴方向，在摇动区位之间摇动肩关节的手法，称为摇肩法。临床常用的摇肩法主要有屈伸摇肩法、展收摇肩法、旋转摇肩法和环转摇肩法。

摇肩法

【操作规范】

1. 屈伸摇肩法

（1）托肘屈伸摇肩法 受术者正坐，术者站其体侧，固定手按压在肩峰处，动作手托握其肘部，做由前向后、由后向前的往返屈伸运动（图 5 –6）。

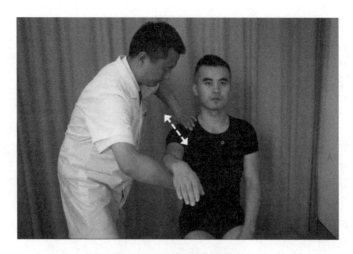

图 5-6　托肘屈伸摇肩法

（2）水平屈伸摇肩法　受术者正坐，术者站其侧后方，固定手按压在受术者肩峰处，动作手托握其肘关节，在肩关节外展90°下，使肩关节做由前向后、由后向前的水平屈伸运动（图 5-7）。

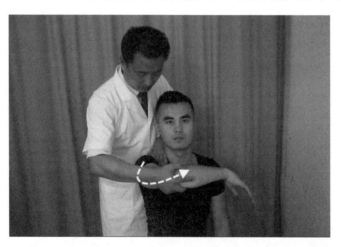

图 5-7　水平屈伸摇肩法

2. 展收摇肩法　受术者正坐，术者站其侧后方，固定手按压在肩峰处，动作手托握其肘关节后侧，紧贴胸壁做肩关节的外展、内收运动（图 5-8）。

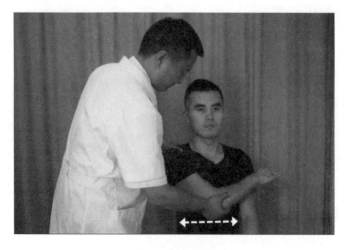

图 5-8　展收摇肩法

3. 旋转摇肩法 受术者正坐，术者站其侧前方，固定手握其肘关节，动作手握其腕关节，使肩关节做内、外旋转运动（图5-9）。

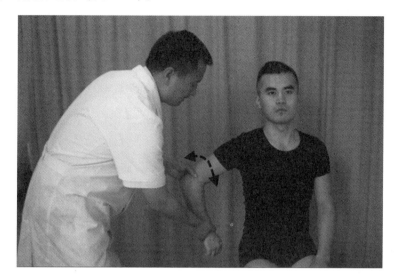

图5-9 旋转摇肩法

4. 环转摇肩法

（1）握臂环转摇肩法 受术者正坐，术者站其身后。术者一手扶按肩关节近端近关节处，另一手握住其上臂部，两手协调用力，使肩部做缓慢的环形摇转运动（图5-10）。

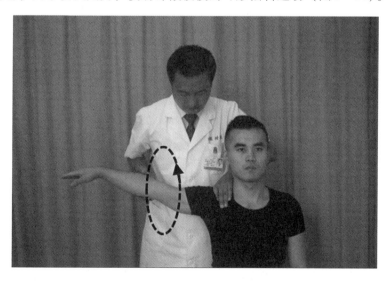

图5-10 握臂环转摇肩法

（2）托肘环转摇肩法 受术者正坐，术者站其体侧，固定手按压在肩峰处，动作手托握住其肘部，沿顺时针或逆时针方向环转摇动肩关节（图5-11）。

（3）握腕环转摇肩法 受术者正坐，术者站其侧方，一手扶按肩峰处以固定，另一手握其腕部，使上肢外展。术者双手协调施力，使肩关节做顺时针或逆时针环转运动（图5-12）。

（4）握手环转摇肩法 受术者正坐，术者站其侧后方，固定手按压在肩峰处，动作手握其手掌，使肩关节做顺时针或逆时针方向的环转运动（图5-13）。

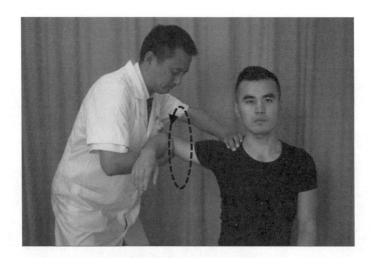

图 5 - 11　托肘环转摇肩法

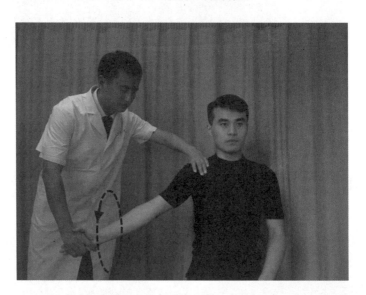

图 5 - 12　握腕环转摇肩法

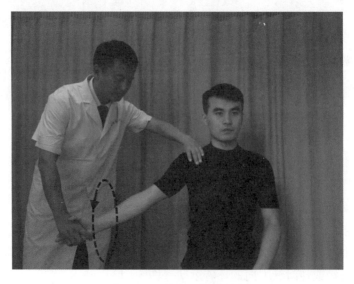

图 5 - 13　握手环转摇肩法

（5）大幅度环转摇肩法　受术者正坐，术者站其侧前方或侧后方，取左或右箭步势，双手握住腕关节，并将上肢自然拉直。操作时，术者一手翻手将其腕部向后外上方［图5-14（1）］或前外上方牵拉，同时另一手沿上肢移动至肩关节后方或前方固定肩关节近端；然后握腕手往后下方［图5-14（2）］或前下方做环形摇动上肢至起始位，同时固定手沿上肢移动至腕部，如此反复环转摇动肩关节。术者下肢体位配合：当向后上方环转摇动上肢时，前方膝关节慢慢向前屈曲，后方膝关节随之渐渐伸直呈弓箭步；当向前上方环转上肢时，膝关节运动则正好相反（图5-14）。

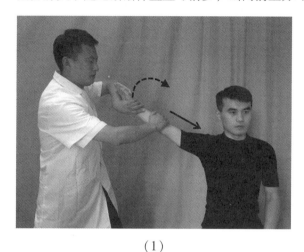
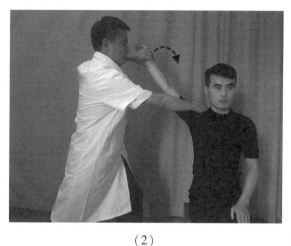

（1）　　　　　　　　　　　　　　　　（2）

图5-14　大幅度环转摇肩法

【动作要领】

1. 操作时，要根据肩关节运动受限的方向与程度，正确选择有效的摇肩方法，并把握好摇肩幅度与方向。

2. 施术时应准确把握好固定手与动作手的位点，摇肩幅度由小渐大，速度缓慢均匀。

【手法实训】

肩关节摇法　术者与受术者选择合适的体位及姿势，术者双手配合协调，按照操作规范，进行托肘摇肩法、展收摇肩法、旋转摇肩法、握臂环转摇肩法、握肘环转摇肩法、握腕环转摇肩法、握手环转摇肩法以及大幅度环转摇肩法的实训练习。

【临床应用】

1. 力学特点　力度舒缓柔和，柔中有刚。

2. 适用部位　肩关节。

3. 作用　具有松解粘连、舒筋解痉、滑利关节、纠正骨错缝、恢复关节功能等作用。

4. 适应证　主治肩关节周围炎、肱二头肌长头及短头肌腱炎、冈上肌肌腱炎及钙化、肩峰下滑囊炎及钙化、肩袖损伤、肩部肌肉急性扭挫伤、慢性劳损等病证。

（三）摇肘法

术者沿受术者肘关节各运动轴方向，在摇动区位之间摇动其肘关节的手法，称摇肘法。临床常用的摇肘法主要有屈伸摇肘法、旋转摇肘法、环转摇肘法。

摇肘法

【操作规范】

1. 屈伸摇肘法 受术者正坐，术者站其侧前方，一手握其肘后部，另一手握其前臂下端，于起始位至最大被动病理位或功能位之间屈伸运动肱尺关节（图5－15）。

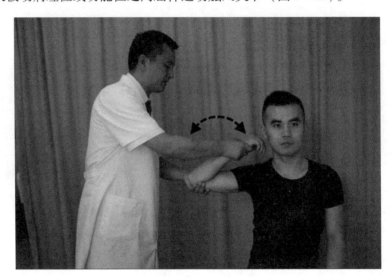

图5－15 屈伸摇肘法

2. 旋转摇肘法 受术者正坐，术者坐其前方，固定手握其患肘后部，动作手握其前臂下端，于起始位至最大被动病理位或功能位之间做前臂的内旋、外旋运动（图5－16）。

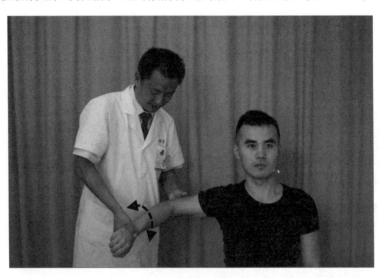

图5－16 旋转摇肘法

3. 环转摇肘法 受术者正坐，术者坐其前方，固定手托握其肘后部，动作手握其前臂下端，于起始位至最大被动病理位或功能位之间环转摇动肘关节（图5－17）。

【动作要领】

1. 操作时，要掌握肘关节的运动轴结构及肘关节旋转与桡尺近远侧关节的联动关系，以正确掌握摇肘的方向。

2. 操作时，固定手不要紧握肘部，只要托住即可。

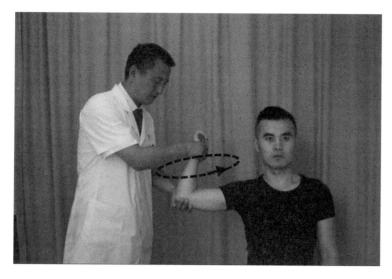

图 5 - 17 环转摇肘法

【手法实训】

肘关节摇法 术者与受术者选择合适的体位与姿势，双手配合协调，进行屈伸摇肘法、旋转摇肘法及环转摇肘法的实训练习。

【临床应用】

1. 力学特点 力度舒缓柔和，柔中有刚。

2. 适用部位 肘关节。

3. 作用 具有松解粘连、舒筋解痉、滑利关节、纠正骨错缝等作用。

4. 适应证 主治肱骨外上及内上髁炎、肱骨下端骨折后遗症、肱骨外上髁撕脱性骨折后遗症及桡侧、尺侧副韧带损伤等病证。

（四）摇腕法

术者沿受术者腕关节各运动轴方向，在摇动区位之间摇动其腕关节的手法，称为摇腕法。临床常用的摇腕法主要有屈伸摇腕法、展收摇腕法、环转摇腕法。

摇腕法

【操作规范】

1. 屈伸摇腕法 受术者正坐，术者站其前方，固定手握其前臂下端近腕关节处，动作手握住其四指，做腕关节的掌屈、背伸运动（图 5 - 18）。

2. 展收摇腕法 受术者正坐，术者站其前方，固定手握其前臂下端近腕关节处，动作手握住其四指，做内收、外展运动（图 5 - 19）。

3. 环转摇腕法 受术者正坐，术者坐其前方，固定手握其前臂下端近腕关节处，动作手握住其四指，做顺时针或逆时针方向的环转运动（图 5 - 20）。

【动作要领】

1. 固定手要握在前臂下端近腕关节处，不可握在腕关节，以免限制腕关节的运动。

2. 摇腕的同时可配合拔伸动作。

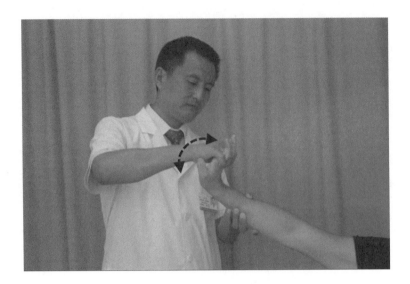

图 5 - 18 屈伸摇腕法

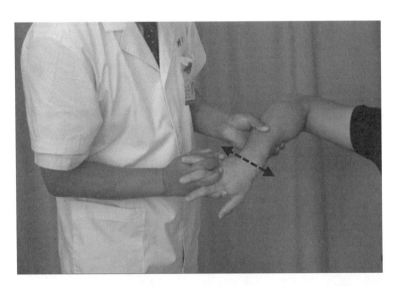

图 5 - 19 展收摇腕法

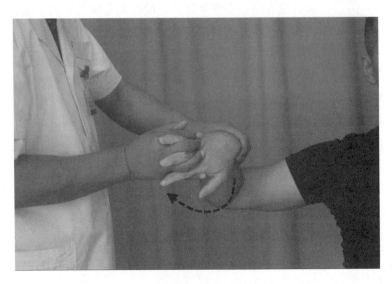

图 5 - 20 环转摇腕法

【手法实训】

腕关节摇法练习 术者与受术者选择合适的体位和姿势，术者双手配合协调，进行屈伸摇腕法、展收摇腕法及环转摇腕法的实训练习。

【临床应用】

1. 力学特点 力度舒缓柔和，柔中有刚。

2. 适用部位 腕关节。

3. 作用 具有松解粘连、舒筋解痉、滑利关节、纠正骨错缝等作用。

4. 适应证 主治腕关节扭伤及劳损、腕管综合征、桡骨茎突狭窄性腱鞘炎、尺腕间三角软骨盘挫伤及骨折后遗症等病证。

（五）摇腰法

术者沿受术者腰椎各运动轴方向，在摇动区位之间摇动其腰椎的手法，称为摇腰法。临床常用的摇腰法主要有屈伸摇腰法、侧屈摇腰法、旋转摇腰法和环转摇腰法。

摇腰法

【操作规范】

1. 屈伸摇腰法

（1）坐位屈伸摇腰法 受术者坐在方凳上，术者站其一侧，一手扶按其腰椎下段，另一手扶握住颈项部。术者双手配合协调，扶腰手按住腰椎，另一手引导其上身做前俯、后仰运动（图 5 – 21）。

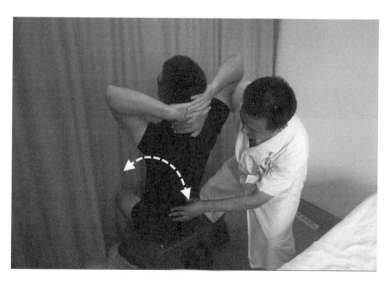

图 5 – 21 坐位屈伸摇腰法

（2）卧位屈伸摇腰法 受术者仰卧，两下肢屈髋屈膝；术者一手和前臂扶按其双膝，另一手托住腰骶部，双手协调用力，使其屈膝屈髋屈腰，从而带动腰部做被动前屈摇动［图 5 – 22（1）］。或受术者俯卧，两下肢伸直；术者一手按压其腰部，另一手及前臂托抱住其双膝关节上方，向上用力抬起下肢使其腰部做后伸摇动［图 5 – 22（2）］。

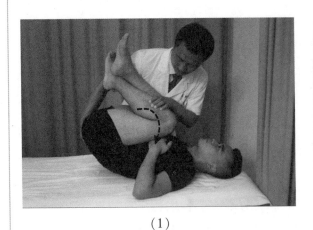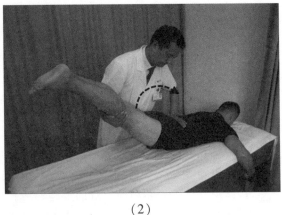

（1）　　　　　　　　　　　　　　　（2）

图 5 - 22　卧位屈伸摇腰法

2. 侧屈摇腰法　受术者取站位，术者站其侧后方，一手按于一侧腰眼或髂嵴处，另一手握住其对侧肩部。术者双手配合协调，扶肩手推动肩部，令腰椎向对侧屈，然后再使其上身回到起始位，如此反复摇动腰椎（图 5 - 23）。

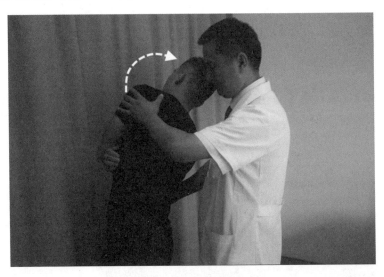

图 5 - 23　侧屈摇腰法

3. 旋转摇腰法

（1）坐位旋转摇腰法　受术者正坐，术者站其侧前方，两下肢夹住其一侧下肢，双手分别握住受术者两肩反向用力，使腰椎沿垂直轴左右旋转摇动（图 5 - 24）。

（2）侧卧位旋转摇腰法　受术者取左侧卧位（左侧在下，右侧在上），左腿伸直，右腿屈髋屈膝，将小腿下端放在左膝关节内侧。术者站其对侧，一前臂置于其右肩部，另一前臂置于其髂嵴处，双上肢协调反向用力，使腰椎沿垂直轴左右旋转摇动（图 5 - 25）。

4. 环转摇腰法

（1）坐位环转摇腰法　受术者正坐，术者站其侧后方，一手扶按其腰椎下段，另一手从腋下穿过扶握住其项后部，牵拉上身做顺时针或逆时针的环转摇动（图 5 - 26）。

（2）站位环转摇腰法　受术者取站位，用双手扶住床边，或椅背，术者站其后方，双手扶握住其两侧腰眼处，两手协调用力，使腰部做顺时针或逆时针方向的环转摇动（图 5 - 27）。

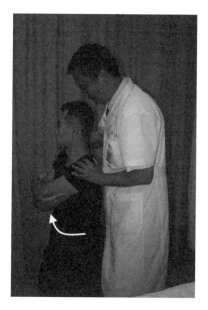

图 5－24　坐位旋转摇腰法

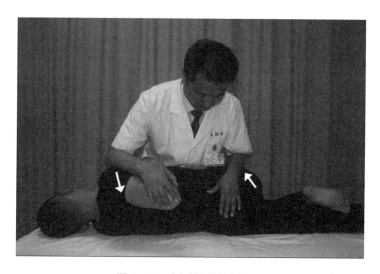

图 5－25　侧卧位旋转摇腰法

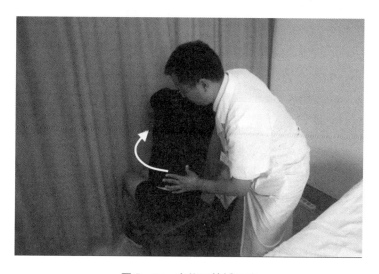

图 5－26　坐位环转摇腰法

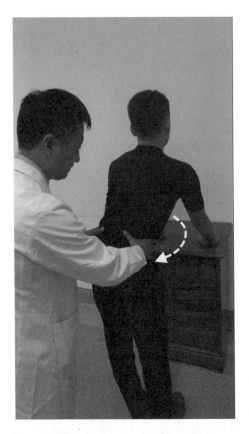

图 5 - 27 站位环转摇腰法

（3）仰卧位环转摇腰法 受术者取仰卧位，两下肢屈髋屈膝。术者一手和前臂扶按其双膝，另一手握其足踝部，两上肢及身体协调用力，使其双膝做顺时针或逆时针方向的运动，从而带动腰部环转摇动（图 5 - 28）。

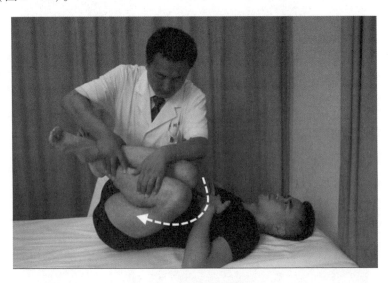

图 5 - 28 仰卧位环转摇腰法

（4）俯卧位环转摇腰法 受术者取俯卧位，两下肢伸直。术者一手按其腰部，另一手及前臂托抱住其双膝关节上方，向上用力抬起下肢使其腰部后伸，手臂及身体协调用力，使腰部做顺时针或逆时针方向的环转摇动（图 5 - 29）。

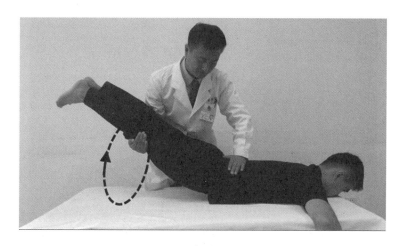

图 5 – 29 俯卧位环转摇腰法

【动作要领】

1. 摇腰时，应令受术者腰周肌肉尽量放松，以摇动到位；摇动幅度由小渐大，速度宜缓慢均匀。
2. 对于腰椎骨关节炎，若伴有明显侧弯、后弓畸形及骨桥形成者，摇腰时幅度不宜太大。

【手法实训】

腰部摇法 术者与受术者选择合适的体位与姿势，双手配合协调，按照操作规范，进行俯仰摇腰法、侧屈摇腰法、坐位旋转摇腰法、侧卧位旋转摇腰法、坐位环转摇腰法、站位环转摇腰法、仰卧位环转摇腰法及俯卧位环转摇腰法的实训练习。

【临床应用】

1. 力学特点 力度舒缓柔和，柔中有刚。

2. 适用部位 腰椎。

3. 作用 具有松解粘连、解痉止痛、滑利关节、纠正骨错缝等作用。

4. 适应证 主治腰椎间盘突出症、腰椎小关节紊乱症、腰部软组织急性扭挫伤、强直性脊柱炎、第三腰椎横突综合征等病证。

（六）摇髋法

术者沿受术者髋关节各运动轴方向，在摇动区位之间摇动其髋关节的手法，称为摇髋法。临床常用的摇髋法主要有屈伸摇髋法、展收摇髋法、旋转摇髋法、环转摇髋法。

摇髋法

【操作规范】

1. 屈伸摇髋法 受术者取仰卧位。术者站其膝关节外侧，一手握按膝关节上方，另一手握其小腿下端，沿髋关节额状轴方向，使髋关节做屈伸运动（图 5 – 30）。

2. 展收摇髋法 受术者取仰卧位。术者站其一侧，固定手按抵在髋关节外侧大转子上方，动作手托握住小腿远端，沿髋关节矢状轴方向，做髋关节内收、外展运动（图 5 – 31）。

3. 旋转摇髋法 受术者取仰卧位，下肢屈髋屈膝各 90°。术者站其一侧，一手按在膝关节上方，另一手握住受术者小腿远端，两手配合协调，使髋关节做内外旋转运动（图 5 – 32）。

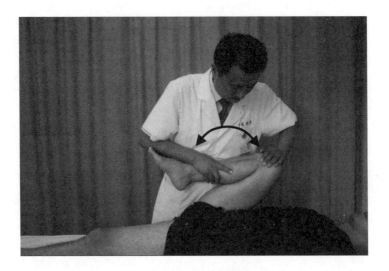

图 5 - 30　屈伸摇髋法

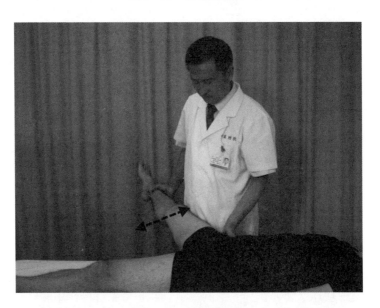

图 5 - 31　展收摇髋法

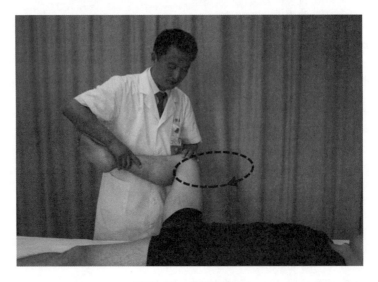

图 5 - 32　旋转摇髋法

4. 环转摇髋法

（1）单侧环转摇髋法　受术者取仰卧位，屈膝屈髋90°。术者站其一侧，一手握住膝关节上方，另一手握住小腿下端，双手协调用力，推动膝关节做顺时针或逆时针方向的环转运动，带动髋关节做环转运动（图5-33）。

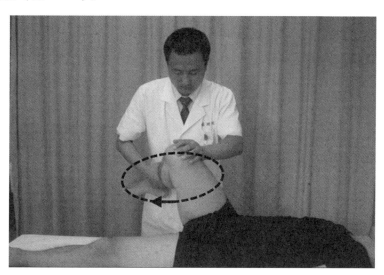

图5-33　单侧环转摇髋法

（2）双侧环转摇髋法　受术者取仰卧位，双下肢屈膝屈髋90°，一小腿交叉放在另一小腿的上方。术者站其一侧，用一手与前臂将其双侧膝关节拢住，另一手握住两小腿下端，双手协调用力，推动双侧膝关节做顺时针或逆时针方向的环转运动，带动双侧髋关节做环转摇动（图5-34）。

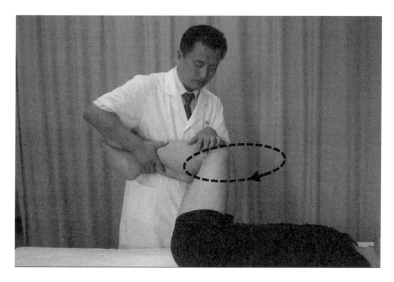

图5-34　双侧环转摇髋法

【动作要领】

1. 施术时摇动的速度宜缓慢，摇动的幅度由小渐大。
2. 股骨颈骨折、股骨头坏死者禁用本法。

【手法实训】

髋关节摇法　术者与受术者选择合适的体位与姿势，双手配合协调，进行屈伸摇髋法、展收摇髋法、旋转摇髋法及环转摇髋法的实训练习。

【临床应用】

1. 力学特点　力度舒缓柔和，柔中有刚。

2. 适用部位　髋关节。

3. 作用　具有松解粘连、舒筋解痉、滑利关节、纠正骨错缝等作用。

4. 适应证　主治髋关节炎、弹响髋、臀肌挛缩综合征、梨状肌综合征等病证。

（七）摇膝法

术者沿受术者膝关节运动轴方向，在摇动区位之间摇动其膝关节的手法，称为摇膝法。临床常用的摇膝法主要有屈伸摇膝法和环转摇膝法。

【操作规范】

1. 屈伸摇膝法　受术者取仰卧位。术者站其一侧，一手握住膝关节上方，另一手握住小腿下端，双手协调用力，沿膝关节额状轴方向做膝关节屈伸运动。本法亦可在受术者俯卧位下，做反复屈伸膝关节的运动（图 5 -35）。

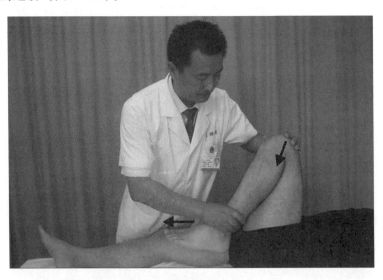

图 5 -35　屈伸摇膝法

2. 环转摇膝法　受术者取仰卧位，屈膝屈髋90°。术者站其一侧，一手握住膝关节上方，另一手握住小腿远端。操作时，术者握小腿之手用力，沿顺时针或逆时针方向做膝关节环转运动（图 5 -36）。

【动作要领】

1. 膝关节仅可做微幅的环转运动，当做较大幅度的摇膝时，需要配合髋关节的环转运动。
2. 膝关节有明显积水、肿胀者，宜在其耐受的范围内施术。

摇膝法

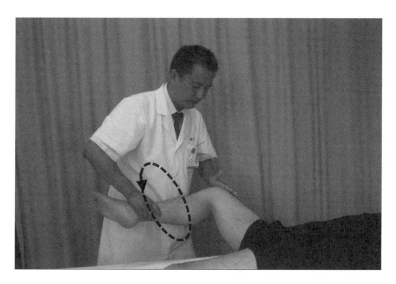

图 5 – 36　环转摇膝法

【手法实训】

膝关节摇法　术者与受术者选择合适的体位，双手配合协调，按照操作规范，进行屈伸摇膝法、环转摇膝法的实训练习。

【临床应用】

1. 力学特点　力度舒缓柔和，柔中有刚。

2. 适用部位　膝关节。

3. 作用　具有松解粘连、舒筋解痉、消肿止痛、滑利关节、纠正骨错缝等作用。

4. 适应证　主治膝关节滑膜炎、骨关节炎、髌骨软化症、膝关节内外侧副韧带损伤等病证。

（八）摇踝法

　　术者沿受术者踝关节各运动轴方向，在摇动区位之间摇动其踝关节的手法，称为摇踝法。临床常用的摇踝法主要有屈伸摇踝法、内外摇踝法和环转摇踝法。

摇踝法

【操作规范】

1. 屈伸摇踝法　受术者仰卧。术者坐其足侧，一手握住足跟部，另一手握住足尖处，两手配合协调，沿踝关节额状轴做背伸、跖屈运动（图 5 – 37）。

2. 内外摇踝法　受术者仰卧，踝关节处于自然跖屈位。术者坐其足侧，一手握住足跟部，另一手握住足尖处，两手配合协调，沿踝关节矢状轴做内翻与外翻运动（图 5 – 38）。

3. 环转摇踝法　受术者仰卧。术者坐其足侧，一手握住足跟部，另一手握住足尖处，两手反向用力，沿顺时针或逆时针方向做环转运动（图 5 – 39）。

【动作要领】

　　1. 由于距骨滑车前宽后窄，当踝关节跖屈时，较窄的滑车后部进入关节窝内，使其向侧方的内翻、外翻运动范围较大，因此，做内外摇踝时，应于跖屈位进行操作。

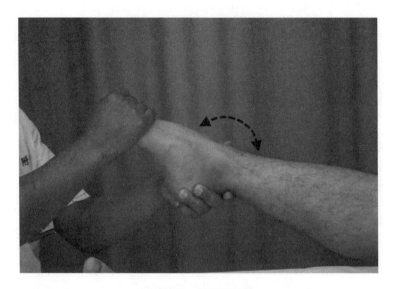

图 5 – 37　屈伸摇踝法

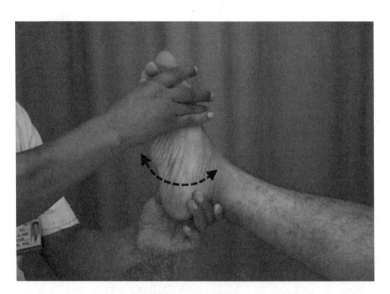

图 5 – 38　内外摇踝法

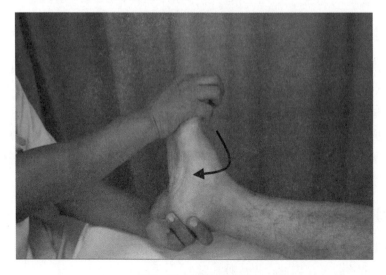

图 5 – 39　环转摇踝法

2. 施术时应将小腿稍提离床面，以便充分摇动踝关节；摇动动作要缓和，用力要稳，摇动方向及幅度须在患者生理活动范围内进行，幅度由小渐大。

3. 对于骨折后遗症导致的踝关节功能障碍，摇动范围宜适当，避免强力牵拉摇动，以防再次损伤或发生骨折。

【手法实训】

踝关节摇法　术者与受术者选择合适的体位与姿势，双手配合协调，进行屈伸摇踝法、内外摇踝法、环转摇踝法的实训练习。

【临床应用】

1. 力学特点　力度舒缓柔和，柔中有刚。

2. 适用部位　踝关节。

3. 作用　具有松解粘连、舒筋解痉、滑利关节、纠正骨错缝、恢复关节功能等作用。

4. 适应证　主治踝关节扭挫伤、跟腱损伤、踝部骨折后遗症等病证。

第二节　关节扳动类手法

一、概述

术者固定受术关节两端，沿着关节运动轴的方向，于扳机点（最大被动病理位或功能位）处发力，做快速、小幅度、轻巧扳动的一类手法，称为关节扳动类手法。临床常用的扳法主要有颈椎扳法、胸椎扳法、腰椎扳法、骶髂关节扳法、肩关节扳法等。

关节扳动类手法的基本技术要领：①制动手与动作手的位点应放置准确：制动手与动作手固定关节两端，以保证扳动应力传递到受术关节。②找准扳机点：扳机点是指扳法操作时的发力位点。一般认为，扳机点的位置为关节的最大被动病理位或功能位。③不超过生理活动范围扳动：正常关节，从功能位之后的扳机点开始，再扩大5°左右即可；病态关节，最大扳动幅度应根据患者的病情而定。④寸劲发力：双手配合协调，从扳机点的位置开始稳妥发力，做快速、轻巧、小幅度、反方向的扳动。⑤到位有效：每次扳动时只能选择一个运动轴所限定的方向施术，以到位有效为原则，不要片面追求弹响声。⑥整骨先整筋：施术前应先放松受术关节周围的软组织，如此既可提高扳法的成功率与安全性，又可使术者省力，并提高临床疗效。

关节扳动类手法主要适用于脊柱及四肢关节，具有纠正关节错缝、松解粘连、矫正畸形、滑利关节及恢复关节运动功能等作用。临床常用于治疗因关节错缝所致的颈肩腰背痛及脊柱相关性疾病等病证。

手法实训时，要求术者注意以下几点：①正确选择各种扳法的体位及姿势。②学会应用省力原理进行手法施术。③掌握确定扳机点的方法，并细心体会扳动时手下的感觉。④掌握瞬间扳动时的方向与幅度的控制方法及动作要领。

二、常用关节扳法

颈椎扳法

术者沿受术者颈椎运动轴方向，在颈椎关节生理活动范围之内，于扳机点处发力，做快速、

颈椎扳法

小幅度、轻巧扳动其颈椎的一类手法，称为颈椎扳法。临床常用的颈椎扳法主要有颈椎旋转扳法、颈椎侧屈扳法和寰枢关节旋转扳法。

【操作规范】

1. 颈椎旋转扳法

（1）坐位颈椎旋转扳法　受术者取坐位，颈椎前屈15°左右。术者站其侧后方，一手置于下颏部，另一手置于枕后部，双手协调用力将颈椎沿垂直轴方向旋转至扳机点（最大被动病理位或功能位），然后做快速、小幅度、轻巧的牵伸旋转扳动，再将受术者颈椎快速回旋至起始位（图5-40）。

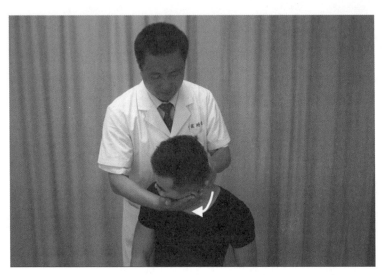

图5-40　坐位颈椎旋转扳法

（2）仰卧位颈椎旋转扳法　受术者取仰卧位，术者坐其头侧，一手置于受术者面颊部，另一手托握住其枕后部，并让其颈椎前屈15°左右。术者双手协调用力将其颈椎沿垂直轴方向旋转至扳机点（最大被动病理位或功能位），然后做快速、小幅度、轻巧的牵伸旋转扳动，再将其颈椎快速回旋至起始位（图5-41）。

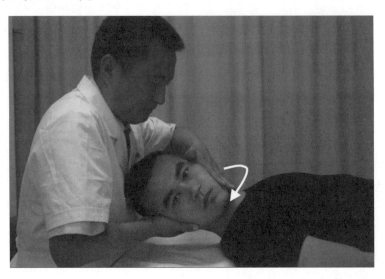

图5-41　仰卧位颈椎旋转扳法

（3）坐位颈椎定点旋转扳法 受术者取坐位，颈椎前屈15°左右。术者站其侧后方，一侧肘关节屈曲用肘窝将其颏部托住，并用上臂与前臂将其头部环抱并夹紧，另一手用拇指顶按在偏歪棘突侧的后外侧缘。术者一侧的肘关节将受术者的颈椎沿垂直轴方向旋转至扳机点（最大被动病理位或功能位），然后做快速、小幅度、轻巧的牵伸旋转扳动，同时，术者以另一手拇指朝相反方向推按受术者偏歪棘突，以纠正骨错缝（图5-42）。

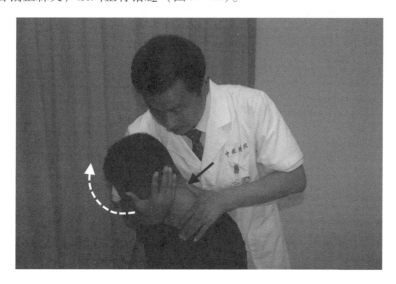

图5-42 坐位颈椎定点旋转扳法

2. 颈椎侧屈扳法

（1）坐位颈椎侧屈扳法 受术者正坐，术者站其身后，用一手拇指按在其侧弯颈椎凸侧的横突处，另一手掌按在其对侧的颞部。术者双手协调用力，沿矢状轴方向侧屈至扳机点（最大被动病理位或功能位），然后做快速、小幅度、轻巧的推按扳动，再将其颈椎快速回至起始位（图5-43）。

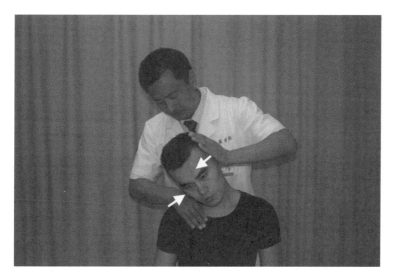

图5-43 坐位颈椎侧屈扳法

（2）俯卧位颈椎侧屈扳法 以向左侧侧屈扳动为例。受术者取俯卧位，术者站其头侧，面向受术者，右手掌根按于受术者颈胸段需要松动的颈椎或胸椎棘突左侧旁，左手掌按于受术者右颞部，使其头颈左侧屈并微右旋至扳机点（最大被动病理位或功能位），然后做快速、小幅度、轻巧的侧屈兼微右旋的推按扳动（图5-44）。

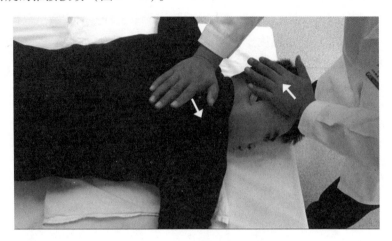

图5-44 俯卧位颈椎侧屈扳法

（3）仰卧位颈椎侧屈扳法 以向左侧侧屈扳动为例。受术者取仰卧位，颈椎向左侧屈曲至主动最大功能位。术者站其左侧，面向受术者，右手掌置于其右侧颞部，左手掌置于其左侧面颊部，两手协调用力使其头颈左侧屈并微右旋至扳机点（最大被动病理位或功能位）时，然后做快速、小幅度、轻巧的侧屈兼微右旋的推拉扳动（图5-45）。

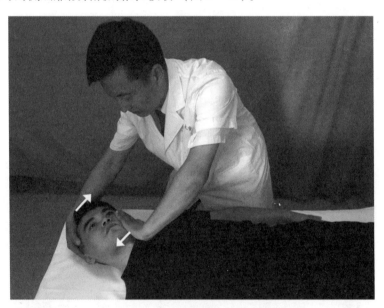

图5-45 仰卧位颈椎侧屈扳法

3. 寰枢关节旋转扳法

（1）坐位寰枢关节旋转扳法 受术者坐于低凳上，颈部微前屈。术者站在其侧后方，用一手拇指顶住受术者第2颈椎颌突，另一手以肘部托住受术者下颌部，手掌绕过其对侧耳后并扶住其枕部。然后术者逐渐用力将其颈椎向上拔伸，在拔伸的同时使颈椎向患侧旋转，当旋转至扳机点（最大被动病理位或功能位）时，做快速、小幅度、轻巧的牵伸旋转扳动，顶住棘突的拇指也同时用力推按，此时常可闻及弹响声或拇指触及有棘突跳动感（图5-46）。

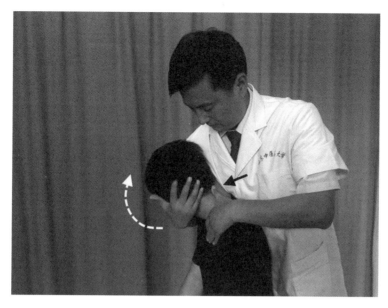

图5-46　坐位寰枢关节旋转扳法

（2）仰卧位寰枢关节旋转扳法　以向左侧扳动寰枢关节为例。受术者取仰卧位，头颈部放松呈中立位。术者弯腰站于其头侧，面向受术者，左手托扣其下颌部，右手掌托其枕部，拇指推抵其右侧乳突下的寰椎横突后方。左手扣拉下颌向左，使受术者颈部左旋至扳机点，再做快速、小幅度、轻巧的推拉旋转扳动，同时右手拇指向左前推顶寰椎横突，常可闻及寰枢关节弹响声或右拇指触及有松动感（图5-47）。

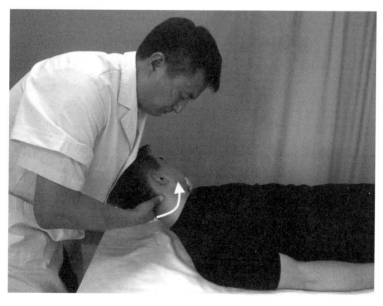

图5-47　仰卧位寰枢关节旋转扳法

【动作要领】

1. 颈椎扳法施术前应明确诊断，排除禁忌证。

2. 操作时受术者宜采取低头位，禁止在仰头位进行大幅度颈部旋转扳动，避免挤压椎动脉。

3. 找准扳机点，扳机点为关节最大被动病理位或功能位；颈椎扳动幅度应限制在颈椎关节正常生理活动范围之内。

4. 施术时两手协调，轻巧用力，疾发疾收。

【手法实训】

颈椎扳法　术者和受术者选择好合适的体位与姿势，按照扳法的操作规范和动作要领，练习坐位颈椎旋转扳法、仰卧位颈椎旋转扳法、坐位颈椎定点旋转扳法、坐位颈椎侧屈扳法、俯卧位颈椎侧屈扳法、仰卧位颈椎侧屈扳法、坐位寰枢关节旋转扳法和仰卧位寰枢关节旋转扳法。

【临床应用】

1. 力学特点　轻巧用力，寸劲发力，疾发疾收。

2. 适用部位　颈椎关节。

3. 作用　理筋整复。

4. 适应证　主治颈椎病、颈椎小关节紊乱症、落枕、肌性斜颈、项韧带肥厚、项背肌痉挛等病证。

胸椎扳法

胸椎扳法

术者沿受术者胸椎运动轴方向，在其关节生理活动范围内，于扳机点处，做快速、小幅度、轻巧扳动胸椎的一类手法，称为胸椎扳法。临床常用的胸椎扳法主要有扩胸扳法、仰卧位垫拳压肘胸椎扳法、俯卧位上胸椎牵肩扳法和俯卧位胸椎推按扳法。

【操作规范】

1. 扩胸扳法

（1）膝顶扩胸扳法　受术者坐于方凳上，十指交叉扣置于枕部。术者站其后方，一脚踏地，一脚踏在方凳后缘，用膝部顶在其第 5 ~ 7 胸椎棘突处，双手从受术者腋下穿过握住肩前侧。术者以两手握住其肩部往后牵拉至扳机点，待受术者呼气末时，向后上方做快速、小幅度、轻巧地牵拉扳动；同时，膝部用力向前顶推其胸椎（图 5 – 48）。

（2）胸顶扩胸扳法　受术者取坐位，两手十指交叉扣于项部。术者半蹲位站其身后，两手分别从其左右腋下、肩前穿过，握住其两前臂下段，以肘部夹紧肩部，以胸部顶住病变胸椎；待受术者呼气末时，术者迅速伸膝站立，身体稍后仰，胸部前顶，同时将受术者两上肢向后上方做快速、小幅度、轻巧地牵拉、顶推扳动（图 5 – 49）。

（3）抱肘胸顶扩胸扳法　受术者取坐位，两手十指交叉置于项后部，头略前屈，术者立于其身后，胸部紧贴受术者胸椎。然后术者两手握住受术者两肘，向后上方用力做快速、小幅度、轻巧地牵拉顶推胸椎（图 5 – 50）。

2. 仰卧位垫拳压肘胸椎扳法　受术者取仰卧位，两臂交叉抱于胸前，两手分别握持住对侧肩部。术者一手握拳，拳心向上，置于病变胸椎处，另一手按在其交叠的双肘部；然后嘱患者做深呼吸，待呼气末时，术者随即做快速、小幅度、轻巧地按压扳动（图 5 – 51）。

3. 俯卧位上胸椎牵肩扳法　受术者取俯卧位，术者站其侧（棘突偏歪方向），一手掌根抵住其偏歪棘突侧，另一手握住其肩前部，并向后上方牵拉，当胸椎旋转至扳机点时，两手协调用力，做快速、小幅度、轻巧的牵按扳动（图 5 – 52）。

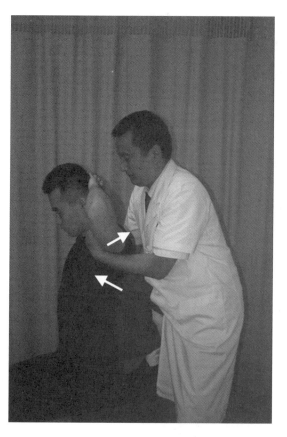

图 5 - 48　膝顶扩胸扳法

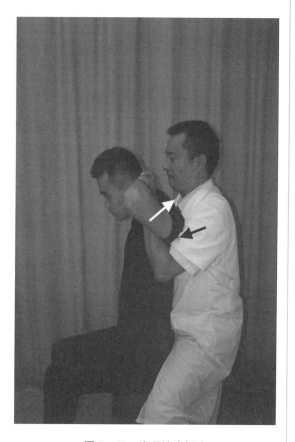

图 5 - 49　胸顶扩胸扳法

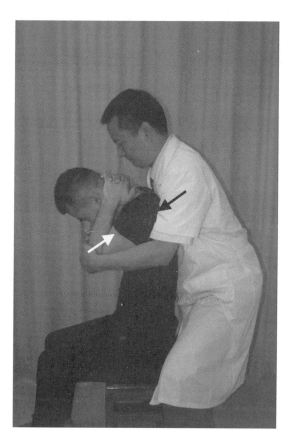

图 5 - 50　抱肘胸顶扩胸扳法

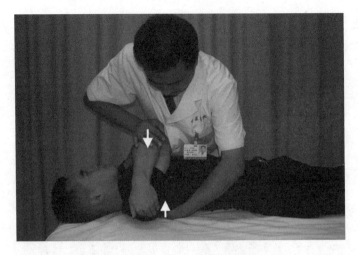

图 5 – 51 仰卧位垫拳压肘胸椎扳法

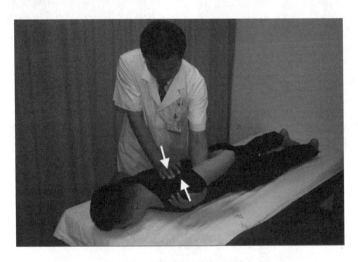

图 5 – 52 俯卧位上胸椎牵肩扳法

4. 俯卧位胸椎推按扳法 受术者取俯卧位，胸前垫枕，两臂置于身体两侧。术者站其头侧，以两手掌尺侧分别置于受术者病变胸椎两侧，然后向受术者头侧方向按压至扳机点时，于受术者呼气末时，术者双手用力朝向头侧方向做快速、小幅度、轻巧的推按扳动（图 5 – 53）。

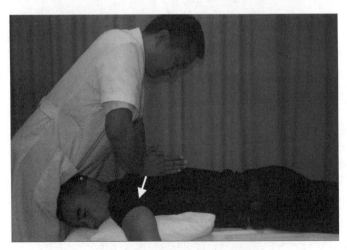

图 5 – 53 俯卧位胸椎推按扳法

【动作要领】

1. 胸椎扳法施术前，应明确诊断，排除禁忌证。

2. 施术时应找准扳机点，两手协调，轻巧用力，疾发疾收；胸椎扳动幅度应限制在胸椎关节正常生理活动范围之内。

3. 扳动胸椎之前嘱受术者充分放松背部肌肉，施术时术者应配合呼吸。

4. 患有骨质疏松症者慎用或禁用胸椎扳法。

【手法实训】

胸椎扳法 术者和受术者选择好合适的体位与姿势，按照操作规范及动作要领，配合呼吸，反复练习膝顶扩胸扳法、胸顶扩胸扳法、抱肘胸顶扩胸扳法、仰卧位垫拳压肘胸椎扳法、俯卧位上胸椎牵肩扳法和俯卧位胸椎推按扳法。

【临床应用】

1. 力学特点 轻巧用力，寸劲发力，疾发疾收。

2. 适用部位 胸椎关节。

3. 作用 理筋整复。

4. 适应证 主治胸椎小关节紊乱症、胸胁屏伤、脊柱相关性疾病等病证。

腰椎扳法

腰椎扳法

术者沿受术者腰椎运动轴方向，在腰椎关节生理活动范围内，于扳机点处，做快速、小幅度、轻巧扳动腰椎的一类手法，称为腰椎扳法。临床常用的腰椎扳法主要有腰椎旋转扳法和腰椎后伸扳法。

【操作规范】

1. 腰椎旋转扳法

（1）**上腰椎旋转扳法** 受术者取俯卧位，术者站其一侧，一手握持住其对侧肩前部，另一手以掌根按在上腰椎棘突侧。术者一手用力提拉肩部至扳机点，然后两手协调用力做快速、小幅度、轻巧的旋转推按扳动（图5－54）。

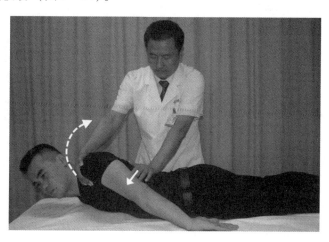

图 5－54 上腰椎旋转扳法

（2）坐位腰椎旋转扳法　受术者端坐，两腿分开。术者站其一侧，一侧下肢站在其两腿中间，夹住受术者一侧大腿，双手握住其两侧肩部。术者两手协调用力使其上身沿垂直轴旋转至扳机点，然后做快速、小幅度、轻巧的旋转扳动（图5–55）。

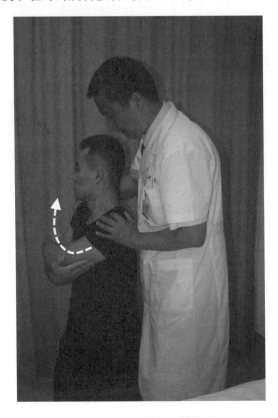

图5–55　坐位腰椎旋转扳法

（3）侧卧位腰椎旋转扳法　受术者取侧卧位，一侧下肢伸直在下，另一侧下肢屈髋屈膝在上，下面的手自然地放在身体前侧，上面的手放在体侧。术者站于其腰部前侧，一前臂置于受术者肩前部，另一前臂置于其髂嵴处。然后术者一前臂将其肩部向背侧推转，另一前臂将髂嵴朝腹侧推转至扳机点时，再做快速、小幅度、轻巧的旋转扳动（图5–56）。

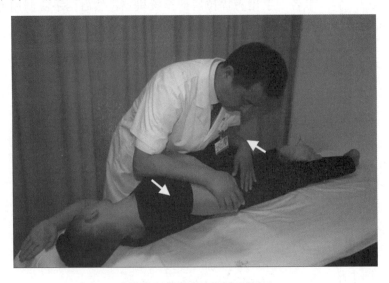

图5–56　侧卧位腰椎旋转扳法

（4）仰卧位腰椎旋转扳法　受术者仰卧，一侧上肢放在体侧，同侧下肢屈髋90°，自然屈膝；另一侧上肢屈肘将手自然搭放在对侧的肩部，同侧下肢伸直。术者站其体侧，用一手掌握住受术者一侧手掌并置于对侧肩部固定，另一手握住其对侧膝部并向同侧牵拉，两手协调用力使受术者腰椎旋转至扳机点时，再做快速、小幅度、轻巧的旋转扳动（图5-57）。

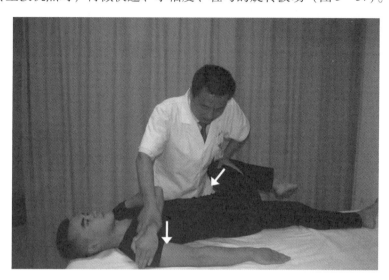

图5-57　仰卧位腰椎旋转扳法

（5）坐位腰椎定点旋转扳法　受术者坐于方凳上，两手十指交叉扣于枕部。助手用双手固定其一侧大腿根部，术者站于其侧后方，用一手拇指顶按在偏歪棘突侧，另一手从其腋下穿过，按放在其项后部。术者先嘱受术者向前屈腰至拇指下棘突有动感后，再侧屈至拇指下棘突有动感时，然后向右后上方旋转至扳机点时，再做快速、小幅度、轻巧、螺旋式的旋转扳动，随即将其上身扶正（图5-58）。

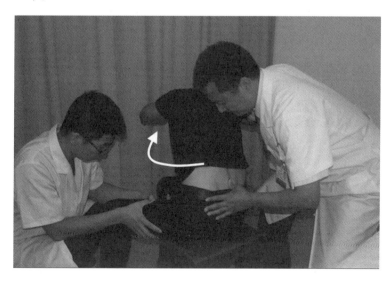

图5-58　坐位腰椎定点旋转扳法

2. 腰椎后伸扳法

（1）单侧下肢腰椎后伸扳法　受术者取俯卧位，术者站其一侧，一手掌根按在偏歪棘突侧，另一手握住对侧大腿下端，然后缓慢抬起至扳机点时，再做快速、小幅度、轻巧的提拉、推按扳动（图5-59）。

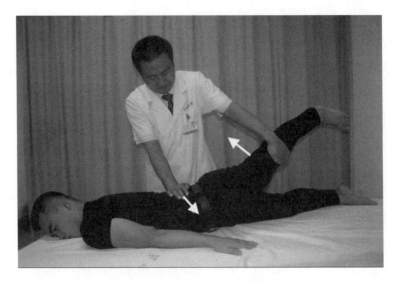

图 5 - 59　单侧下肢腰椎后伸扳法

（2）双侧下肢腰椎后伸扳法　受术者取俯卧位，术者站其体侧，一手掌根按抵在受术者腰椎棘突，另一手及前臂托住其两侧大腿的下端向上抬起至扳机点时，再做快速、小幅度、轻巧的提拉、按压扳动（图 5 - 60）。

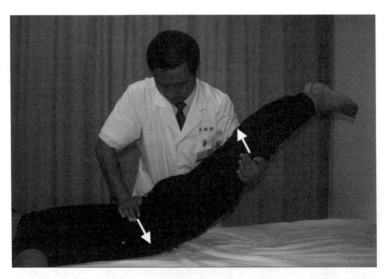

图 5 - 60　双侧下肢腰椎后伸扳法

【动作要领】

1. 施术前，应明确诊断，排除禁忌证。

2. 操作时应找准扳机点，两手协调，轻巧用力，疾发疾收；腰椎扳动幅度限制在腰椎正常生理活动范围之内。

【手法实训】

　　腰椎扳法　术者和受术者选择好合适的体位与姿势，按照操作规范及要领，练习上腰椎旋转扳法、坐位腰椎旋转扳法、侧卧位腰椎旋转扳法、仰卧位腰椎旋转扳法、坐位腰椎定点旋转扳法、单侧下肢腰椎后伸扳法及双侧下肢腰椎后伸扳法。

【临床应用】

1. 力学特点　轻巧用力，寸劲发力，疾发疾收。

2. 适用部位　腰椎关节。

3. 作用　理筋整复。

4. 适应证　主治腰椎间盘突出症、腰椎小关节紊乱症、腰部软组织损伤等病证。

骶髂关节扳法

骶髂关节扳法

术者沿受术者骶髂关节运动轴方向，于扳机点处，做快速、小幅度、轻巧扳动骶髂关节的一类手法，称为骶髂关节扳法。临床常用的腰骶关节扳法主要有骶髂关节后伸扳法、屈膝屈髋压腹扳法、屈膝屈髋压膝扳法和俯卧位足跟压臀扳法。

【操作规范】

1. 骶髂关节后伸扳法　受术者取俯卧位，术者站其体侧，一手掌根按压在髂后上棘处，另一手握住其同侧大腿的下端缓缓提起后伸至扳机点时，再做快速、小幅度、轻巧的提拉、按压扳动（图5-61）。

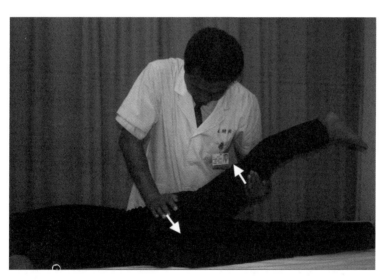

图5-61　骶髂关节后伸扳法

2. 屈膝屈髋压腹扳法　受术者取仰卧位，一侧下肢屈膝屈髋，另一侧下肢伸直。术者站其一侧，双手扶握住其一侧膝部，缓慢屈曲并内收其髋关节至扳机点时，两手用力向另一侧胁肋部做快速、小幅度、轻巧的推按扳动（图5-62）。

3. 屈膝屈髋腿压膝扳法　受术者取仰卧位，双下肢屈髋、屈膝，双足底相对。术者立于其一侧令其深吸气后再缓慢呼出，至呼气末时，术者两手协调用力向两侧做快速、小幅度、轻巧的推按扳动（图5-63）。

4. 俯卧位足跟压臀扳法　受术者取俯卧位，一侧屈膝，足跟接近臀部。术者站于其一侧一手抵住一侧骶髂关节，另一手握持踝部，将足跟压向臀部至扳机点时，然后做快速、小幅度、轻巧的推按扳动。在操作过程中，可握住踝部，内旋或外旋髋关节，同时做压臀扳动，以提高扳法的效果，此时常可闻及骶髂关节复位声或手下触及错动感（图5-64）。

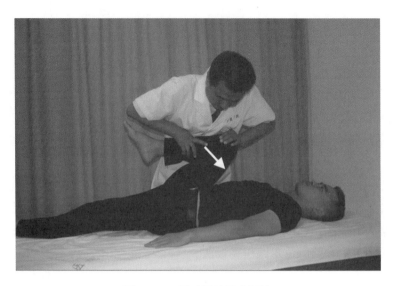

图 5 - 62　屈膝屈髋压腹扳法

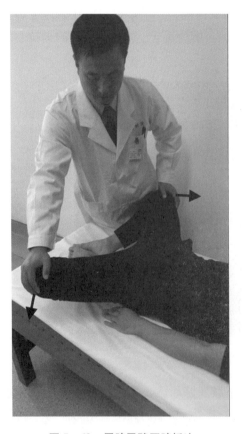

图 5 - 63　屈膝屈髋压膝扳法

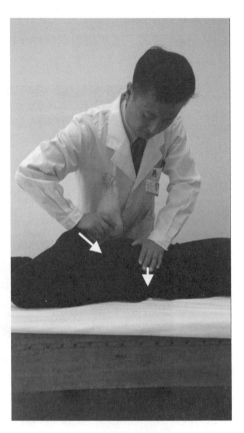

图 5 - 64　俯卧位足跟压臀扳法

【动作要领】

1. 施术前，应明确诊断，排除禁忌证。

2. 操作时应找准扳机点，两手协调，轻巧用力，疾发疾收；骶髂关节扳动幅度限制在正常生理活动范围内。

【手法实训】

骶髂关节扳法　术者和受术者选择好合适的体位与姿势，按照操作规范及要领，反复练习骶髂关节后伸扳法、屈膝屈髋压腹扳法、屈膝屈髋压腹扳法、屈膝屈髋压膝扳法与俯卧位足跟压臀扳法。

【临床应用】

1. 力学特点　轻巧用力，寸劲发力，疾发疾收。

2. 适用部位　骶髂关节。

3. 作用　具有纠正骶髂关节错缝的作用。

4. 适应证　骶髂关节后伸扳法、俯卧位足跟压臀扳法主要治疗骶髂关节后错缝；屈膝屈髋压腹扳法主要治疗骶髂关节前错缝；屈膝屈髋压膝扳法主要治疗骶髂关节前、后错缝。

肩关节扳法

术者沿受术者肩关节运动轴方向，在肩关节生理活动范围内，于扳机点处、做快速、小幅度、轻巧扳动肩关节的一类手法，称为肩关节扳法。临床常用的肩关节扳法主要有肩关节前屈上举扳法、肩关节后伸扳法、肩关节内收扳法、肩关节外展扳法和肩关节后伸内旋提腕扳法。

肩关节扳法

【操作规范】

1. 肩关节前屈上举扳法　受术者端坐，术者站其后方，制动手按于肩峰处，动作手握住肘关节，使肩关节前屈、上举至扳机点时，再做快速、小幅度、轻巧的前屈、上举扳动（图5-65）。

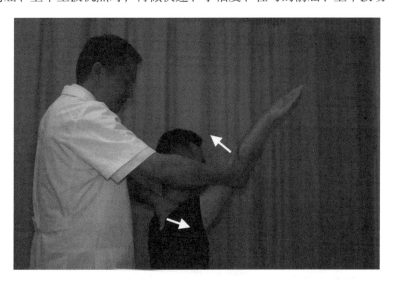

图5-65　肩关节前屈上举扳法

2. 肩关节后伸扳法　受术者端坐，术者站其后方，一手抵住肩后，另一手握住肘关节，将上肢向后缓缓拉至扳机点时，再做快速、小幅度、轻巧的后拉、按肩扳动（图5-66）。

3. 肩关节内收扳法　受术者端坐，将一侧上肢屈肘内收置于胸前。术者站其身后，一手按在另一侧肩后，另一手握住一侧肘后方紧贴胸壁牵拉至扳机点时，再做快速、小幅度、轻巧的内收扳动（图5-67）。

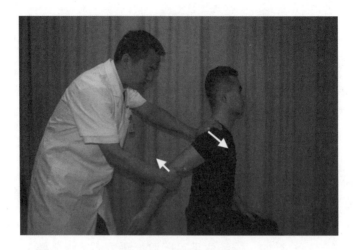

图 5 - 66　肩关节后伸扳法

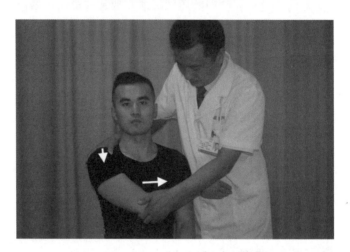

图 5 - 67　肩关节内收扳法

4. 肩关节外展扳法

（1）肩扛式外展扳肩法　以右侧为例。受术者端坐，术者站其一侧，马步下蹲，将受术者一侧肢置于术者右肩上，并用双手扣压在其一侧肩峰处。术者先慢慢站起，使一侧肩关节外展至扳机点时，再做快速、小幅度、轻巧的外展、压肩扳动（图 5 - 68）。

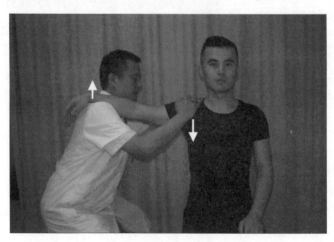

图 5 - 68　肩扛式外展扳肩法

（2）手扳式外展扳肩法　受术者端坐，术者站其侧后方，一手按压在其一侧肩峰处，另一手握住肘部将一侧肩关节外展至扳机点时，再做快速、小幅度、轻巧的外展、压肩扳动（图5－69）。

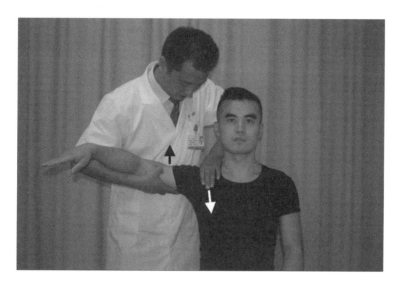

图5－69　手扳式外展扳肩法

5. 肩关节后伸内旋提腕扳法　受术者端坐，上肢后伸内旋屈肘置于腰部。术者站于其侧后方，一手固定受术者一侧肩关节近端前方，另一手握住其腕部缓慢向上提拉，至扳机点时做快速、小幅度、轻巧的向上提拉扳动，然后快速恢复到起始位（图5－70）。

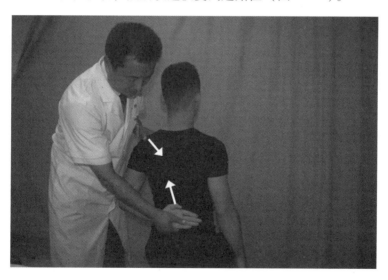

图5－70　肩关节后伸内旋提腕扳法

【动作要领】

1. 施术前，应明确诊断，排除禁忌证。

2. 操作时应找准扳机点，两手协调，轻巧用力，疾发疾收；肩关节扳动范围应限制在肩关节正常生理活动范围之内。

3. 扳动之前应充分放松肩周肌肉，至扳机点时开始发力，每次扳动幅度以患者耐受为度。

【手法实训】

肩关节扳法　术者和受术者选择好合适的体位与姿势，按照操作规范及要领，反复练习肩关节前屈上举扳法、肩关节后伸扳法、肩关节内收扳法、肩扛式外展扳肩法、手扳式外展扳肩法、肩关节后伸内旋提腕扳法。

【临床应用】

1. **力学特点**　轻巧用力，寸劲发力，疾发疾收。
2. **适用部位**　肩关节。
3. **作用**　具有松解粘连、滑利关节等作用。
4. **适应证**　主治肩关节周围炎、肩袖损伤、冈上肌肌腱炎、肩峰下滑囊炎、肱二头肌长头或短头肌腱炎、颈椎病等病证。

第三节　关节拔伸类手法

一、概述

术者固定关节两端，沿关节纵轴方向施以相反方向的牵引力，使关节间隙增宽并牵伸关节周围软组织的一类手法，称关节拔伸类手法。临床常用的关节拔伸法主要有颈椎拔伸法、腰椎拔伸法、肩关节拔伸法、肘关节拔伸法、腕关节拔伸法、指间关节拔伸法、髋关节拔伸法、膝关节拔伸法和踝关节拔伸法。

拔伸类手法基本技术要领：①制动手与动作手的位点放置准确：制动手与动作手位点放置准确，以保证上下拉伸力的牵拉力线通过关节中心轴心。②遵循省力原则：对大力拔伸手法，不要用蛮力、死力，而是要充分利用省力原则，使拔伸手法轻松完成。③保护好关节及周围软组织：选择好合适的体位，握点放置准确，不要死抠、死掐，避免损伤关节与周围邻近组织。④掌握不同的发力方式：双手配合协调，或缓慢，或持续，或瞬间发力进行牵引。

本法适用于脊柱与四肢关节，具有理筋整复、拉宽间隙、解除压迫、松解粘连等作用，临床常用于治疗颈椎病、腰椎间盘突出症、关节缩窄、小关节紊乱及关节错缝等病证。

拔伸类手法实训时，术者应注意以下几点：①拔伸时双手握点应放置准确。②掌握各种省力技巧。③拔伸时术者应与助手配合协调，并细心体会牵动关节时的手下感觉。④掌握不同发力形式的牵引施术方法，如瞬间拔伸、缓慢拔伸、持续拔伸的施术方法。

二、常用关节拔伸法

颈椎拔伸法

颈椎拔伸法

术者沿受术者颈椎垂直轴方向施加牵引力，使其颈椎椎间隙增宽并牵伸颈部软组织的手法，称为颈椎拔伸法。临床常用的颈椎拔伸法主要有坐位颈椎拔伸法、低坐位颈椎拔伸法和仰卧位颈椎拔伸法。

【操作规范】

1. 坐位颈椎拔伸法　受术者端坐，颈部肌肉放松。术者站其后方，两足分开与肩等宽，用双前臂前1/3按于肩部，双手拇指顶按在枕后部，其余四指兜住下颌骨的侧下方。然后，术者两前臂向下按压肩部，双手兜托头部沿颈椎中心轴线向上做缓慢垂直拔伸（图5-71）。

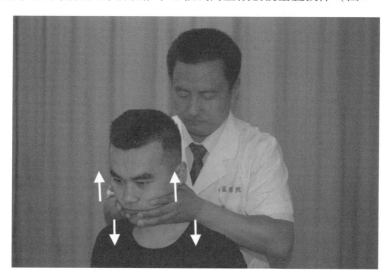

图5-71　坐位颈椎拔伸法

2. 低坐位颈椎拔伸法　受术者端坐在矮凳上，颈部肌肉放松。术者站其侧后方，马步下蹲，右肘屈曲用肘窝托住受术者的颏部，并用右侧上臂与前臂将其头部抱紧，左手托住其枕后部。然后，术者双下肢缓慢发力伸膝站起，使受术者颈椎沿中心轴线向上做缓慢垂直拔伸（图5-72）。

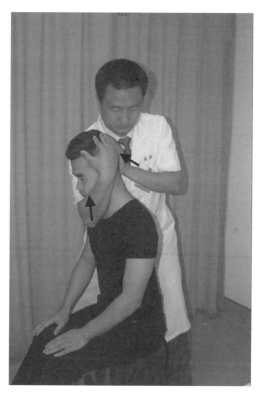

图5-72　低坐位颈椎拔伸法

3. 仰卧位颈椎拔伸法　受术者取仰卧位。术者坐其头侧，两足分开踏稳，双手置于受术者枕后部并保持其头部水平，先旋转摇动颈部，待肌肉放松后，术者双手用力沿水平方向做颈椎缓慢或瞬间拔伸（图5-73）。

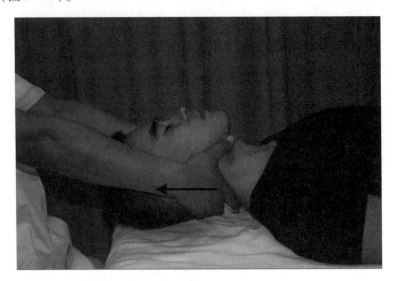

图5-73　仰卧位颈椎拔伸法

【动作要领】

1. 操作前，应明确诊断，排除禁忌证。

2. 术者要正确固定关节两端的握点，避免损伤关节周围软组织；双手协调配合，沿关节中心轴线缓慢发力。

【手法实训】

颈椎拔伸法　术者和受术者选择合适的体位与姿势，按照操作规范，反复练习颈椎拔伸法、低坐位颈椎拔伸法和仰卧位颈椎拔伸法。

【临床应用】

1. 力学特点　缓慢用力，柔中有刚。

2. 适用部位　颈椎关节。

3. 作用　具有理筋整复、拉宽间隙、解除压迫、松解粘连等作用。

4. 适应证　主治颈椎病、颈椎小关节紊乱症、落枕、项部肌肉与韧带损伤等病证。

腰椎拔伸法

术者沿受术者腰椎纵轴方向施加牵引力，使其腰椎椎间隙增宽并牵伸腰部软组织的手法，称为腰椎拔伸法。临床常用的腰椎拔伸法主要有腰椎缓力拔伸法、腰椎瞬间拔伸法和背势腰椎后伸拔伸法。

【操作规范】

1. 腰椎缓力拔伸法　受术者取俯卧位，一助手用双手握其双侧腋下，术者双手握其踝部，

腰椎拔伸法

两臂伸直，身体后仰，与助手同步相对用力，沿腰椎纵轴方向缓缓拔伸，力量由小渐大，达到一定牵引力后，可保持数秒钟后再缓慢放松，如此反复拔伸 3～5 次（图 5－74）。

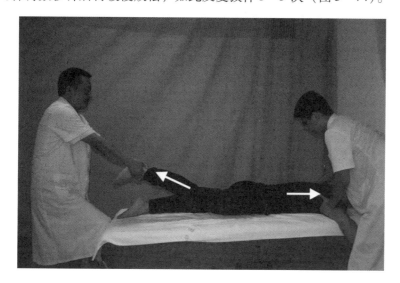

图 5－74　腰椎缓力拔伸法

2. 腰椎瞬间拔伸法　又称腰椎拉压复位法。受术者取俯卧位，一助手用双手握持住其两侧腋窝，另一助手用双手握持其踝部。术者站其腰部一侧，用双掌叠按在受术者腰椎后凸之最高点。术者发令"一、二"，当数到"三"时，令受术者咳嗽一声，同时两助手沿腰椎纵轴方向用力牵引腰椎，术者同时用双掌向下快速用力按压（图 5－75）。

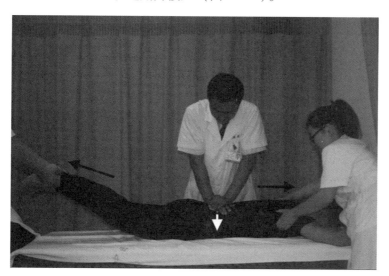

图 5－75　腰椎瞬间拔伸法

3. 背势腰椎后伸拔伸法　术者与受术者相背而立，两上肢后伸，用两肘弯钩住受术者的肘弯，并用臀部抵在其腰骶部。术者先向前弯腰，将受术者仰身背离地面，然后左右晃动臀部，使其腰骶部亦随之左右摇晃 5～10 次；再做有节律的伸屈膝关节与向后上方挺臀的动作，使其腰骶部亦随之上下颠簸 5～10 次；最后，术者双足跷起，并快速下落使足跟用力顿地，在后伸位下瞬间拔伸腰椎（图 5－76）。

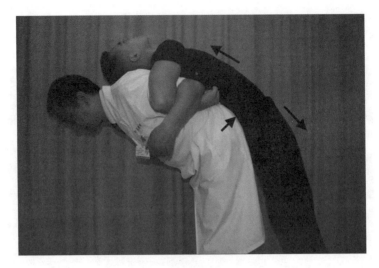

图 5 - 76　背势腰椎后伸拔伸法

【动作要领】

1. 施术前，应明确诊断，排除禁忌证。

2. 施术时，术者与受术者之间要配合协调，以自身重量作为牵引力，按照背起、摇晃、颠簸、顿地四个步骤进行操作。

【手法实训】

腰椎拔伸法　术者和受术者选择好合适的体位与姿势，按照操作规范，反复练习腰椎缓力拔伸法、腰椎瞬间拔伸法、背势腰椎后伸拔伸法。

【临床应用】

1. 力学特点　缓慢用力，柔中有刚。

2. 适用部位　腰椎关节。

3. 作用　具有拉宽椎间隙、矫正畸形、舒筋解痉等作用。

4. 适应证　主治腰椎间盘突出症、腰椎骨关节炎、腰椎小关节紊乱症、腰部肌肉韧带扭伤及劳损等病证。

肩关节拔伸法

术者在受术者肩关节不同角度，沿纵轴方向施加牵引力，使其肩关节间隙拉宽并牵伸肩部软组织的手法，称为肩关节拔伸法。临床常用的肩关节拔伸法主要有肩关节上举拔伸法、肩关节外展拔伸法和肩关节垂直拔伸法。

【操作规范】

1. 肩关节上举拔伸法　受术者正坐，一侧肢上举 180° 并伸直。术者站其一侧，用双手握住其腕部，用力将一侧上肢向上牵拉并保持牵引力 5 ~ 10 秒钟，如此反复操作 3 ~ 5 次（图 5 - 77）。

肩关节拔伸法

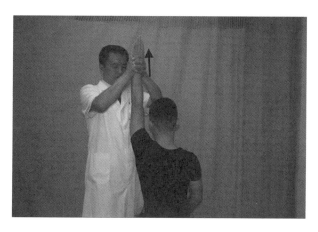

图 5 – 77　肩关节上举拔伸法

2. 肩关节外展拔伸法　受术者正坐，其肩关节外展并90°并伸直。助手站其一侧，从腋下环抱其胁肋部。术者站于受术者另一侧，用双手握住其腕部，用力向外缓缓拔伸肩关节并保持牵引力5～10秒钟，如此反复操作3～5次（图5－78）。

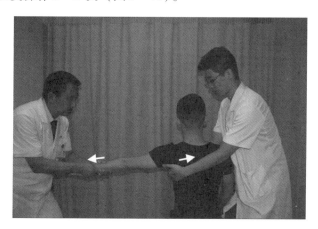

图 5 – 78　肩关节外展拔伸法

3. 肩关节垂直拔伸法　受术者正坐，其一侧肩关节自然下垂。术者站其一侧，一手前臂放其腋下并用力将一侧肩关节向上提拉，另一手握住受术者一侧腕部用力向斜下方牵拉上肢，并保持牵引力5～10秒钟，如此反复操作3～5次（图5－79）。

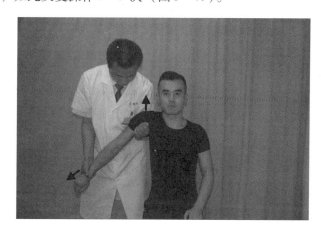

图 5 – 79　肩关节垂直拔伸法

【动作要领】

1. 施术前，应明确诊断，排除禁忌证。

2. 操作时关节两端的握点要放置准确，避免损伤关节周围软组织；双手协调配合，沿关节中心轴线缓慢发力。

3. 应根据肩关节不同方向的功能活动障碍，选择相适宜的肩关节拔伸法。

【手法实训】

肩关节拔伸法 术者和受术者选择合适的体位与姿势，按照操作规范，反复练习肩关节上举拔伸法、肩关节外展拔伸法及肩关节垂直拔伸法。

【临床应用】

1. 力学特点 缓慢用力，柔中有刚。

2. 适用部位 肩关节。

3. 作用 具有拉宽肩关节间隙、疏通狭窄、解除痉挛、松解粘连等作用。

4. 适应证 主治肩周炎及各种肩部伤筋所致的肩关节活动功能障碍等病证。

肘关节拔伸法

肘关节拔伸法

术者沿受术者肘关节纵轴方向施加牵伸力，使其肱尺关节、肱桡关节间隙拉宽并牵伸肘部软组织的手法，称为肘关节拔伸法。

【操作规范】

受术者取坐位，肘关节伸直。助手站其侧后方，握住其肱骨下端。术者站其侧前方，双手握住其前臂下端并沿前臂纵轴方向牵拉肘关节，使肱尺关节、肱桡关节间隙拉宽并牵伸肘部软组织（图 5 - 80）。

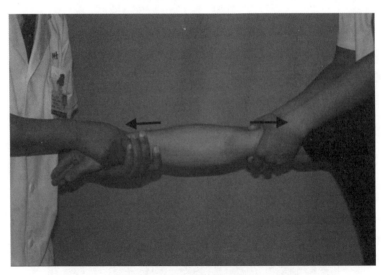

图 5 - 80 肘关节拔伸法

【动作要领】

1. 施术前，应明确诊断，排除禁忌证。

2. 操作时关节两端的握点要放置准确，避免损伤关节周围软组织。

3. 由于提携角的存在，故在牵引前臂时要使牵引力线通过前臂的纵轴线，不能沿上臂的纵轴线发力；沿前臂纵轴牵拉肱桡关节时，将前臂稍偏向尺侧牵拉。

【手法实训】

肘关节拔伸法　术者和受术者选择合适的体位与姿势，按照操作规范，反复练习肘关节拔伸法。

【临床应用】

1. 力学特点　缓慢用力，柔中有刚。

2. 适用部位　肘关节。

3. 作用　具有拉伸、舒展与抻展肘关节及周围软组织等作用。

4. 适应证　主治肱骨外上及内上髁炎、肱骨下端骨折后遗症及桡骨小头半脱位等病证。

腕关节拔伸法

术者沿受术者腕关节纵轴方向，施加牵伸力，使其腕关节间隙增宽并牵伸腕部组织的手法，称为腕关节拔伸法。

【操作规范】

受术者取坐位，术者一手握持其前臂下端，另一手与受术者十指交叉相握，然后双手缓慢用力做相反方向牵拉拔伸（图 5-81）。

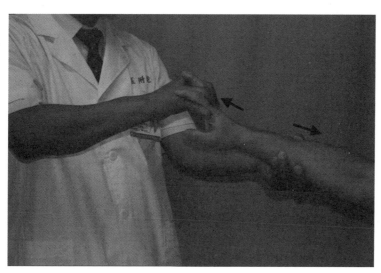

图 5-81　腕关节拔伸法

【动作要领】

1. 施术时双手配合要协调，应同时、反向用力。

2. 拔伸时牵引力线要通过腕关节中心轴线。

【手法实训】

腕关节拔伸法 术者和受术者选择合适的体位与姿势，按照操作规范，反复练习腕关节拔伸法，仔细体会腕关节受到牵引之后关节间隙拉宽的手下感觉，以准确掌握牵引力的大小。

【临床应用】

1. **力学特点** 缓慢用力，柔中有刚。
2. **适用部位** 腕关节。
3. **作用** 具有拉伸、舒展与抻展腕关节及周围软组织等作用。
4. **适应证** 主治腕部关节错缝、伤筋等病证。

指间关节拔伸法

术者沿受术者指间关节的纵轴方向，施加牵引力，使其指间关节间隙增宽并牵伸指部软组织的手法，称为指间关节拔伸法。

【操作规范】

术者一手握住受术者腕掌部，另一手握住指端，两手缓慢用力做相反方向的拔伸（图 5 – 82）。

【动作要领】

1. 施术时，要注意双手同时、反向用力的协调配合。
2. 拔伸时牵引力线要通过指间关节中心轴线。

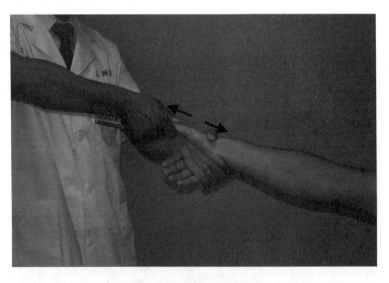

图 5 – 82　指间关节拔伸法

【手法实训】

指间关节拔伸法 术者和受术者选择合适的体位与姿势，按照操作规范，反复练习指间关节拔伸法，仔细体会指间关节受到牵引之后关节间隙拉宽的手下感觉，以准确掌握牵引力的大小。

【临床应用】

1. 力学特点　缓慢用力，柔中有刚。

2. 适用部位　指间关节。

3. 作用　具有拉伸、舒展指间关节及周围软组织等作用。

4. 适应证　主治指间关节扭挫伤、腱鞘炎及手指麻木等病证。

髋关节拔伸法

髋关节拔伸法

术者沿受术者髋关节纵轴方向施加拉伸力，使其髋关节间隙拉宽并牵伸髋部软组织的手法，称为髋关节拔伸法。临床常用的髋关节拔伸法主要有髋关节缓慢拔伸法、髋关节瞬间拔伸法和髋关节屈膝屈髋拔伸法。

【操作规范】

1. 髋关节缓慢拔伸法　受术者取仰卧位，两侧下肢伸直。术者站于其足侧，双手握住一侧小腿下端，沿下肢纵轴方向持续用力牵拉，牵引力由小到大，并保持 5~10 秒钟的持续牵引力，如此操作 3~5 次（图 5-83）。

2. 髋关节瞬间拔伸法　受术者取仰卧位，术者站于其足侧，双手握住其一侧小腿下端，先使其屈髋屈膝，然后用瞬间爆发力，向下快速牵拉髋膝关节，如此操作 3~5 次（图 5-84）。

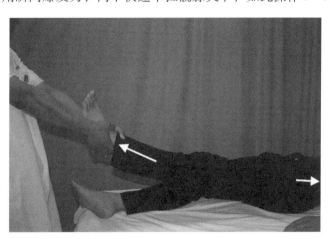

图 5-83　髋关节缓慢拔伸法

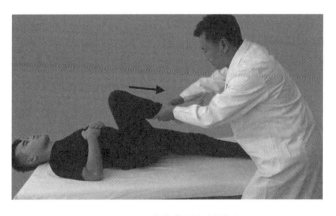

图 5-84　髋关节瞬间拔伸法

3. 髋关节屈膝屈髋拔伸法 受术者取仰卧位，一侧下肢屈膝屈髋，另一侧下肢伸直。术者站其一侧，一手握住其一侧踝部，另一手穿过膝关节下方，然后用前臂发力沿股骨纵轴方向垂直向上牵拉，牵引力由小到大，并保持 5~10 秒钟的持续牵引力，如此操作 3~5 次（图 5-85）。

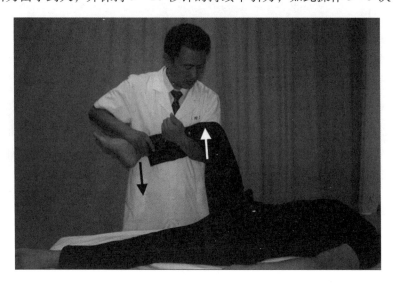

图 5-85 髋关节屈膝屈髋拔伸法

【动作要领】

1. 施术前，应明确诊断，排除禁忌证。

2. 操作时关节两端的握点要准确，避免损伤关节周围软组织；本法牵引力较大，可让助手固定受术者骨盆。

3. 对于膝关节积液、肿痛较甚者不宜用髋关节瞬间拔伸法。

【手法实训】

髋关节拔伸法 术者和受术者选择合适的体位与姿势，按照操作规范，反复练习髋关节缓慢拔伸法、瞬间拔伸法及屈膝屈髋拔伸法。

【临床应用】

1. **力学特点** 缓慢用力，柔中有刚。

2. **适用部位** 髋关节。

3. **作用** 具有拉宽关节间隙、舒展髋周软组织等作用。

4. **适应证** 主治髋关节炎、弹响髋、臀部软组织损伤、梨状肌综合征等病证。

膝关节拔伸法

术者沿受术者膝关节纵轴方向施加拉伸力，使其膝关节间隙拉宽并牵伸膝部软组织的手法，称为膝关节拔伸法。

【操作规范】

受术者取仰卧位，膝关节伸直略微屈曲。一助手用双手握住受术者大腿下端，术者站于受术

膝关节拔伸法

者足侧，用双手握住其小腿下端，沿膝关节纵轴方向牵拉小腿，力量由小渐大，保持牵引力 5 ~ 10 秒钟，如此操作 3 ~ 5 次（图 5 - 86）。

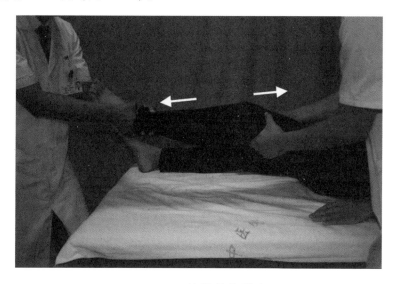

图 5 - 86　膝关节拔伸法

【动作要领】

1. 施术前，应明确诊断，排除禁忌证。

2. 操作时关节两端的握点要准确，避免损伤关节周围软组织；术者用力向下拉伸小腿时，助手要用力固定好膝关节，不要让其随之下移。

3. 当膝关节积液、膝关节滑膜炎导致关节伸直明显受限并有剧痛时，拔伸膝关节要在其耐受的疼痛范围内施术。

【手法实训】

膝关节拔伸法　术者和受术者选择合适的体位与姿势，按照操作规范，反复练习膝关节拔伸法。

【临床应用】

1. 力学特点　缓慢用力，柔中有刚。

2. 适用部位　膝关节。

3. 作用　具有拉宽膝关节间隙，并对膝关节周围软组织具有舒展、拉伸等作用。

4. 适应证　主治各种引起膝关节间隙狭窄及运动功能障碍的病证。

踝关节拔伸法

术者沿受术者踝关节纵轴方向，施加拉伸力，使其踝关节间隙拉宽并牵伸踝部软组织的手法，称为踝关节拔伸法。

【操作规范】

受术者取仰卧位。术者坐其足侧，一手握住足趾，另一手握住足跟。术者一手将手术者足趾

踝关节拔伸法

朝背伸方向推动，另一手顺势将其足跟向下拉伸并固定之［图5-87（1）］，然后术者两手协调用力，沿踝关节纵轴方向向下缓慢拔伸，拉宽踝关节间隙并牵伸踝部软组织［图5-87（2）］。

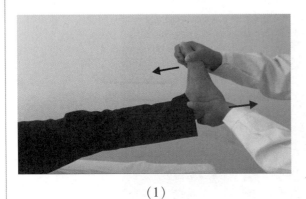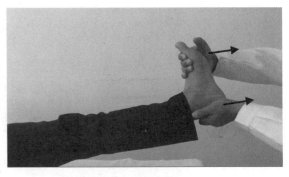

（1）　　　　　　　　　　　　　　　（2）

图5-87　踝关节拔伸法

【动作要领】

1. 施术前，应明确诊断，排除骨折、韧带断裂等推拿禁忌证。
2. 拔伸时要用"巧力"，不要同时用双手向下牵伸足部。

【技能训练】

踝关节拔伸法　术者和受术者选择合适的体位与姿势，按照操作规范，反复练习踝关节拔伸法。

【临床应用】

1. **力学特点**　缓慢用力，柔中有刚。
2. **适用部位**　踝关节。
3. **作用**　具有拉宽踝关节间隙、舒筋通络等作用。
4. **适应证**　主治踝关节扭伤、关节错缝、韧带损伤等病证。

第四节　关节抻展类手法

一、概述

术者用力缓慢扳动受术者病态关节，使其病理性"挛缩"状态渐渐被抻展，运动功能逐渐恢复至正常的一类手法，称为抻展类手法。临床常用的抻展类手法主要有肩关节抻展法、颈椎抻展法、腰椎抻展法等。

抻展类手法的操作步骤如下：①找准扳机点：沿运动轴方向，运动受术关节至扳机点（最大被动病理位或功能位）。②维持受术关节在第一个扳机点位置：将受术关节停留在第一个扳机点位置，操纵手既不发力强行越过扳机点，又不退让，静待片刻。③扳动关节至下一个扳机点位置：嘱受术者意念与肢体放松，并配合呼吸。待受术关节疼痛缓解，局部松弛后，再缓缓发力，使关节运动范围再有小幅度增加至下一个扳机点。如此反复操作数次，直至受术者不能耐受为止。

　　抻展类手法的基本技术要领：①施术前应让受术者对疼痛反应有充分的心理准备。②在受术者耐受的范围内进行施术，随时观察受术者反应，若出现明显应激反应，应立即停止操作并及时处理。③用力大小与缓扳次数，取决于受术者对疼痛的耐受程度。④手法结束后，对疼痛反应较明显者，可给予手法放松。

　　抻展类手法主要适用于脊柱与四肢关节，具有抻筋舒筋、松解粘连等作用，常用于治疗肩关节周围炎、身体各部位的肌肉劳损、痉挛等病证。

　　抻展类手法实训时要求术者注意以下几点：①仔细体会受术关节被维持在扳机点位置，关节发生松弛效应时手下的感觉。②关节松弛后，练习再次用缓力小幅度扳动关节至下一个扳机点的施术技巧。

二、常用关节抻展法

肩关节抻展法

肩关节抻展法

　　术者沿受术者肩关节运动轴方向，从首个扳机点（最大被动病理位或功能位）开始，反复抻展其肩关节至功能位或生理位的手法，称为肩关节抻展法。临床常用的肩关节抻展法主要有肩关节前屈上举抻展法、肩关节内收抻展法、肩关节外展抻展法、肩关节后伸抻展法、肩关节后伸内旋提腕抻展法。

【操作规范】

　　1. 肩关节前屈上举抻展法　受术者取坐位，术者站其后方，制动手置于一侧肩后部，动作手握住肘关节将一侧上肢慢慢前屈上举，至第一个扳机点（最大被动功能位或病理位）时，顺势将一侧上肢保持在此位置；然后令受术者放松配合呼吸，术者待手下感觉有松动感时，动作手再缓缓发力，使一侧上肢上举的幅度逐渐增加至第二个扳机点（最大被动功能位或病理位），再重复以上动作，直至不能达到新的扳机点为止（图5-88）。

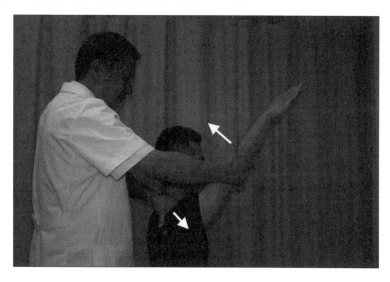

图5-88　肩关节前屈上举抻展法

2. 肩关节内收抻展法   受术者取坐位，术者站其侧方，制动手置于一侧肩关节近端，动作手将一侧上肢紧贴胸壁慢慢内收至第一个扳机点时，顺势将一侧上肢保持在此位置；然后令受术者放松配合呼吸，术者待手下感觉有松动感时，动作手再缓缓发力，使一侧上肢内收的幅度逐渐增加至第二个扳机点，再重复以上动作，直至不能达到新的扳机点为止（图 5 – 89）。

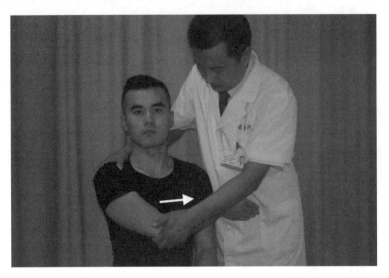

图 5 – 89   肩关节内收抻展法

3. 肩关节外展抻展法   受术者取坐位，术者站其侧方，制动手置于一侧肩关节近端，动作手将一侧上肢慢慢外展至第一个扳机点时，顺势将一侧上肢保持在此位置；然后令受术者放松配合呼吸，术者待手下感觉有松动感时，动作手再缓缓发力，使一侧上肢外展的幅度逐渐增加至第二个扳机点，再重复以上动作，直至不能达到新的扳机点为止（图 5 – 90）。

4. 肩关节后伸抻展法   受术者取坐位，术者站其后方，制动手置于一侧上侧肩后部，动作手握住肘关节将一侧上肢慢慢后伸，至第一个扳机点时，顺势将患肢保持在此位置；然后令受术者放松配合呼吸，待手下感觉有松动感时，动作手再缓缓发力，使一侧上肢后伸的幅度再逐渐增加至第二个扳机点，再重复以上动作，直至不能达到新的扳机点为止（图 5 – 91）。

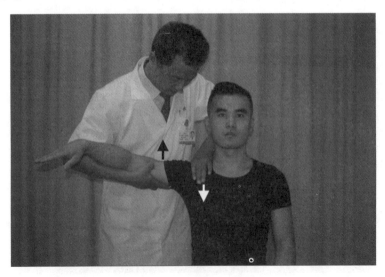

图 5 – 90   肩关节外展抻展法

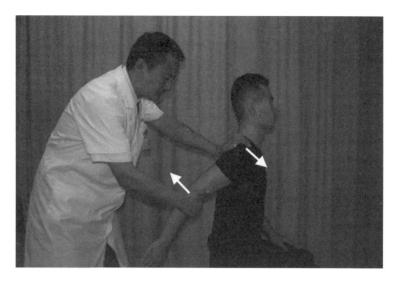

图 5 - 91　肩关节后伸抻展法

5. 肩关节后伸内旋提腕抻展法　受术者取坐位，术者站其侧前方，制动手置于一侧肩前方，动作手握住一侧腕关节，屈肘、内旋、后伸，并紧贴背部缓缓用力提腕至第一个扳机点时，顺势将一侧上肢保持在此位置；然后令受术者放松配合呼吸，术者待手下感觉有松动感时，动作手再缓缓发力，使提腕的幅度逐渐增加至第二个扳机点，再重复以上动作，直至不能达到新的扳机点为止（图 5 - 92）。

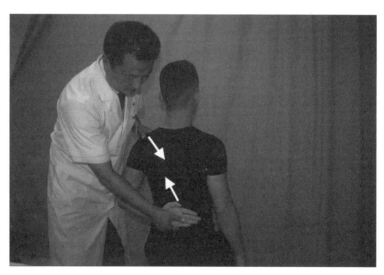

图 5 - 92　肩关节后伸内旋提腕抻展法

【动作要领】

1. 施术前，应明确诊断，排除禁忌证。

2. 施术时宜在受术者耐受的范围内进行，随时观察受术者的反应；用力大小与缓扳次数取决于受术者对疼痛的耐受程度。

3. 手法结束后，可施行手法放松肩部以缓解疼痛。

【手法实训】

肩关节抻展法 术者和受术者选择合适的体位与姿势，按照操作规范，反复练习肩关节前屈上举抻展法、肩关节内收抻展法、肩关节外展抻展法、肩关节后伸抻展法、肩关节后伸内旋提腕抻展法。

【临床应用】

1. 力学特点 缓慢用力，柔中有刚。

2. 适用部位 肩关节。

3. 作用 具有抻筋舒筋、松解粘连等作用。肩关节前屈上举抻展法主要抻展冈下肌、小圆肌、背阔肌、大圆肌、肩胛下肌、三角肌后部等；肩关节后伸抻展法主要抻展三角肌（前段）、胸大肌（锁骨部）、肱二头肌、喙肱肌；肩关节内收抻展法主要抻展三角肌中段、冈上肌；肩关节外展抻展法主要抻展胸大肌、背阔肌、冈下肌、小圆肌、大圆肌、肩胛下肌等；肩关节后伸内旋提腕抻展法主要抻展三角肌（前段）、胸大肌（锁骨部）、肱二头肌、喙肱肌等。

4. 适应证 主治肱二头肌长头，或短头肌腱炎、肩周软组织损伤、肩关节周围炎等病证。

颈椎抻展法

术者沿受术者颈椎运动轴方向，从首个扳机点（最大被动病理位或功能位）开始，反复抻展其颈椎至功能位或生理位的手法，称为颈椎抻展法。临床常用的颈椎抻展法主要有颈椎前屈抻展法、颈椎后伸抻展法、颈椎侧屈抻展法和颈椎旋转抻展法。

【操作规范】

1. 颈椎前屈抻展法 受术者取坐位，术者站其一侧，用制动手扶住受术者胸骨上端，动作手扶其枕部或顶骨最高处。操作时动作手向前缓缓用力使颈椎前屈至第一个扳机点（最大被动病理位或功能位）时，顺势将颈椎保持在此位置；令受术者放松配合，待颈椎产生松弛效应时，动作手再缓缓发力使颈椎前屈的范围小幅度增加，当达到第二个扳机点时，再重复以上动作，直至不能达到新的扳机点为止（图 5 - 93）。

2. 颈椎后伸抻展法 受术者取坐位，术者站其一侧，用制动手拇指抵按住受术者颈椎后凸的最高点，动作手扶其前额。操作时，动作手向后缓缓用力使颈椎后仰至第一个扳机点时，顺势将颈椎保持在此位置；令受术者放松并配合深呼吸，待颈椎产生松弛效应，动作手再缓缓发力使颈椎后伸的范围小幅度增加，当达到第二个扳机点时，再重复以上动作，直至不能达到新的扳机点为止（图 5 - 94）。

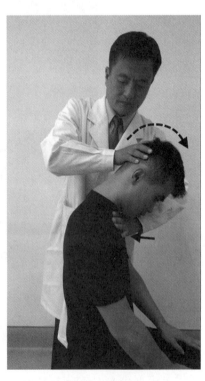

图 5 - 93 颈椎前屈抻展法

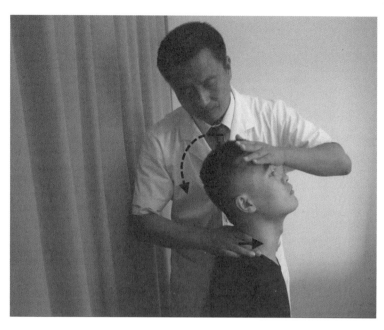

图 5-94 颈椎后伸抻展法

3. 颈椎侧屈抻展法 受术者取坐位，术者站其身后，用制动手拇指抵按住受术者颈椎横突处，动作手用手掌抵按住对侧颞部。操作时，动作手向侧方缓缓用力使颈椎侧屈至第一个扳机点时，顺势将颈椎保持在此位置；令受术者放松配合呼吸，待颈椎产生松弛效应时，动作手再缓缓发力使颈椎侧屈的范围小幅度增加，当达到第二个扳机点时，再重复以上动作，直至不能达到新的扳机点为止（图 5-95）。

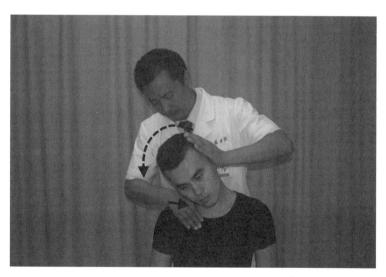

图 5-95 颈椎侧屈抻展法

4. 颈椎旋转抻展法 受术者取坐位，头略向前屈 15°～30°。术者站其侧后方，一手置于枕后部，另一手握住其下颌部。操作时，另一手缓缓用力向一侧牵拉下颌，使颈椎旋转到第一个扳机点时，顺势将颈椎保持在此位置；令受术者放松配合呼吸，稍候片刻，待颈椎产生松弛效应时，另一手再缓缓发力使颈椎向一侧旋转的幅度逐渐增加，当达到第二个扳机点时，再重复以上动作，直至不能达到新的扳机点为止（图 5-96）。

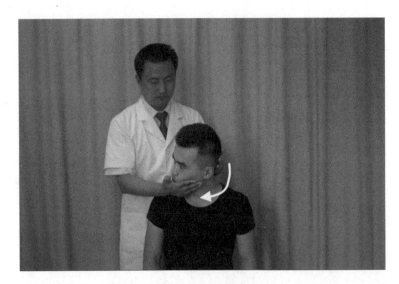

图 5 - 96　颈椎旋转抻展法

【动作要领】

1. 施术时宜在受术者耐受的范围内进行，随时观察受术者的反应；用力大小与缓扳次数取决于受术者对疼痛的耐受程度。

2. 颈椎旋转抻展时应保持颈部前屈 15°～30°的状态下进行施术，禁止在后仰位下操作，以防椎动脉受到刺激；颈椎前屈抻展时不得过度屈颈，避免挤压气管而造成受术者出现憋气、咳嗽等不适感。

3. 不得过度侧屈抻展颈椎，避免肌肉或韧带被过度拉伸而产生损伤。

4. 颈椎后伸抻展的角度，一般以枕部碰触到制动手时即为到位，并使头慢慢恢复原位，不得过度使颈部后伸。

【手法实训】

颈椎抻展法　术者和受术者选择合适的体位与姿势，按照操作规范，反复练习颈椎前屈抻展法、颈椎后伸抻展法、颈椎侧屈抻展法和颈椎旋转抻展法。

【临床应用】

1. 力学特点　缓慢用力，柔中有刚。

2. 适用部位　颈椎。

3. 作用　具有抻拉与舒展颈项部肌肉的作用。颈椎前屈抻展法主要抻展斜方肌上段纤维、头夹肌、颈夹肌、半棘肌、竖脊肌；颈椎后伸抻展法主要抻展胸锁乳突肌（两侧）、头长肌、颈长肌；颈椎侧屈抻展法主要抻展对侧斜角肌、斜方肌上段、胸锁乳突肌、肩胛提肌；颈椎旋转抻展法主要抻展同侧的胸锁乳突肌及斜方肌上段，对侧的肩胛提肌及夹肌、半棘肌、多裂肌。

4. 适应证　主治落枕、项韧带肥厚、肌性斜颈、项肌劳损、颈椎小关节紊乱症、颈椎病等病证。

<h3 style="text-align:center">腰椎抻展法</h3>

术者沿受术者腰椎运动轴方向，从首个扳机点（最大被动功能位或病理位）开始，反复抻展

其腰椎至功能位或生理位的手法，称为腰椎抻展法。临床常用的腰椎抻展法主要有腰椎前屈抻展法、腰椎后伸抻展法和腰椎旋转抻展法。

【操作规范】

1. 腰椎前屈抻展法　受术者在床上取坐位，双下肢伸直，如不能伸直者亦可略屈膝。术者站其一侧，用动作手抵按住受术者大椎穴处，制动手按压住膝关节使其保持伸直位或略屈位。操作时，动作手向前缓缓用力使腰椎前屈至第一个扳机点（最大被动功能位或病理位）时，顺势将腰椎保持在此位置；令受术者放松配合呼吸，待腰椎产生松弛效应时，动作手再缓缓发力，使腰椎前屈的范围有小幅度增加，当达到第二个扳机点时，再重复以上动作，直至不能达到新的扳机点为止（图 5 - 97）。

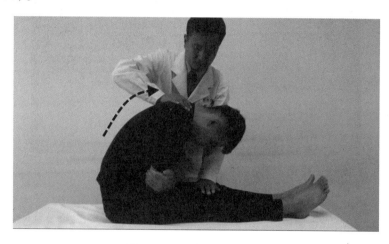

图 5 - 97　腰椎前屈抻展法

2. 腰椎后伸抻展法　受术者取俯卧位，术者站其一侧，制动手按压在受术者腰椎生理曲度后凸的顶端，动作手握住对侧膝关节稍上方处。操作时，动作手向后牵拉对侧下肢，使腰椎后伸至第一个扳机点时，顺势将下肢保持在此位置；令受术者放松配合呼吸，待腰椎产生松弛效应后，动作手再缓缓发力，使腰椎后伸的幅度逐渐增加，当达到第二个扳机点时，再重复以上动作，直至不能达到新的扳机点为止（图 5 - 98）。

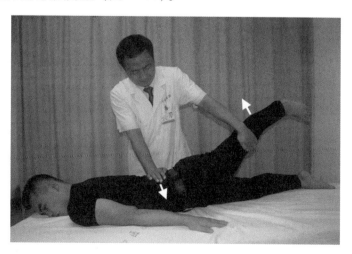

图 5 - 98　腰椎后伸抻展法

3. 腰椎旋转抻展法　受术者取侧卧位，一侧上肢放于体侧，同侧下肢屈髋屈膝；另一侧上肢自然放于体前，下肢伸直。术者站其腰部前侧，用制动手抵住受术者肩前部，动作手放于髂嵴处，缓缓用力将其髂骨朝向腹侧推转，使其腰椎及骨盆旋转至第一个扳机点时，顺势将腰椎保持在此位置；令受术者放松配合呼吸，待腰椎产生松弛效应后，动作手再缓缓发力使腰椎旋转的范围小幅度增加，当达到第二个扳机点时，再重复以上动作，直至不能达到新的扳机点为止（图 5 - 99）。

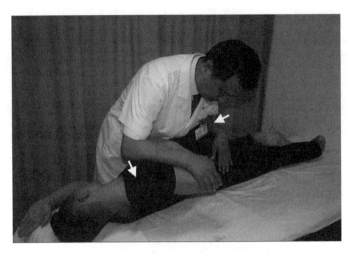

图 5 - 99　腰椎旋转抻展法

【动作要领】

1. 施术时，宜在受术者耐受的范围内进行，并随时观察受术者的反应；用力大小与缓扳次数取决于受术者对疼痛的耐受程度。

2. 操作时腰椎后伸抻展的幅度不宜过大；对严重腰椎退行性变的老年患者腰椎前屈抻展的幅度不宜过大。

3. 侧卧位腰椎旋转抻展时，动作手用力抻展腰椎时，制动手要用力抵住肩部。

【手法实训】

腰椎抻展法　术者和受术者选择合适的体位与姿势，按照操作规范，反复练习腰椎前屈抻展法、腰椎后伸抻展法、腰椎旋转抻展法。

【临床应用】

1. 力学特点　缓慢用力，柔中有刚。

2. 适用部位　腰椎。

3. 作用　具有抻拉与舒展腰部肌肉的作用。腰椎前屈抻展法主要抻展臀大肌、竖脊肌、腰方肌、背阔肌；腰椎后伸抻展法主要抻展腹直肌、腹内外斜肌；腰椎旋转抻展法主要抻展对侧的背阔肌、腹内外斜肌、对侧竖脊肌。

4. 适应证　主治黄韧带肥厚、腰肌劳损、急性腰肌扭伤、棘间与棘上韧带损伤、腰椎小关节紊乱症、腰椎间盘突出症等病证。对于腰椎生理曲度加深及椎体滑脱者慎用或禁用腰椎后伸抻展法。

髋关节抻展法

术者沿受术者髋关节运动轴方向，从首个扳机点（最大被动功能位或病理位）开始，反复抻展其髋关节至功能位或生理位的手法，称为髋关节抻展法。临床常用的髋关节抻展法主要有髋关节前屈抻展法、髋关节后伸抻展法、髋关节水平后伸抻展法和髋关节旋转抻展法。

【操作规范】

1. 髋关节前屈抻展法　受术者取仰卧位，术者站其体侧，一手握住受术者一侧膝关节上方，另一手握住其小腿下端，两手缓缓用力下压，使髋、膝关节屈曲至第一个扳机点（最大被动功能位或病理位）时，顺势将髋关节保持在此位置；令受术者放松配合呼吸，待髋关节松弛后，双手再缓缓发力，使髋关节屈曲范围小幅度增加至第二个扳机点时，再重复以上动作。如此反复数次，直至不能达到新的扳机点为止（图 5 - 100）。

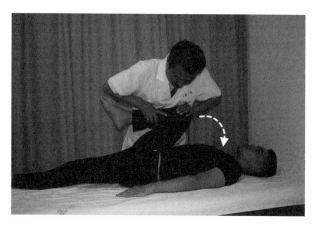

图 5 - 100　髋关节前屈抻展法

2. 髋关节后伸抻展法　受术者取俯卧位，术者站其体侧，制动手向下按住一侧髋关节上方，动作手握住大腿下端。操作时，动作手向后牵拉一侧下肢，使髋关节后伸至第一个扳机点时，顺势将髋关节保持在此位置；令受术者放松配合呼吸，待髋关节产生松弛效应后，动作手再缓缓发力使髋关节后伸范围小幅度增加至第二个扳机点时，再重复以上动作。如此反复数次，直至不能达到新的扳机点为止（图 5 - 101）。

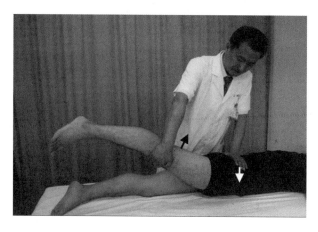

图 5 - 101　髋关节后伸抻展法

3. 髋关节水平后伸抻展法 受术者取仰卧位，一侧下肢伸直，另一侧髋关节屈曲90°后再稍向后伸，将另一侧下肢外踝部置于对侧膝关节上方。术者站其体侧，制动手置于一侧髂前上棘处，动作手置于另一侧膝关节内侧处，沿水平方向按压髋关节至第一个扳机点时，顺势将髋关节保持在此位置；并令受术者放松配合呼吸，待髋关节及股内收肌产生松弛效应后，动作手再缓缓发力，使髋关节后伸范围小幅度增加至第二个扳机点时，再重复以上动作。如此反复数次，直至不能达到新的扳机点为止（图5－102）。

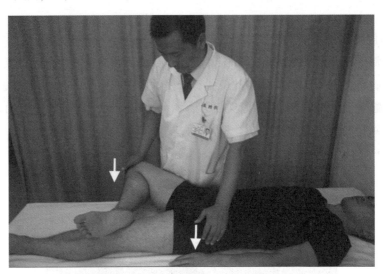

图5－102 髋关节水平后伸抻展法

4. 髋关节旋转抻展法 受术者取仰卧位，一侧下肢屈髋屈膝90°，术者站其体侧，制动手握住其膝关节上方，动作手握住其小腿下端，使一侧髋关节保持在90°的屈曲位。操作时，动作手牵引小腿向内，使一侧髋关节沿其垂直轴方向外旋转，至第一个扳机点时，顺势将其保持在此位置；令受术者放松配合呼吸，待髋关节产生松弛效应后，动作手再缓缓发力，使髋关节外旋幅度渐渐增加至第二个扳机点时，再重复以上动作。如此反复数次，直至不能达到新的扳机点为止（图5－103）。髋关节内旋抻展法时，双手握法及操作方法与髋关节外旋抻展法相同，但施术方向相反。

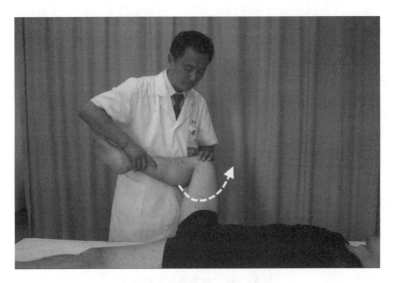

图5－103 髋关节旋转抻展法

【动作要领】

1. 施术时，髋关节的屈伸、旋转必须沿其运动轴方向施术，以保证手法的抻展力准确传递到关节。

2. 髋关节水平后伸抻展时，一侧下肢向外转动是在人体水平面内进行的，应与髋关节外展运动相鉴别。

3. 注意髋关节屈伸、水平后伸及内外旋转的幅度以受术者能耐受为度。

【手法实训】

髋关节抻展法　术者和受术者选择合适的体位与姿势，按照操作规范，反复练习髋关节前屈、后伸、水平后伸及旋转抻展法。

【临床应用】

1. 力学特点　缓慢用力，柔中有刚。

2. 适用部位　髋关节。

3. 作用　具有抻拉与舒展髋关节周围软组织的作用。髋关节前屈抻展法主要抻展半腱肌、臀大肌、半膜肌、股二头肌；髋关节后伸抻展法主要抻展股四头肌、髂腰肌、耻骨肌、阔筋膜张肌、缝匠肌；髋关节水平后伸抻展法主要抻展半膜肌、半腱肌、阔筋膜张肌、耻骨肌及内收肌等肌群；髋关节外旋抻展时主要抻展半膜肌、半腱肌、阔筋膜张肌、耻骨肌及内收肌群；髋关节内旋抻展法主要抻展梨状肌、臀大肌、臀中肌、臀小肌（后段）、髂腰肌。

4. 适应证　主治各种髋关节运动障碍的病证，如髋关节滑囊炎、髋关节周围软组织扭挫伤、髂胫束劳损、梨状肌综合征、骶髂关节错缝、髋关节骨折或脱位后期因长期固定导致髋关节功能活动受限等病证。对于严重股骨头缺血性坏死及骨关节炎的患者慎用或禁用本法。

第六章

复合手法

一、概述

由两种或两种以上单式手法复合并同时操作的一类手法，称为复合手法。临床常用的复合手法主要有推揉法、推摩法、四指推法、滚摇法、牵抖法、按揉法、点揉法及掐揉法等。

复合手法常用的操作形式有：①一个施术部位操作两种单式手法，如按揉法、掐揉法等。②一个手的两个施术部位，在邻近部位同时操作两种单式手法，如推摩法等。③两个手在一个受术部位同时操作两种单式手法，如滚摇法等。

复合手法具有以下施术特点：①同时、同步操作：任何一种操作形式的复合手法，其基本特征是两种单式手法同时、同步操作，不能操作完一个单式手法，再做另一个单式手法。②功效互补：一种复合手法可发挥几种单式手法的协同治疗作用，以提高疗效，扩大适应证。

二、常用复合手法

推揉法

术者以一指禅推法与拇指揉法相复合操作的手法，称为推揉法。

【操作规范】

术者以拇指中峰或罗纹面或偏峰，或拇指指间关节背侧突起部着力于治疗部位，肩、肘、腕关节及四指的姿势同一指禅中峰推法、罗纹推法、偏峰推法及跪推法。术手做小幅度的主动环转与肘关节主动屈伸摆动的联合运动，带动施术部位在治疗部位上做节律性的推揉摆动（图 6 - 1）。

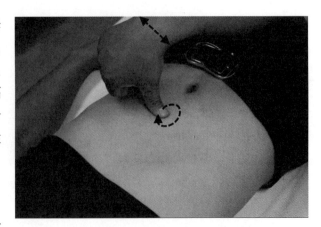

图 6 - 1　推揉法

【动作要领】

1. 施术时整个推揉动作应自然流畅而富有节律性。

2. 拇指着力点要吸定在治疗部位上，反复推揉回旋，并带动治疗部位皮肤使之产生内摩擦。

3. 操作时环旋幅度宜小，而摆动幅度同一指禅推法的操作。

【手法实训】

1. 定点练习　术者和受术者采取合适的体位与姿势，按照操作规范，选择以下穴位进行推揉法练习：①于印堂穴练习偏峰推揉法；②于太阳穴或百会穴练习跪式推揉法；③于肩井穴练习一指禅中峰推揉法；④于中脘穴或气海穴练习一指禅罗纹推揉法。

2. 走线练习　术者和受术者采取合适的体位与姿势，按照操作规范，选择以下路线进行推揉法走线练习：①于巨阙至水分或气海至中极一线，进行罗纹推揉法走线练习；②于印堂至神庭一线，自下而上做偏峰推揉法走线练习；③于大杼至膈俞（受术者取坐位，术者取站位）、肝俞至大肠俞（受术者俯卧，术者取坐位）一线进行一指禅中峰推揉法走线练习。

【临床应用】

1. 力学特点　本法兼有一指禅推法持久、柔和、深透与揉法舒缓温通的作用特点，应用时或轻柔舒缓，或刚劲深透，可根据临床需要进行操作。

2. 适用部位　头面、颈项、胸腹、腰背及四肢部的穴位。

3. 作用　具有开窍醒神、舒筋通络、温经祛寒、宽胸理气、消食导滞、破瘀散结等作用。

4. 适应证　主治头痛、眩晕、失眠、脘腹胀满、便秘、腹泻、胸部闷痛、脊柱及四肢关节酸痛等病证。

推摩法

术者以一指禅中峰推法或罗纹推法或偏峰推法与四指摩法相复合操作的手法，称为推摩法。

【操作规范】

术者取坐位，沉肩、垂肘，用一手拇指罗纹面或中峰或偏峰着力于治疗部位，其余四指掌面贴附在另一侧的治疗部位上。术者按照一指禅中峰推法、罗纹推法、偏峰推法的操作规范进行施术，同时带动其余四指在另一侧的治疗部位上做摩法（图6-2）。

【动作要领】

1. 施术时，拇指作用于起主要治疗作用的穴位，其余四指置于起辅助治疗作用的部位。如推摩中脘时，以拇指推中脘穴，以四指摩梁门穴或下脘穴。

2. 施术时，腕部要放松，两个着力点的操作应配合协调。

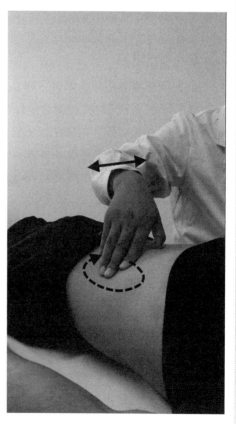

图6-2　推摩法

【手法实训】

1. 定点练习　术者和受术者采取合适的体位与姿势，按照操作规范，选择以下穴位进行推摩法练习：①推中脘，摩梁门；②推脐中，摩天枢、大横；③推关元，摩水道；④推身柱，摩肺俞；⑤推神道，摩心俞；⑥推至阳，摩膈俞；⑦推筋缩，摩肝俞；⑧推命门，摩肾俞；⑨推百会，摩少阳；⑩推膻中，摩胸旁等。

2. 走线练习　受术者仰卧位，术者正坐，面向其头侧，用拇指自巨阙穴始用一指禅罗纹推法或偏峰推法，沿任脉向下边推边走至脐中穴；同时带动贴附在一侧不容穴的四指，用摩法沿胃经向下边摩边走至天枢穴止。如此自上而下紧推慢移，反复操作练习。

【临床应用】

1. 力学特点　推摩结合，刚柔相济、深透有力。

2. 适用部位　适用于面积较大的治疗部位。

3. 作用　具有宣肺化痰、宽胸理气、健脾和胃、温中理气、消积导滞及疏肝理气等作用。

4. 适应证　主治胸闷、气短、胸痛、咳嗽、痰喘、呃逆、嗳气、月经不调、痛经、胁肋胀痛等病证。

揉摇法

术者一手在受术者某个关节操作揉法，同时另一手摇动该关节的复合手法，称为揉摇法。临床常用的揉摇法主要有颈项部揉摇法、肩关节揉摇法、腰骶关节揉摇法、髋关节揉摇法。

【操作规范】

1. 颈项部揉摇法　受术者正坐，术者站其侧后方，一手扶其前额，另一手沿风府至大椎一线往返进行揉动，同时扶前额之手使头慢慢前俯或后仰。术者向上揉动时，使受术者头部前俯；向下揉动时，使受术者头部后仰（图6-3）。

2. 肩关节揉摇法　受术者正坐，术者站其一侧，一手握其肘部，另一手在肩部沿肩髎到臂臑一线反复揉动；同时，握肘之手将受术肩关节在外展45°~90°范围内，上下起落反复缓缓地摇动（图6-4）。

3. 腰骶关节揉摇法　受术者俯卧，术者站其一侧，一手托握住一侧膝关节上方，另一手在腰骶关节处反复施行揉法；同时，一手将下肢抬起，使腰骶关节后伸，然后再放下，如此反复施术（图6-5）。

4. 髋关节揉摇法　受术者俯卧，术者站其一侧，一手托握住一侧膝上股前处，另一手在臀部反复施行揉法；同时，一手将下肢反复做外展、内收运动。本法也可让受术者取仰卧位，一手在其髋关节前方髀关穴处揉动，另一手握持小腿上端同时做髋关节的外展、内收运动（图6-6）。

【动作要领】

1. 施术时，双手要配合协调，呼吸自然，不能屏气。

2. 操作时关节的摇动幅度要由小渐大，缓缓进行，揉法的频率要保持在120~160次/分。

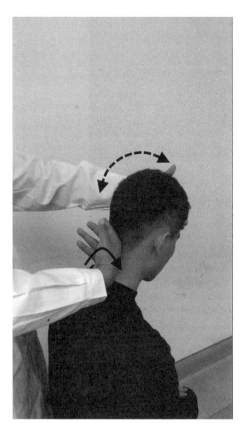

图6-3　颈项部揉摇法

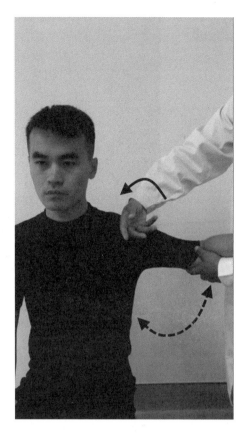

图6-4　肩关节揉摇法

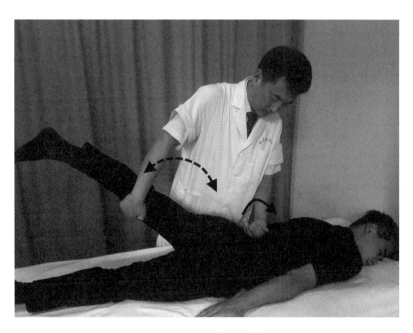

图6-5　腰骶关节揉摇法

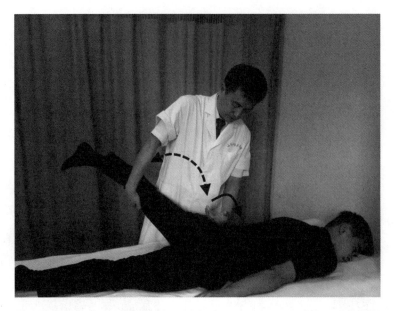

图 6-6　髋关节搓摇法

【手法实训】

搓摇法　术者和受术者采取合适的体位与姿势，按照操作规范进行颈项部搓摇法、肩关节搓摇法、腰骶关节搓摇法和髋关节搓摇法练习。

【临床应用】

1. 力学特点　柔和深透、柔中有刚。

2. 适用部位　颈项部、肩关节、腰骶关节及髋关节。

3. 作用　具有舒筋通络、活血止痛、松解粘连的作用。

4. 适应证　主治颈椎病、落枕、腰肌劳损、腰椎间盘突出症、肩关节周围炎、髋关节炎、弹响髋等病证。

牵抖法

术者在治疗部位上把拔伸法与抖法相复合操作的一种手法，称为牵抖法。

【操作规范】

术者取站位，双手握持住受术者关节远端的肢体部位，沿关节纵轴方向对受术关节施以纵向拔伸牵引，同时用力做连续、小幅度的上下抖动（图 6-7）。

【动作要领】

1. 施术时先做拔伸法，后做抖法；用力由小渐大，手法柔和，切忌暴力牵抖。

2. 术者肘关节伸直，上身后仰，借助自身重量发力，不要用肱二头肌收缩发力。

3. 施术时，术者呼吸自然，不可屏气。

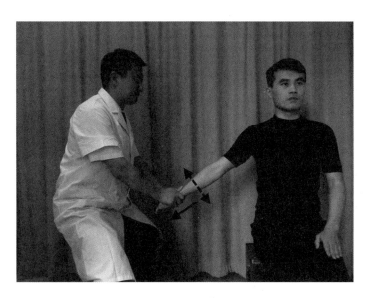

图 6 - 7　牵抖法

【手法实训】

1. 上肢牵抖法　受术者取坐位，一侧上肢外展 90°。术者站其一侧，双手握住一侧上肢的腕关节，双手微用力向外缓缓拔伸上肢，最后做小幅度的上下抖动。

2. 腰部牵抖法　受术者取俯卧位，双手抓住床沿，以固定上身；或助手站在受术者前方，拉住肩部。术者站其足侧，双手握住两踝，先做腰部拔伸，使腰部充分牵引放松后，再上下提抖，带动腰部抖动。

【临床应用】

1. 力学特点　先牵后抖，持续有力。

2. 适用部位　上肢部、下肢部。

3. 作用　具有舒筋通络、松解粘连、理筋整复等作用。

4. 适应证　主治肩关节周围炎、腰椎间盘突出症、腰椎小关节紊乱症、腰肌劳损等病证。

按揉法

术者以指、掌、大鱼际或肘尖同时做按法、揉法操作的复合手法，称为按揉法。根据施术部位的不同可分为指按揉法、叠指按揉法、掌按揉法、叠掌按揉法、掌根按揉法、大鱼际按揉法和肘按揉法。

【操作规范】

术手以指、掌、掌根、大鱼际或肘尖，由轻渐重、由浅而深地向下按压治疗部位的同时，带动受术部位的皮肤做小幅度的环旋揉动，待得气后再按揉 3～10 秒钟，然后边按边揉由深层返回至浅层，如此反复操作（图 6 -8）。

【动作要领】

1. 施术时，环旋揉动的幅度宜小而匀速，使作用力深透而集中。

2. 本法作用力重实而缓和，刺激量宜控制在轻度至重度之间，不宜过重，以受术者能够耐受为度。

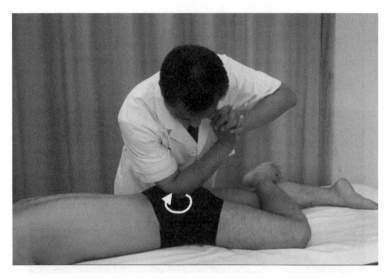

图6-8　按揉法

【手法实训】

1. 按揉穴位　①于风府或风池或合谷穴，练习单指按揉法；②于腰眼或足三里穴，练习叠指按揉法；③于中脘或神阙穴，练习掌按揉法；④于肾俞或八髎穴，练习叠掌按揉法；⑤于臀中或伏兔穴，练习掌根按揉法；⑥于下关或颊车穴，练习大鱼际按揉法；⑦于环跳或腰骶部夹脊穴，练习肘按揉法。

2. 按揉经络　①沿背腰部及下肢部膀胱经进行掌按揉法走线练习；②沿腹部任脉、足少阴肾经及足阳明胃经进行指按揉法走线练习。

【临床应用】

1. 力学特点　本法兼有按法之深透及揉法之柔和的作用特点。临征应用时，刚柔相济、上下进退、回旋徐疾可辨证调控，随症应变，是指针疗法的主治手法。

2. 适用部位　全身经穴、头面部、腹部、腰背部及大腿前、外、后侧肌肉丰厚处。

3. 作用　具有调整脏腑、舒筋活络、活血止痛等作用。

4. 适应证　主治内、外、妇、儿及伤科等病证。

掐揉法

术者以拇指指甲同时做掐法与揉法的一种复合手法，称为掐揉法。

【操作规范】

受术者取合适的体位与姿势，术者以拇指指甲在穴位上掐按之后，再做边掐边揉的手法操作（图6-9）。

【动作要领】

1. 本法既有掐法的刺痛效应，又有揉法的柔和之性。故施术时，掐按的力量不宜太重，揉转的幅度宜小而匀速。

2. 重力掐揉时，可在受术部位垫上薄绢，以防掐破皮肤。

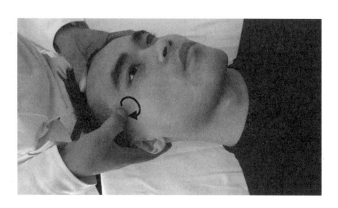

图 6 - 9　掐揉法

【手法实训】

掐揉穴位　①于外劳宫穴练习掐揉法；②于人中、少商或中冲穴练习掐揉法；③于百会、印堂、颊车、四神聪练习掐揉法。

【临床应用】

1. 力学特点　刚中有柔、刚柔相济。

2. 适用部位　成人头面部经穴及小儿手部特定穴。

3. 作用　具有发汗解表、温阳散寒、温经通络、温中止痛、清热散结、开窍醒脑等作用。

4. 适应证　主治头痛、头晕、惊厥、小儿腹痛、厌食、夜啼等病证。

点揉法

术者以指、指节、肘尖同时做点法与揉法的一种复合手法，称为点揉法。根据施术部位的不同，可分为拇指点揉法、指节点揉法、肘尖点揉法。

【操作规范】

术者以指端、指间关节背侧骨突、肘尖在治疗部位做由浅而深的垂直向下重力按压，同时做环旋揉动，直至受术者产生得气感时，继续点揉 3~5 秒钟，然后再慢慢回到起始的位置，如此反复操作（图 6 - 10）。

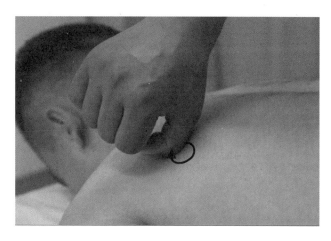

图 6 - 10　点揉法

【动作要领】

1. 本法为重刺激手法，手法操作以受术者能耐受为度，施术时要随时观察受术者的反应。

2. 操作时按点力量可稍大，但揉动的范围宜小，以使作用力重实而集中。

3. 一般每次点揉 1~3 分钟，时间不宜过长。

【手法实训】

1. 拇指点揉法 受术者取合适体位，术者于肩井、天宗、曲池、手三里、居髎、承扶、殷门、承山等穴，练习拇指点揉法。

2. 指节点揉法 受术者取合适体位，术者于腰背部夹脊穴、环跳、居髎、承扶、殷门等穴，练习食指或中指指节点揉法。

3. 肘尖点揉法 受术者取合适体位，术者于腰背部夹脊穴、环跳、居髎、承扶、殷门等穴，练习肘尖点揉法。

【临床应用】

1. 力学特点 刺激强度大，深透性强。

2. 适用部位 全身经穴及腰背、臀、下肢部等肌肉比较丰厚的部位。

3. 作用 具有活血通络、祛风散寒、蠲痹胜湿、以痛止痛等作用。

4. 适应证 主治久痹、陈伤、顽痛、肢体痿软、麻痛及劳损等病证。

四指推法

术者以拇、食、中、无名四指指腹着力，将摆动、按揉与提拿等手法相复合而操作的手法，称为四指推法。

【操作规范】

术者沉肩、垂肘，腕关节自然掌屈，以拇、食、中、无名四指指腹着力于治疗部位。操作时，前臂主动内外节律摆动，带动腕关节和四指做来回摆动式推动；同时，掌指关节主动屈伸，相对用力提拿治疗部位，如此反复操作（图 6 – 11）。

【动作要领】

1. 施术时四指用力均匀柔和，刚柔相济，手法动作连贯而富有节律；可定点操作，也可边推边提拿，缓缓移动。

2. 本法可根据受术部位的不同情况，四指的力量分配和用力方向可随机应变、灵活掌握。

3. 一般在腰背、臀部操作时，应适当增加"推"力而"拿"力次之；在肩部、颈项部及四肢部操作时，则适当增大"拿"力而"推"力次之；在重要穴点或顽痛点操作时，着力指要稍用力向下按压，演变成一指或多指的按揉法或指按法；在条索样组织上操作时，拇指或三指可变化成节律性的弹拨法。

【手法实训】

1. 定点练习 受术者仰卧，术者坐其一侧，在伏兔穴周围做定点四指推法练习。

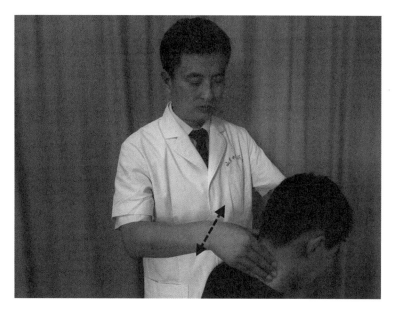

图 6 – 11　四指推法

2. 走线练习　术者和受术者采取合适的体位与姿势，按照操作规范，选择以下部位进行四指推法练习：①于股四头肌处，由下而上、上下往返地做四指推法的走线练习；②于膈俞穴至肾俞穴一线，反复往返做四指推法练习。

【临床应用】

1. 力学特点　柔和深透，柔中有刚，接触面积可大可小，刺激强度可轻可重。

2. 适用部位　全身经穴及个体各个部位。

3. 作用　具有舒筋活络、活血止痛等作用。

4. 适应证　主治各种颈肩腰背与四肢疼痛等病证。

第七章

复式手法

一、概述

复式手法是一种按照具有专用治疗功能的"手法—经穴"推拿处方来进行施术的具有规范化动作结构与操作程序的组合式推拿手法。此类手法多见于明清时期的小儿推拿著作中,古代医家称之为"大手法"或"大手术"等。临床常用的复式手法主要有凤凰展翅、苍龙摆尾、黄蜂入洞、打马过天河、水底捞月、猿猴摘果、飞经走气、按弦走搓摩、摇肘肘、二龙戏珠、赤凤点头、揉脐及龟尾并擦七节骨、按肩井法等。

【手法特点】

1. 专用医疗功能 每一种复式手法由不同的经穴和操作路线构成,故其具有专用的医疗功能。如"按弦走搓摩法"具有理气化痰、健脾消积等作用。

2. 规范化动作结构和操作程序 此类手法操作时,既要按照其固有的操作规范进行施术,又要严格按照其规定的"手法—经穴"操作程序依次进行施术。

3. 冠有特定名称 每一种复式手法都冠有一个特定的名称。如"苍龙摆尾"是根据动作形式的形象而命名;"运土入水"是根据受术部位的名称和手法命名;"总收法"是根据手法的功用而命名。

【操作要领】

1. 施术时,先后次序要分明,手法之间的配合与衔接要流畅。
2. 所选定的经络某段路线、穴位连线及部位区域的组合,先后排列要清晰。
3. 操作时,往往还有一些动作的配合,如边推边用口吹气等,以起到与手法的协同作用。
4. 有些复式手法配合运动关节类手法,由于小儿肢体柔弱,施术时要注意运动关节类手法的应用要自然流畅,切忌暴力。

二、常用复式手法

凤凰展翅

凤凰展翅

【操作规范】

患儿取坐位,术者以两手食、中二指固定患儿的腕部,使其掌背朝上,同时以两手拇指掐其精宁、威灵二穴，并上下摇动如凤凰展翅之状（图7-1）。

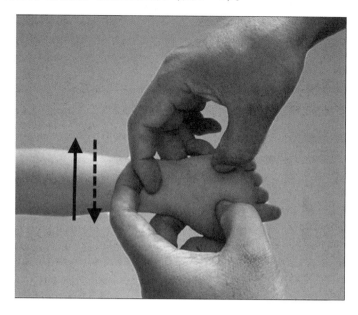

图 7-1　凤凰展翅

【动作要领】

1. 操作时用力要适当，防止牵拉过度而损伤患儿腕关节。
2. 掐压穴位时，以患儿耐受为度。
3. 一般摇 20～50 遍。

【手法实训】

凤凰展翅　术者和受术者采取合适的体位与姿势，按照操作规范，反复练习，达到手法娴熟，动作灵活。

【临床应用】

本法具有救暴亡、舒喘胀、除噎、定惊等作用。常用于治疗感冒引起的发热、腹胀、食欲不振、呕逆等病证。

苍龙摆尾

苍龙摆尾

【操作规范】

患儿取坐位，术者以左手托握其肘部，右手握其食、中、无名、小指左右摇动，如摆尾之状（图7-2）。

【动作要领】

1. 操作时用力要适当，防止牵拉过度而损伤患儿腕关节。
2. 左手要托握肘肘，以防滑落。
3. 一般摇 20～30 遍。

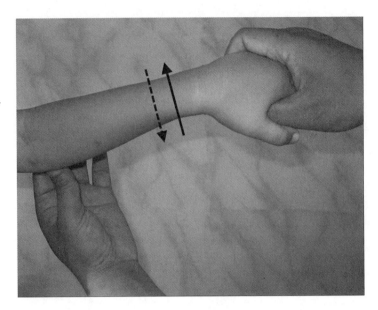

图 7-2 苍龙摆尾

【手法实训】

苍龙摆尾 术者和受术者采取合适的体位与姿势，按照操作规范，反复练习，达到手法娴熟，动作灵活。

【临床应用】

本法具有退热、开胸、通便等作用。常用于治疗胸闷发热、躁动不安、大便秘结等病证。

黄蜂入洞

黄蜂入洞

【操作规范】

患儿取坐位，术者以左手扶其枕后部，右手食、中二指轻入患儿两鼻孔上下轻揉之（图7-3）。

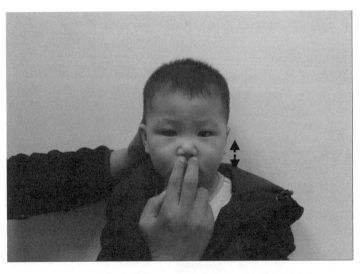

图 7-3 黄蜂入洞

【动作要领】

1. 操作时，用力要均匀、柔和、缓慢。
2. 一般揉动 50～100 遍。

【手法实训】

黄蜂入洞 术者和受术者采取合适的体位与姿势，按照操作规范，反复练习，达到手法娴熟，动作灵活。

【临床应用】

本法具有发汗解表、宣肺通窍等作用。常用于治疗外感风寒、发热无汗、鼻塞流涕及急慢性鼻炎等病证。

打马过天河

打马过天河

【操作规范】

患儿取坐位或仰卧位，或由家长抱坐怀中。术者面对患儿取坐位，用左手握住患儿四指，掌心向上，用右手中指面运内劳宫［图 7-4（1）］，再用食、中二指沾凉开水沿内关、间使、循天河向上一起一落弹打至肘弯洪池处，边弹打边用口吹凉气随之［图 7-4（2）］。

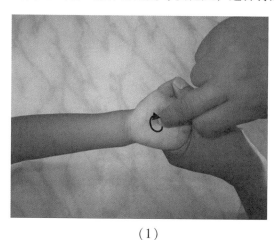
（1）

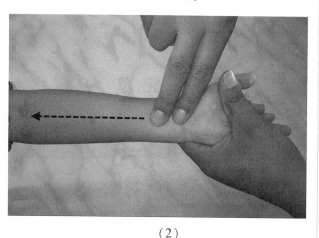
（2）

图 7-4 打马过天河

【动作要领】

1. 术者以指腹有节律的反复弹打天河水，用力应轻巧柔和。
2. 一般操作 10～20 遍。

【手法实训】

打马过天河 术者和受术者采取合适的体位与姿势，按照操作规范，反复练习，达到手法娴熟，动作灵活。

水底捞明月

【临床应用】

本法具有清热解毒凉血、行气活血通络等作用。常用于治疗高热烦躁、神昏谵语、上肢麻木、惊风、抽搐等实热病证。

水底捞月

【操作规范】

患儿取坐位，术者先以左手持患儿四指，再以右手食、中二指固定患儿拇指，然后以拇指自患儿小指尖沿小鱼际边缘，推至小天心处，再转入内劳宫穴处为一遍（图7-5）。

【动作要领】

1. 操作时用力应均匀柔和，推动路线应准确到位。
2. 每次操作30~50遍。

【手法实训】

水底捞月　术者和受术者采取合适的体位与姿势，按照操作规范，反复练习，达到手法娴熟，动作灵活。

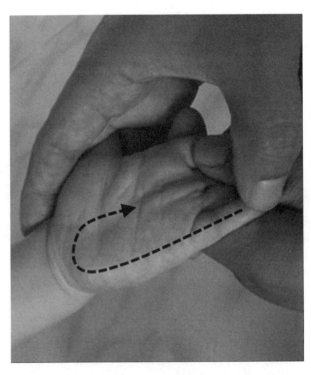

图7-5　水底捞月

【临床应用】

本法大凉，具有清心、退热、泻火等作用。常用于治疗一切高热神昏、热入营血、烦躁不安、便秘等实热病证。

猿猴摘果

【操作规范】

患儿取坐位，术者以两手食、中二指夹住其两耳尖向上提拉 10 ~ 20 次［图 7 - 6 （1）］，再用拇、食二指捏住两耳垂向下扯拉 10 ~ 20 次，如猿猴摘果之状［图 7 - 6 （2）］。

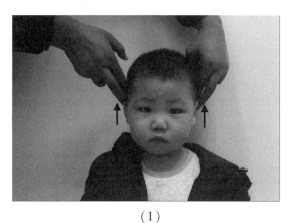

（1）

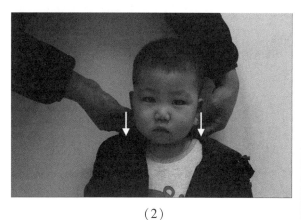

（2）

图 7 - 6　猿猴摘果

【动作要领】

1. 施术时提拉、扯拉动作应柔和轻巧。
2. 向上提拉、向下扯拉各 10 ~ 20 次。

【手法实训】

猿猴摘果　术者和受术者采取合适的体位与姿势，按照操作规范，反复练习，达到手法娴熟，动作灵活。

【临床应用】

本法具有定惊悸、除寒积等作用。常用于治疗寒热往来、疟疾、痰痞、食积痞闷、惊悸怔忡等病证。

飞经走气

【操作规范】

术者先用右手捭住患儿左手四指，再用左于四指，从曲池起，按之、跳之，全总筋穴数次［图 7 - 7 （1）］；再以左手拇、食二指拿住患儿之阴池、阳池二穴不动，然后右手将患儿左手四指向内向外一屈一伸，连续操作［图 7 - 7 （2）］。

【动作要领】

1. 操作时用力轻巧，动作协调连贯。
2. 每次操作 20 ~ 50 遍。

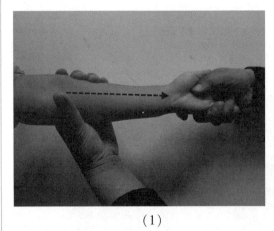
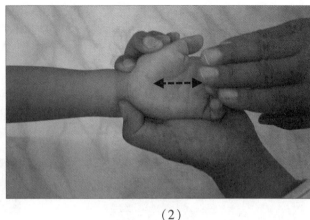

（1） （2）

图 7 - 7 飞经走气

【手法实训】

飞经走气 术者和受术者采取合适的体位与姿势，按照操作规范，反复练习，达到手法娴熟，动作灵活。

【临床应用】

本法具有行一身之气、清肺、化痰等作用。多用于治疗失音、咽痛、咳喘、外感风寒等病证。

按弦走搓摩

按弦走搓摩

【操作规范】

患儿家长抱其于怀中，或令较大患儿两手叉搭在两肩上，术者以两掌从患儿两胁搓摩至肚角处（图 7 - 8）。

【动作要领】

1. 操作时双手动作配合协调，快搓慢移。
2. 自上而下单向搓摩 50 ~ 100 遍。
3. 右侧用力较左侧为轻，以防损伤肝脏。

【手法实训】

按弦走搓摩 术者和受术者采取合适的体位与姿势，按照操作规范，反复练习，达到手法娴熟，动作灵活。

【临床应用】

本法具有顺气、化痰、除胸闷、开积聚等作用。常用于治疗咳嗽气喘、痰涎壅盛、食积等病证。

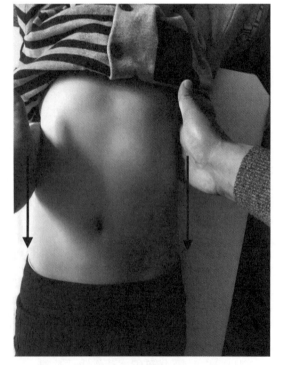

图 7 - 8 按弦走搓摩

摇䏐肘

【操作规范】

术者以左手拇、食、中三指托住患儿左侧䏐肘，再以右手拇食二指叉入其虎口，同时用中指按定其天门穴（小鱼际处），使掌心向下，然后屈伸患儿腕关节，上下摇之（图7-9）。

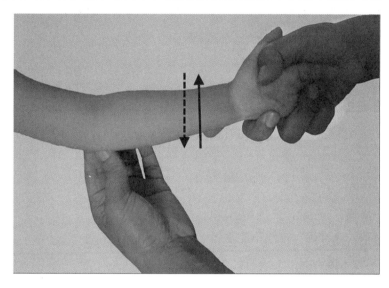

图7-9　摇䏐肘

【动作要领】

1. 操作时，按摇结合，动作均匀、和缓、协调。
2. 每次操作20~30遍。

【手法实训】

摇䏐肘　术者和受术者采取合适的体位与姿势，按照操作规范，反复练习，达到手法娴熟，动作灵活。

【临床应用】

本法具有顺气和血、通经活络等作用。常用于治疗痞块、积滞等病证。

二龙戏珠

【操作规范】

术者以左手持握患儿之手，使掌心向上，前臂伸直，右手食、中二指自患儿总筋穴起，以两指端交互向前按之，直至曲泽穴为止（图7-10）。

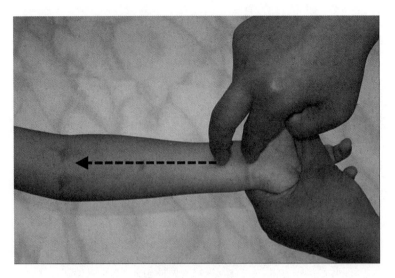

图7-10 二龙戏珠

【动作要领】

1. 操作时双手协调，节律均匀，轻快柔和。

2. 术者操作时取穴应准确，走线不能歪斜。

3. 一般操作20~30遍。

【手法实训】

二龙戏珠 术者和受术者采取合适的体位与姿势，按照操作规范，反复练习，达到手法娴熟，动作灵活。

【临床应用】

本法具有镇惊定痉、调和气血等作用。用于治疗寒热不和、四肢抽搐、惊厥等病证。

赤凤点头

赤凤点头

【操作规范】

患儿取坐位，术者以左手托住其左侧肘，右手拇、食二指捏住其中指上下摇之，如赤凤点头之状（图7-11）。

【动作要领】

1. 操作时两手配合协调，摇中指宜和缓平稳，用力宜轻柔。

2. 每次操作20~30遍。

【手法实训】

赤凤点头 术者和受术者采取合适的体位

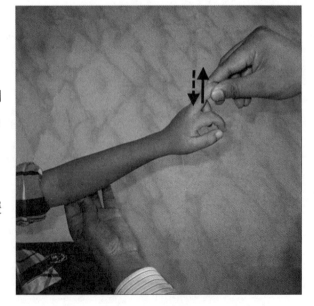

图7-11 赤凤点头

与姿势，按照操作规范，反复练习，达到手法娴熟、动作灵活。

【临床应用】

本法具有消鼓胀、定喘息、通关顺气、补血宁心等作用。常用于治疗胸胁胀满、寒热往来、喘息气短、腹胀、腹痛等病证。

揉脐及龟尾并擦七节骨

揉脐及龟尾并擦七节骨

【操作规范】

患儿仰卧位，术者坐其身旁，用一手手掌或食、中、无名三指指面着力揉脐，另一手用中指指面揉龟尾穴［图7－12（1）］；再令患儿俯卧，用拇指罗纹面或食、中二指指面推擦七节骨，推上为补，推下为泻［图7－12（2）］。

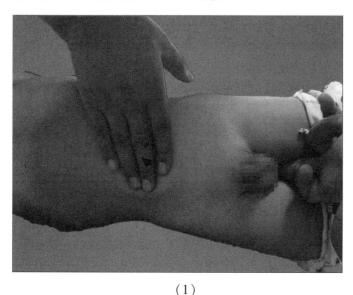
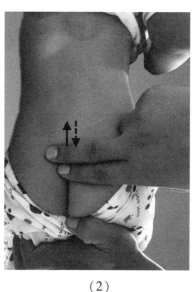

（1）　　　　　　　　　　　　　　　　（2）

图7－12　揉脐及龟尾并擦七节骨

【动作要领】

1. 操作时应注意先后次序，沿七节骨做上下推擦时应配合介质，以免损伤患儿皮肤。
2. 每次操作100～300遍。

【手法实训】

揉脐及龟尾并擦七节骨　术者和受术者采取合适的体位与姿势，按照操作规范，反复练习，达到手法娴熟、动作灵活。

【临床应用】

本法具有通调任督二脉、调理肠腑、止泻导滞等作用；推上七节骨为补，能温阳止泻；推下七节骨为泻，能泄热通便。常用于治疗泄泻、痢疾、便秘等病证。

按肩井

按肩井法

【操作规范】

患儿取坐位，术者以左手中指掐按患儿左侧肩井穴，再以右手拇、食、中三指紧拿患儿食指和无名指，使患儿之上肢伸直摇之（图7-13）。

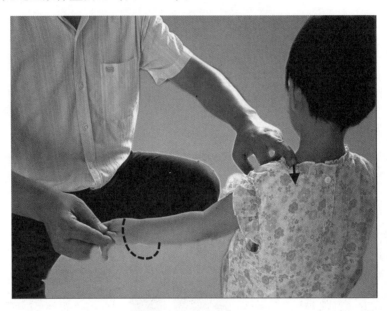

图7-13　按肩井法

【动作要领】

1. 施术时手法宜轻柔缓和，以患儿能够耐受为度，一般在诸手法用毕后用此手法结束，具有关门之意。

2. 每次摇动20~30遍。

【手法实训】

按肩井法　术者和受术者采取合适的体位与姿势，按照操作规范，反复练习，达到手法娴熟、动作灵活。

【临床应用】

本法具有通行一身之气血等作用，诸症推毕，均宜此法收之，故本法又有"总收法"之称。也可在最后仅用双手拿揉肩井代之。

天门入虎口

【操作规范】

术者以拇指桡侧沿患儿拇指尺侧缘推至虎口后再做掐按虎口；或术者以拇指从患儿食指端沿食指桡侧缘经大肠穴推至虎口数次，再掐按虎口（图7-14）。

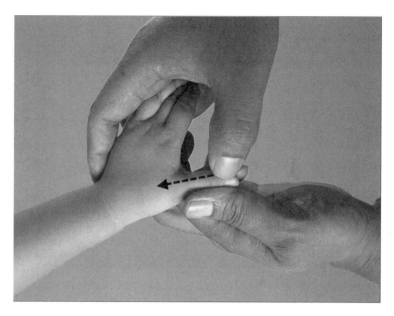

图 7 - 14　天门入虎口

【动作要领】

1. 操作时应配合介质，如滑石粉、葱姜水等，防止擦伤患儿皮肤。

2. 掐按虎口时用力应柔和，掐后加揉，切勿损伤患儿皮肤。

3. 推 30 ~ 50 遍，掐 10 次左右。

【手法实训】

天门入虎口　术者和受术者采取合适的体位与姿势，按照操作规范，反复练习，达到手法娴熟、动作灵活。

【临床应用】

本法具有健脾理气、消食除痞等作用。常用于治疗脾胃虚弱、腹胀、腹痛、腹泻、食积、食少纳呆、面黄肌瘦等病证。

肘肘走气

【操作规范】

患儿取坐位，术者坐其前侧，用左手托其肘肘，右手拿患儿之手摇动，两手配合协调，运摇肘关节（图 7 - 15）。

【动作要领】

1. 操作时用力应轻巧柔和，双手协调运动而有节律性。

2. 每次摇 20 ~ 30 遍。

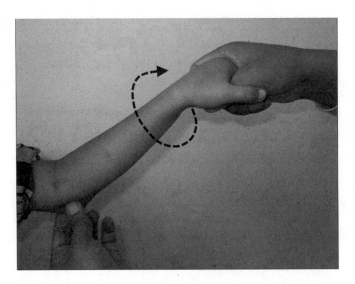

图7-15　肐肘走气

【手法实训】

肐肘走气　术者和受术者采取合适的体位与姿势，按照操作规范，反复练习，达到手法娴熟、动作灵活。

【临床应用】

本法具有行气消滞等作用。常用于治疗痞证。

乌龙摆尾

【操作规范】

患儿仰卧或取坐位，术者坐其前侧，左手拿住其肐肘穴处，右手拇、食二指拿住患儿小指摇动（图7-16）。

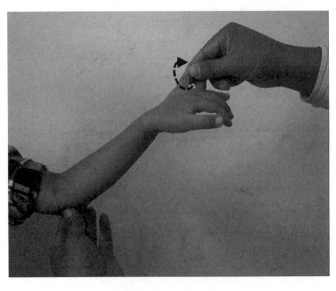

图7-16　乌龙摆尾

【动作要领】

1. 操作时用力应轻巧柔和，防止损伤患儿小指关节。

2. 每次摇动 20~30 遍。

【手法实训】

乌龙摆尾　术者和受术者采取合适的体位与姿势，按照操作规范，反复练习，达到手法娴熟、动作灵活。

【临床应用】

本法具有开闭结、通二便等作用。常用于治疗二便不通等病证。

双龙摆尾

【操作规范】

患儿仰卧或取坐位，术者坐其身前，用左手托住其胕肘穴处，用右手拿住患儿食指与小指，向下扯拉，并同时摇动患儿肘关节，似双龙摆尾之状（图 7 - 17）。

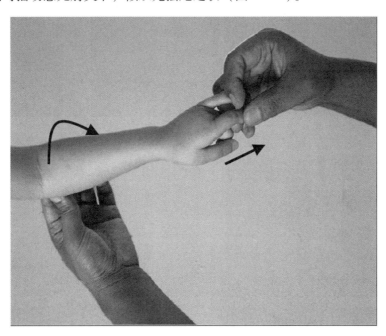

图 7 - 17　双龙摆尾

【动作要领】

1. 操作时用力应柔和，以防损伤患儿指间关节。

2. 每次扯摇 5~10 遍。

【手法实训】

双龙摆尾　术者和受术者采取合适的体位与姿势，按照操作规范，反复练习，达到手法娴熟，动作灵活。

【临床应用】

本法具有行气、开通闭结等作用。常用于治疗气滞、大小便闭结之病证。

开璇玑

【操作规范】

术者先用两手拇指自患儿璇玑穴沿肋骨向两侧分推，并自上而下分推至季肋 ［图 7 - 18 （1）］；再从胸骨下端之鸠尾穴处向下直推至脐部 ［图 7 - 18 （2）］；再以脐为中心用三指或四指顺时针或逆时针摩腹 ［图 7 - 18 （3）］；再从脐部向下直推至小腹部 ［图 7 - 18 （4）］；最后再令患儿俯卧，做推上七节骨 ［图 7 - 18 （5）］。

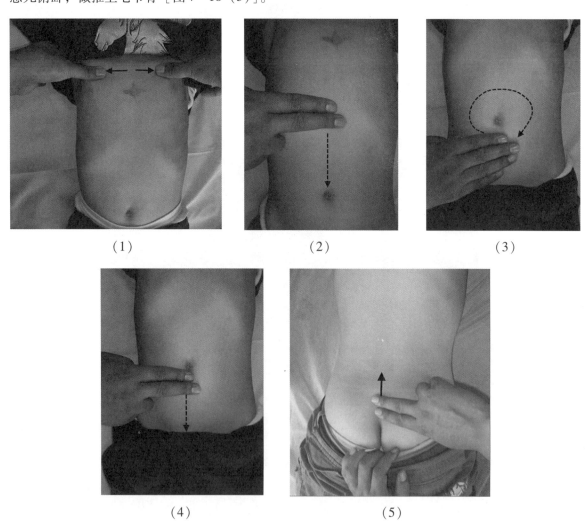

（1）   （2）   （3）

（4）   （5）

图 7 - 18　开璇玑

【动作要领】

1. 本法包括了分推璇玑、膻中，直推中脘，摩脐、腹，直推小腹，推上七节骨 5 个操作步骤，并依次有序操作。

2. 操作时，要搓热双手，避风寒，室内温度适宜。

3. 上述各法操作 50～100 遍。

【手法实训】

开璇玑　术者和受术者采取合适的体位与姿势，按照操作规范，反复练习，达到手法娴熟，动作灵活。

【临床应用】

本法具有宣通气机、消食化痰等作用。常用于治疗痰闭胸闷、咳喘气促、食积、腹胀、腹痛、呕吐、泄泻、外感发热、神昏惊搐等病证。

实训篇

第八章

推拿手法实训教学方法与评价考核

第一节　推拿手法实训方法

推拿手法实训方法主要包括米袋实训、人体单个手法实训、人体各部手法综合实训及常见病推拿操作常规综合实训四个阶段。每个实训阶段都有各自的具体要求。

一、米袋实训

1. 米袋制作　先缝制一个长 25cm、宽 16cm 的布袋，内装 4/5 的优质粳米，然后将口袋缝合，外面再做一耐磨的布质外套，布套的一端留有带线绳的扎口（图 8–1）。开始练习时，米袋可扎得紧一些，以后逐渐放松。

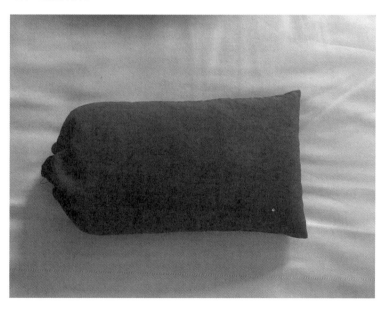

图 8–1　米袋

在米袋上进行手法基本动作练习，是初学者必须进行的基本功训练。除运动关节类手法外，几乎所有手法都可在米袋上进行练习，如一指禅推法（图 8–2）、滚法（图 8–3）和大鱼际揉法等必须先在米袋上练习，再过渡到人体练习。

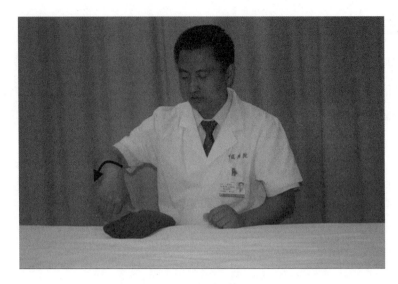

图 8 – 2　一指禅推法

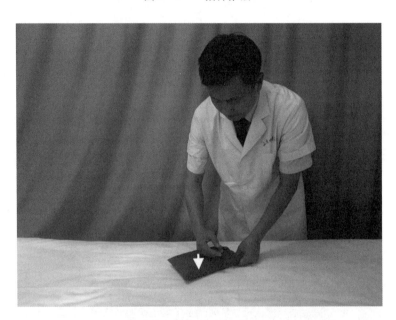

图 8 – 3　滚法

2. 实训方法

（1）定点实训　米袋练习的初级阶段，一般先练习各种手法的定点操作能力，即所谓手法的"定力"与"吸定"功夫。

（2）走线实训　术者应沿米袋的纵轴线，往返缓慢移动练习，为以后在人体进行"循经络，推穴道"的操作技术奠定基础。

3. 实训要求

（1）动作规范　从预备姿势到动作姿势，按照手法的操作规范进行严格训练。开始练习的重点应放在"动作是否规范准确"这一环节上，不要急于加力。通过一段时间的实训，使手法动作规范，操作熟练。

（2）强度训练　在手法动作练习准确后，后期的米袋练习主要是进行强度训练，要逐渐延长每次手法的练习时间，并增加手法的练习力度，使手法达到持久、有力。经过一段时间的米袋练习，基本掌握手法操作规范并具有一定的臂力、腕力、指力后，即可进入人体练习。

（3）交替练习　要在米袋上进行左、右手交替练习，使双手都能熟练掌握各种手法的操作规范。

二、人体单个手法实训

1. 实训方法　本阶段主要是术者按照手法的操作规范与要领，在其所作用的人体特定部位上进行单个手法的定点或走线练习。具体实训方法见技能篇中每个手法所附的"手法实训"内容。

2. 实训要求　重点掌握每一种手法适合在人体不同部位的操作方法，反复练习，达到"形神兼备"的技术要求。

三、人体各部手法综合实训

1. 实训方法　本阶段主要是术者选择适合人体各部位操作的多个手法，按一定的路线与次序，编排组合成一组手法操作常规套路进行综合实训练习。

2. 实训要求　掌握不同手法在人体某一个部位的组方规律及操作程序，重点练习各种手法的操作连贯有序。

四、常见病推拿操作常规综合实训

1. 实训方法　本阶段的手法实训主要是根据临床常见病（腰椎间盘突出症、颈椎病、肩周炎等）的推拿操作常规，逐一进行练习。通过模拟练习，不但能使学生比较熟练地掌握各种常见病的推拿操作常规，学到一般人体练习阶段中没有涉及的、治疗各种疾病时专用的特殊手法，还可以使其初步掌握推拿临床辨证取穴和运用手法的组方规律。因此，这是学生正式进入临床之前的一个十分重要的手法实训阶段。

2. 实训要求

（1）学会辨证选择软组织类手法进行练习。如按法、揉法、擦法、滚法、推法、摩法和拿法等。

（2）学会在阿是穴或者有结节、条索状等病理改变处进行弹拨、点按、颤按及缠法等手法的实训练习。

（3）学会辨证选择适宜的骨关节类手法进行练习。如摇法、扳法、背法、拔伸法等，纠正"筋出槽、骨错缝"，恢复关节组织的灵活性、协调性及生理活动范围。

第二节　推拿手法实训教学法

一、一示二练三纠"形神"实训教学法

"形神"实训教学法是推拿手法教学常用的实训教学法，主要分为以下五个步骤。

1. 教师示范　是推拿手法操作规范形成的起始阶段，是学习手法操作的关键阶段。学生通过观察教师的手法示范，初步了解推拿手法的动力学特征和运动学特征。具体地说，此阶段主要是让学生了解"怎样发力做手法"和"怎么做手法"。如学习一指禅推法，教师要从预备姿势、操作规范、动作要领等三个方面进行讲解、示范（图8-4），以便学生模仿练习。

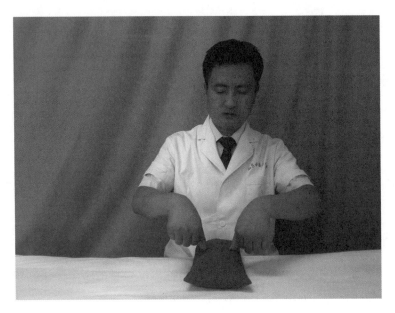

图 8 - 4　教师示范

2. 学生模仿练习　教师手法示范结束之后，学生开始模仿练习，反复临摹教师手法的外形并仔细体会其动作要领，逐步达到"与师形似"（图 8 - 5）。如一指禅推法可分三个步骤进行模仿练习：①术者取端坐位；②沉肩、垂肘、悬腕、掌虚、指实；③以肱三头肌、肱二头肌交替发力，使肘关节屈伸带动前臂，前臂带腕，腕带拇指做往复的内外屈伸摆动。学生在此阶段的练习虽然枯燥乏味，但却极其重要，是手法操作外形的最初建立阶段，需要潜心练习，切忌浮躁。

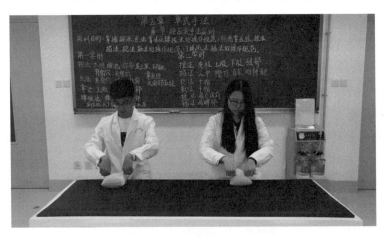

图 8 - 5　学生模仿练习

3. 手法纠错　学生模仿教师手法操作时，动作容易显得紧张忙乱、呆板而不协调，难以觉察自己动作的全部情况，不易发现错误。因此，手法实训时教师要给予及时、合理的反馈，及时、详细地告知学生练习的正确和错误情况，加强对学生手法练习的指导，并帮助学生分析手法操作错误的原因及改进方法，以提高手法的教学效果（图 8 - 6）。

4. 学生再练习　通过教师对学生手法练习的纠错，学生应再纠正，再练习，逐步形成一个正确的手法动作外形。如一指禅推法的练习具有很高的技术要求，要求学生按照循序渐进、持之以恒的原则，反复练习，反复纠错，再反复练习，才能达到一指禅推法的基本技术要求（图 8 - 7）。

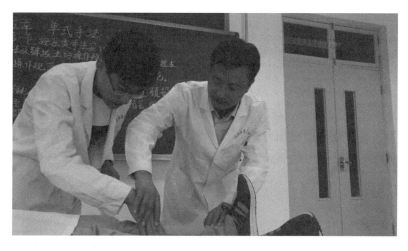

图 8-6　手法纠错

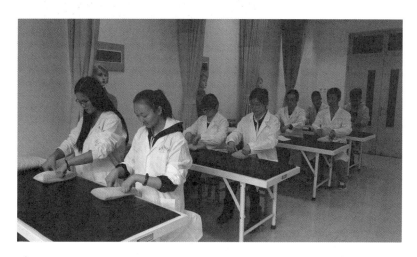

图 8-7　学生再练习

5. 形神兼备　该阶段是手法实训的最高境界，是指学生在掌握手法基本操作规范的基础上，必须达到意念、外形、力量的协调统一。学生可通过有步骤、循序渐进及持之以恒的科学训练，达到手法外形、力量和技巧的完美结合。同时，学生之间可互为模特，互相练习，互相体验，互相反馈，最终达到手随心转，法从手出，形神兼备（图 8-8）。

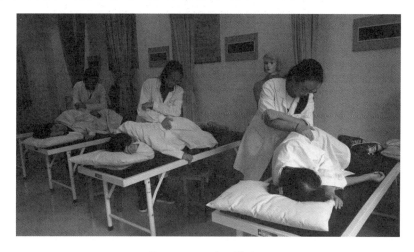

图 8-8　手法形神练习

二、运动生物力学实训教学法

手法运动生物力学是研究推拿手法操作规范及力学规律的科学。应用推拿手法力学信息测定仪（图8-9）对提高手法实训教学质量及技能考核水平具有重要意义。由于手法的力学波形曲线是由特定手法动作所决定的，其反映的是手法操作所产生的"动力构型"。因此，通过与名家或教师的手法力学波形曲线进行对比分析（图8-10），可判断学生手法操作是否正确，并改进实训方案。同时，通过该手法力学信息测定仪也可对学生的手法技能水平进行终末考核。

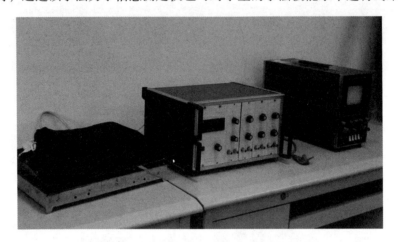

图8-9 TDL-I型推拿手法力学信息测定仪

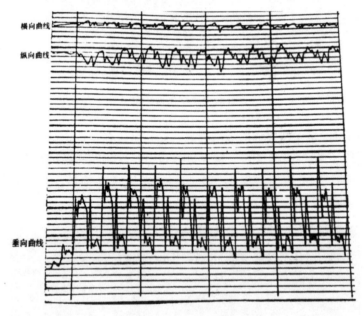

周期:41秒;频率:146次/分;垂直强度:6千克力;垂直上升角87°;纵向前冲力:1千克力稍弱。

图8-10 擦法动态曲线图

三、问题式实训教学法

问题式实训教学法强调把学习置于复杂的、有意义的问题情境中，通过让学习者以小组合作的形式共同解决复杂的、实际的或真实性的问题，来学习隐含于问题背后的科学知识，以促进他们解决问题、自主学习和终身学习能力的发展。该教学法应用于推拿手法实训教学中具有重要的教学价值。其操作流程包含教师备课、教学实施和总结评价三个阶段。

1. 教师备课　①确定问题：问题是 PBL 的起点和焦点。问题的产生可以是学生自己在生活中发现的有意义、需要解决的实际问题，也可以是在教师的帮助指导下发现的问题，还可以是教师根据实际生活问题、学生认知水平、学习内容等相关方面提出的问题。如"按"和"摩"是来源于生活的手法，是人类的本能，经过实践经验提高上升到"按法""摩法"，成为推拿临床常用的两大手法。②提供丰富的教学资源：教学资源是实施 PBL 的根本保障。随着网络课程、精品课程体系的建设，教师可以利用网络课程为学生解决问题提供丰富的教学资源。③对学习成果提出要求：给学生提供一个明确的目标和必须达到的标准。

2. 教学实施　①学生分组：学生分组后，要让每个小组清楚地知道在手法实训时自己所要承担的任务、手法实训项目所要达到的目标。②创设问题情境、呈现问题：在常见病操作常规实训教学时，可模拟临床某种疾病，请同学充当患者，先由老师操作示范，学生按照要求，一步步模拟操作，与老师操作情境相合。但学生不能过分依赖于教师的讲授，应善于利用各种学习资源，培养发现问题、解决问题的能力。

3. 总结评价　学生实训项目操作结束后，教师对一些共同性或争议性大的疑难问题进行详细分析点拨，总结归纳其重点和难点，最终获得每个问题的圆满答案。如对颈椎病基本操作常规实训结束后，教师应对术者体位、受术者体位、重点手法、操作顺序及关键手法的动作要领进行重点演示讲解，让学生总结评价自己的学习效果。

四、视频网络实训教学法

随着医学教学模式的转变以及现代教学技术的不断成熟，信息技术在医学教学中扮演着越来越重要的角色。视频网络实训教学法利用计算机多媒体的可显、可动、可视、可听、可模拟的功能，同时基于计算机的人机交互对话方式、网络特性、超文本特性等特点，可以把推拿手法教学中大量枯燥、难懂的文字和抽象的基础理论及操作技能等由静态变成动态，由抽象变成具体，由平面变为立体，使学生的思维清晰，学习时一目了然，激发学生的兴趣和求知欲。如在讲授一指禅推法时，学生对"沉肩、垂肘、悬腕、掌虚、指实"的要点难以真正理解，手法操作不到位，影响了一指禅推法的教学效果。应用多媒体教学就可以清楚地用动画显示手法的着力点、方向、力度、频率及动作要领，从而加强学生的感官刺激，提高学习效果。

第三节　推拿手法操作技能评价考核

一、推拿手法操作技能评价内容与方法

（一）评价内容

推拿手法实训结束后应对手法优劣进行考核评价。手法实训考核包括"形""神"两个方面的内容。"形"是指手法的运动学和动力学特征，主要包括时间、力量、速度、幅度、频率等；"神"是指手法符合基本技术要求，如软组织类手法操作应做到"持久""有力""均匀""柔和""深透"十字要领；骨关节类手法应做到"稳""准""巧""快"四字要领。

（二）常用评价方法

推拿手法操作技能常用的评价方法有目测法、体测法和机测法。目测法注重测试手法的动作

外形，即测"形"；体测法注重测试手法操作的整体感受，即测"神"；机测法注重客观测试手法操作的波形、频率、力量、幅度等运动学和动力学特征。三种评价方法均有各自的优缺点，建议在考核中配合使用。

1. 目测评价法　考核人员通过眼睛直接观测考生手法动作的基本姿势、幅度、速度、频率、发力部位及运动轨迹等手法动作外形，评价手法操作是否规范。该法侧重于手法的运动学和动力学特征，具有直观性、易操作性和评价人数多的特点，成为目前最常用的手法操作技能考核方法。

2. 体测评价法　考核人员通过体验考生所做手法的整体感受，评价手法是否符合基本技术要求。考核时，重点体验手法的施术部位、操作要领、动作技巧、力量大小及舒适程度等。此法能从主观上评价手法操作的整体效应，或是否符合手法的基本技术要求。该评价方法能真实反映考生的手法技能水平，比较贴近临床，亦是比较常用的手法操作技能考核方法。

3. 机测评价法　推拿手法教学训练系统（图8-11）可以同步测定、显示并记录推拿手法操作时在垂直、纵向、横向3个方向上的力及旋转力矩的大小、频率、动态波形曲线等力学参数，以了解手法的力量大小、方向及其传递形式，并做出运动学分析。通过该仪器可记录考生操作时显示的一指禅推法动态曲线图（图8-12），然后与手法名家或教师的操作波形曲线图进行比对，评价学生的推拿手法技能水平。若考生的波形曲线与标准波形曲线越相似或越接近，表明手法操作技能水平越好。此法能客观反映学生的手法力度、频率及波幅等技术参数，是评价考生手法操作是否规范的重要方法之一。但因目前推拿手法教学训练系统不够完善等原因，一般仅作为考核方法的补充。

总之，目测评价法和体测评价法均为主观测试法，此两法分别从手法的"形"、"神"两个方面对手法进行考核，通过考核人员的眼观和亲身感受来评定学生手法操作技能水平，实用性较强。机测评价法为客观测试法，此法对于手法操作的正确与否提供了一种较为客观的测试手段。但机测法目前仅限于一指禅推法、㨰法、滚法、揉法、推法、摩法、振法、按法等手法，且由于手法测试仪设计还不够完善，测试结果误差较大，故目前一般只作为手法评价的参考和补充。

除上述考核方法外，还有同学之间的角色互换考核、标准化病人及真实患者身上操作考核等考核方法。因同学对手法操作规范理解的差异及标准化病人和患者来源受限，这些考核评价法并不常用。

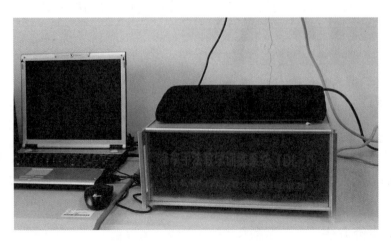

图 8-11　推拿手法教学训练系统

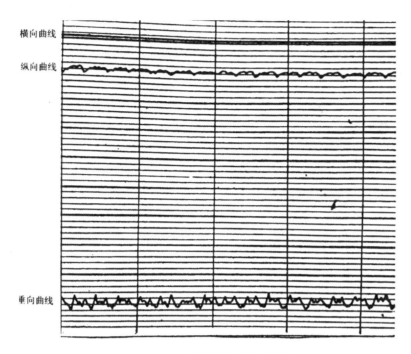

图 8 - 12　一指禅推法动态曲线图

二、推拿手法操作技能考核方法

（一）单个手法操作技能考核

主要从准备工作、体位姿势、操作规范、动作要领及熟练程度等五个方面对单个手法进行考核。

1. 准备工作

（1）器具准备　包括查验推拿手法试题卡，检查推拿用具及用品是否完备，推拿室地面是否干净卫生，室内光线是否适宜，室内空气是否流通，温度、湿度是否适宜等。

（2）自身准备　包括个人卫生、着装等。

（3）模特准备　指导模特排空大小便、脱下外套、取下皮带、卡片和钥匙扣等硬物，选择合适体位，方便手法操作。

（4）试题卡随机抽签　在所提供的手法试题卡中随机抽签后等待操作。

2. 体位姿势　根据不同的手法选择合适的体位姿势。其原则是要有利于受术者的身体放松并能保持较长时间，有利于术者手法操作和发力。

3. 操作规范

（1）手法施术部位、发力方式准确。

（2）手法受术部位准确。

（3）动作和体位符合传统操作习惯或者符合临床运用的需要。

（4）动作外形正确，符合手法操作的运动学和动力学特征。

4. 动作要领

（1）达到手法操作的基本技术要求。

（2）达到力量与技巧的结合。

（3）避免手法操作的常见错误。

（4）达到呼吸、体位、动作的完美结合。

5. 熟练程度

（1）手法操作轻松、自然、灵活。

（2）手法用力刚柔相济。

（3）手法动作变换自如，操作流畅。

（4）反应迅速，抽签后能快速理解并操作。

（二）推拿手法综合操作技能考核

主要从准备工作、体位姿势、操作规范、动作要领、熟练程度、手法协调配合及操作有序七个方面进行考核。

1. 准备工作

（1）器具准备　包括查验手法试题卡，检查推拿用具及用品是否完备，推拿室地面是否干净卫生，室内光线是否适宜，室内空气是否流通，温度、湿度是否适宜。

（2）自身准备　包括个人卫生、着装等。

（3）模特准备　指导模特排空大小便、脱下外套、取下皮带、卡片和钥匙扣等硬物，选择合适体位，方便手法操作。

（4）试题卡随机抽签　在所提供的手法试题卡中随机抽签后等待操作。

2. 体位姿势　根据不同手法选择合适的体位与姿势。其原则是有利于受术者的身体放松并能保持较长时间，有利于术者手法操作和发力。

3. 操作规范

（1）手法受术部位的选择和顺序安排合理。

（2）手法操作体位与施术部位安排合理。

（3）手法选择符合具体运用的需要。

（4）手法操作符合基本技术要求，达到娴熟、美观、省力的要求。

（5）开始手法、主治手法和结束手法的选择和搭配合理。

4. 动作要领

（1）根据受术部位不同，选择合适的力量、幅度、频率等。

（2）综合运用手法操作的各种技巧，发挥力学效应和治疗效果。

（3）手法操作要领准确。

（4）整个操作流程达到呼吸、体位、动作的完美结合。

5. 熟练程度

（1）在整个操作中，能够轻松、自然、灵活的操作。

（2）符合手法操作的基本技术要求，能控制好单个手法和整个流程的时间。

（3）手法操作力量、幅度、频率、方向变换自如，操作流畅。

（4）反应迅速，抽签后能快速理解并操作。

6. 动作协调

（1）整个流程操作中手法之间相互交叉运用。

（2）不同部位之间变换自然，未产生滑动或拖动。

（3）不同手法变换自如，未产生停顿或撞击感。

（4）操作中与受术者交流到位，能及时调整手法，动作连贯，手法娴熟。

7. 操作有序

（1）操作程序准确，主次分明。

（2）对手法和部位的安排恰当，主次得当。

（3）手法整体操作动作流畅有序，时间把握准确。

（4）操作完整，整体效果好。

三、推拿手法操作技能考核表

详见附录，表1~4。附录名称如下：

附表1　单式手法操作技能考核手法库

附表2　单式手法操作技能考核评分表（目测及体测法通用）

附表3　人体各部手法综合操作技能考核评分表（目测及体测法通用）

附表4　人体全身手法综合操作技能考核评分表（目测及体测法通用）

第一节　人体各部推拿手法综合实训

在掌握了推拿单式手法的操作规范与动作要领之后，根据人体不同部位的解剖结构和生理特点，必须进行人体各部手法综合实训，才能更好地为推拿临床奠定手法技能基础。因此，人体各部的手法综合实训是推拿手法学与推拿治疗学之间的重要桥梁。

一、人体各部推拿手法综合实训（一）

（一）头面部推拿手法综合实训

【体位】

受术者取仰卧位，术者坐其头侧。

【手法】

推法、抹法、按法、揉法、拘揉法、拿法、拔伸法等。

【实训步骤】

1. 推抹面部　术者以双拇指开天门（即从印堂至神庭用双拇指交替推动），抹前额（上、中、下三条线），抹眉弓，抹眶上缘、眼球、眶下缘，分抹颧髎一线（睛明→迎香→巨髎→颧髎→下关），分抹人中、承浆等穴。操作2～3遍。

2. 按揉穴位　术者按揉睛明、迎香、承泣、四白、巨髎、颧髎、下关、颊车、耳门、听宫、听会、太阳、头维、角孙、率谷等穴。操作2～3遍。

3. 掐揉穴位　术者掐揉攒竹、鱼腰、丝竹空、承泣、四白、巨髎、颧髎、下关、颊车、承浆、人中等穴。操作2～3遍。

4. 推揉颊车　术者先以双拇指自后向前推双侧颊车穴，然后用中指揉颊车穴。操作2～3遍。

5. 按揉耳周发际　术者以双手中指端从前向后按揉两侧耳周发际线。操作2～3遍。

6. 搓掌浴面　术者双掌擦热，然后由上而下、由内而外搓摩面部。操作2～3遍。

7. 分推头部经脉　术者以双拇指分别沿头部督脉、两侧足太阳膀胱经，自前向后进行相反方向的分推。操作 2～3 遍。

8. 点按头部经穴　术者以双手拇指沿头部督脉、两侧足太阳膀胱经自前发际向后分别循经交替点按至头顶部，然后掐揉百会、四神聪穴。操作 2～3 遍。

9. 搔、抹、叩击头部　术者分别沿督脉、足太阳膀胱经搔抓头部，然后掌抹颞侧胆经，再以中指叩击神庭、百会穴，最后以五指尖叩击头部督脉、两侧足太阳膀胱经。操作 2～3 遍。

10. 指擦鼻旁及耳周胆经　术者以双手食指擦鼻旁，然后以双手食、中二指上下擦两侧的耳周胆经。操作 2～3 遍。

11. 扫散胆经　术者以双手扫散颞侧胆经。操作 2～3 遍。

12. 拿五经及项后大筋　术者一手托住枕后，另一手自前向后拿五经，然后沿项后两侧自下而上拿揉项后大筋。操作 2～3 遍。

13. 抹、点项后部　术者以双掌沿大椎至风池穴一线，交替托抹项后部，然后以中指沿大椎至风府一线交替顶抹督脉，最后拘揉风池、风府、天柱穴。操作 2～3 遍。

14. 拔伸、扳动颈椎　术者先做仰卧位颈椎拔伸法，然后做仰卧位颈椎扳法，左右各操作 1 遍，最后拿肩井结束施术。

（二）胸腹部推拿手法综合实训

【体位】

受术者取仰卧位，术者站其体侧。

【手法】

推法、揉法、摩法、擦法、按法、弹拨法等手法。

【实训步骤】

1. 拇指分肋　术者以双手拇指沿锁骨下、肋间隙由上而下、自内而外分推至腋前线，向下分推至肋弓。操作 2～3 遍。

2. 点按胸骨　术者以双拇指沿天突至鸠尾穴一线从上往下进行交替点按。操作 2～3 遍。

3. 大鱼际揉胸骨　术者以大鱼际自天突至鸠尾穴一线进行揉动。操作 2～3 遍。

4. 按揉经穴　术者以拇指按揉中府、云门、缺盆、璇玑、膻中穴。每穴操作 0.5～1 分钟。

5. 横擦胸腹部　术者用掌擦法自锁骨下开始，依次向下横擦胸部（女性除外）、上腹部、小腹部。操作 2～3 遍。

6. 掌推胸骨　术者以掌沿天突→膻中→鸠尾自上而下进行直线推动。操作 2～3 遍。

7. 斜擦胁肋　术者以双掌沿肋间隙方向直线擦动胁肋部。操作 2～3 遍。

8. 搓抹胁肋　术者先以双掌自腋窝至肚脐水平搓摩两胁，然后以双掌自腋窝推抹至肚脐水平。操作 2～3 遍。

9. 分推腹部　术者以双手拇指沿肋弓下缘至脐中，以腹中线为起点，自上而下、由内而外分推腹部。操作 2～3 遍。

10. 摩腹　术者以肚脐为中心顺时针、逆时针摩腹，然后以手掌于上腹部、肚脐、下腹部来回横向摩动，最后用手掌于腹部左右两侧进行斜形摩动。操作 5～10 遍。

11. 点按腹部经穴　术者以双拇指交替依次点按腹部任脉、足少阴肾经、足阳明胃经的经穴，重点点按中脘、天枢、关元、中极等穴。每穴操作 0.5～1 分钟。

12. 弹拨腹部经筋 术者以拇指沿两侧腹直肌、任脉三线弹拨腹部经筋。操作 2～3 遍。

13. 击点腹部经穴 术者以拇、食、中三指或五指捏拢，以腕关节或肘关节为支点，击点中脘、天枢、关元、气海、中极、曲骨等穴。每穴操作 0.5～1 分钟。

14. 推抹腹部 术者以腹中线为起点，以两手掌自内而外、自上而下依次分抹腹部，然后沿两侧腹直肌和腹中线，自上而下推抹腹部。操作 2～3 遍。

（三）上肢部推拿手法综合实训

【体位】

受术者取仰卧位，术者站其体侧。

【手法】

擦法、按法、揉法、弹拨法、拿法、摇法等。

【实训步骤】

1. 擦上肢三线 术者用擦法先从肩前部开始，沿肱二头肌、肘窝、前臂掌侧进行施术；然后沿肱三头肌、前臂背侧进行施术；最后，沿三角肌一线施术。操作 2～3 遍。

2. 拿上肢三线 术者用拿法先沿肱二头肌、前臂尺侧进行施术；然后沿肱三头肌、前臂桡侧进行施术；最后拿三角肌。操作 2～3 遍。

3. 掌揉上肢前侧 受术者肩关节外展，术者用掌揉法于肩前部、肱二头肌、肘窝、前臂掌侧进行施术。操作 2～3 遍。

4. 按揉经穴 术者以拇指分别按揉云门、中府、肩前、肩髃、肩髎、曲池、手三里、外关、合谷、中渚等穴。每穴操作 0.5～1 分钟。

5. 弹拨经穴经筋 术者先以拇指弹拨三角肌后缘、肱二头肌长头和短头肌腱、前臂背伸肌群，然后弹拨天宗、肩贞、肩前、手三里、合谷等穴位处的经筋。操作 3～5 分钟。

6. 摇上肢关节 术者首先做托肘、大幅度摇肩法，然后依次做肘关节摇法、腕关节摇法。操作 2～3 遍。

7. 直擦上肢 术者先以大鱼际分别沿上肢桡侧、尺侧进行直线擦动，然后掌擦前臂掌侧、背侧，局部以透热为度。

8. 搓抖上肢 受术者取上肢外展略伸直位，术者以双掌从上而下搓抖上肢。操作 2～3 遍。

9. 分抹掌部 受术者掌心向上，术者以两手拇指自大陵穴由内向外分抹手掌大小鱼际。操作 2～3 遍。

10. 结束手法 最后捻理十指 2～3 遍，劈十指缝 2～3 遍，掌击拳顶 2～3 遍，结束治疗。

（四）下肢前侧部推拿手法综合实训

【体位】

受术者取仰卧位，术者站其体侧。

【手法】

滚法、揉法、弹拨法、拿法等。

【实训步骤】

1. 滚下肢部　术者用滚法自上而下分别沿下肢的足阳明胃经、足少阳胆经施术。操作 2 ~ 3 遍。

2. 掌揉下肢部　术者先以手掌沿股四头肌进行往返揉动；然后让受术者取屈髋屈膝位，术者以双掌合揉下肢内、外侧。操作 2 ~ 3 遍。

3. 拿下肢部　术者用五指拿法分别拿股四头肌、股内收肌；然后拿同侧下肢的足三阴经与对侧下肢的足三阳经；最后受术者取屈髋屈膝位，术者以食、中、无名三指拘揉腓肠肌。操作 2 ~ 3 遍。

4. 按揉下肢经穴　术者以拇指按揉髀关、伏兔、血海、梁丘、风市、足三里、丰隆、三阴交、绝骨、太溪、解溪、内庭、太冲、涌泉等穴。每穴操作 0.5 ~ 1 分钟。

5. 弹拨经穴经筋　术者以拇指于风市、阳陵泉、丰隆、臀中肌等部位进行弹拨施术。操作 2 ~ 3 遍。

6. 掌推下肢　术者用掌推法沿股前侧或股外侧、小腿前外侧至踝部进行施术。操作 2 ~ 3 遍。

7. 摇下肢关节　受术者取屈膝屈髋位，术者首先摇髋，然后摇膝，最后摇踝关节。操作 2 ~ 3 遍。

8. 掌擦下肢部　术者用掌擦法沿下肢的足少阳胆经与足阳明胃经进行施术，然后两掌合擦膝关节内外侧，均以透热为度。

9. 叩击下肢部　术者先以小鱼际叩击股四头肌，然后以拳尖或手掌叩击下肢足少阳胆经。操作 2 ~ 3 遍。

10. 抖动下肢　术者握住受术者踝部，抖动下肢。操作 3 ~ 5 遍。

（五）项背腰、下肢后侧部推拿手法综合实训

【体位】

受术者取俯卧位，术者站其体侧。

【手法】

滚法、揉法、弹拨法、推法、擦法、拿法、扳法等。

【实训步骤】

1. 拿揉项后大筋　术者以拇指沿项后督脉、两侧足太阳膀胱经三线，自上而下拿揉项后大筋。操作 2 ~ 3 遍。

2. 弹拨项后大筋　术者以拇指弹拨项后大筋，重点于风池、风府、天柱穴以及颈椎横突处、项根部进行施术。操作 2 ~ 3 遍。

3. 滚背腰部　术者用滚法先沿斜方肌、肩胛骨周围、冈下窝往返施术，然后沿背腰部足太阳膀胱经往返施术。操作 2 ~ 3 遍。

4. 擦下肢部　术者用擦法先沿下肢足太阳膀胱经往返施术，然后沿下肢外侧足少阳胆经往返施术。操作 2~3 遍。

5. 按揉背腰下肢部　术者用按揉法沿背腰、下肢部的足太阳膀胱经往返施术。操作 2~3 遍。

6. 弹拨背腰下肢部　术者用拇指弹拨法先沿斜方肌、肩胛骨内缘、冈下窝进行施术；然后沿背腰下肢部的足太阳膀胱经进行弹拨施术；最后沿下肢足少阳胆经进行弹拨施术。重点弹拨斜方肌、肩胛骨内缘、冈下肌、第三腰椎横突处、臀中肌、阔筋膜张肌、腓骨长短肌等部位。操作 2~3 遍。

7. 点按经穴　术者先以拇指依次点按肩井、天宗、肾俞、居髎、风市、委中、承山、太溪、昆仑等穴，然后肘点背腰夹脊穴、环跳、秩边、承扶、殷门等穴。每穴操作 0.5~1 分钟。

8. 拿背腰及下肢部　术者自上而下依次拿肩井、拿腰肌、拿下肢后侧至足跟。操作 2~3 遍。

9. 整复胸腰椎　术者用胸椎扳法、侧卧位腰椎旋转扳法于胸腰部进行施术。各操作 1 遍。

10. 推背腰下肢部　术者先用掌推法沿背腰、下肢部的足太阳膀胱经进行施术，然后用刨推法于胁肋部及下肢部进行施术。操作 2~3 遍。

11. 叩击背腰下肢部　术者用小鱼际击法横向叩击背腰、下肢部足太阳膀胱经，然后用拳尖击法于下肢足太阳膀胱经施术，最后以拳背叩击大椎、八髎穴。操作 2~3 遍。

12. 擦背腰下肢部　术者先以手掌横擦上背部，然后以小鱼际竖擦督脉及两侧足太阳膀胱经，最后以手掌横擦腰骶部、竖擦下肢足太阳膀胱经。均以透热为度。

13. 拍背腰下肢部　术者以虚掌自上而下竖拍双侧足太阳膀胱经、督脉三线，然后竖拍下肢足太阳膀胱经，最后横拍腰骶部。操作 2~3 遍。

二、人体各部推拿手法综合实训（二）

（一）头面、颈项部推拿手法综合实训

【体位】

受术者取正坐或仰卧位，术者站其侧前方或坐于头侧。

【手法】

一指禅偏峰推法、拇指揉法、大鱼际揉法、抹法、擦法、拿法、扫散法、颈椎摇法及扳法等手法。

【实训步骤】

1. 受术者仰卧，术者坐于头侧，用一指禅偏峰推法、大鱼际揉法、拇指揉法沿印堂、神庭往返操作 2~3 遍。

2. 术者以一指禅偏峰推法、大鱼际揉法、拇指揉法沿印堂→阳白→瞳子髎→太阳→头维一线往返操作。操作 2~3 遍。

3. 术者以一指禅偏峰推法、拇指揉法自印堂→攒竹→眶上缘→眶下缘→睛明，左右相接，呈横"∞"字形操作练习。操作 2~3 遍。

4. 术者以一指禅偏峰推法、拇指揉法沿印堂→左睛明→左鼻旁→迎香→颧髎→下关→听宫→颊车→大迎→承浆→地仓→人中绕唇操作 1 周，右侧亦然。操作 2~3 遍。

5. 术者以一指禅偏峰推法、拇指揉法或大鱼际揉法，沿印堂→神庭→上星→百会，往返操作 2~3 遍。

6. 术者以两手分抹前额（先自印堂→鱼腰→瞳子髎，再沿额中→阳白→太阳，最后自神庭→头维），然后分推眉弓、按点睛明、分抹双睛、分推鼻旁迎香、分人中、分承浆。操作 2~3 遍。

7. 受术者取坐位，术者站其后方，㨰摇颈项部（自枕骨下经风府、大椎、肩中俞、肩外俞操作㨰法；另一手同时配合做颈椎前屈、后伸、左右旋转或侧屈的被动运动）。操作 2~3 遍。

8. 用拇指按揉风池、天柱、肩井、肩中俞、天宗穴，操作 2~3 遍。

9. 拿五经（自前发际向后至枕部，用五指拿头顶），至项部用三指拿法，自前向后操作 3~5 遍。

10. 双手食指揉太阳，然后自前向后拘抹颞侧胆经至风池穴。操作 2~3 遍。

11. 受术者取坐位，术者站其前侧，扫散胆经（自头维穴开始，自上而下，从前向后，沿颞部手、足少阳经路线扫散至耳后枕部）。操作 2~3 遍。

12. 直推桥弓穴。推左侧桥弓穴时，术者用右手拇指或食、中二指伸直并拢以指面着力操作，推右侧时用左手。操作 10~20 遍。

13. 受术者取坐位，术者站其后方。做颈椎摇法，左右各 1 次；做颈椎拔伸法，包括坐位、低坐位，各操作 1~2 次；做坐位颈椎旋转扳法、定位旋转扳法及侧扳法，左右各操作 1 次；然后用双手大鱼际处着力，自枕后经风池合推至项根部；最后，再拿风池及项后大筋，拿肩井，配合指揉肩井，结束手法操作。

（二）腰背部推拿推拿手法综合实训

方法一

【体位】

受术者正坐，术者站其后侧。

【手法】

一指禅推法、㨰法、大鱼际揉法、插法等手法。

【实训步骤】

1. 受术者正坐，术者站于后侧。用一指禅推法、㨰法沿肩井、秉风、巨骨、曲垣穴往返施术。操作 2~3 遍，左右相同。

2. 用一指禅推法、㨰法沿曲垣、大杼、肺俞、心俞、膈俞穴，往返操作 2~3 遍，左右相同。

3. 沿腋中线用大鱼际揉法，自腋下→大包→肋弓下缘，操作 2~3 遍。

4. 插肩胛，左右各 2 次；然后沿腋中线自上而下搓摩两胁 2~3 遍。

5. 做扩胸扳法、上胸椎后伸扳法各 1 次；然后沿曲垣、大杼、风门、肺俞、心俞、膈俞等穴用掌根揉 2~3 遍。

方法二

【体位】

受术者俯卧，术者站其体侧。

【手法】

一指禅推法、㨰法、揉法、平推法、擦法等手法。

【实训步骤】

1. 受术者俯卧，术者站其体侧。用掌根自上而下按揉脊柱两侧骶棘肌 2~3 遍。

2. 用㨰法或一指禅推法或按揉法沿双侧膈俞、肝俞、胆俞、脾俞、胃俞、肾俞、大肠俞等穴，往返操作 2~3 遍。

3. 用双掌叠按法自上而下从大椎→腰骶部，按压脊柱 1~2 遍。

4. 用㨰法于臀外侧进行施术，并配合髋关节的被动后伸与外展运动。操作 2~3 遍。

5. 用后伸扳法扳腰骶关节，左右各 1 次；横拍腰骶部 3~5 次。

6. 自上而下，从胸腰部夹脊穴起，用双手拇指向两侧分推至腰骶部。操作 1~2 遍。

7. 自上而下，双手搓、摩两侧竖脊肌。操作 2~3 遍。

8. 用平推法，自大椎水平向下依次横推（平推法）背腰部及腰骶部，操作 2~3 遍。

9. 受术者侧卧，术者站其体侧，做侧卧位腰椎旋转扳法，左右各 1 次。

（三）胸腹部推拿手法综合实训

【体位】

受术者仰卧位，术者坐其体侧。

【手法】

一指禅偏峰推法、大鱼际揉法、按法、摩法等手法。

【实训步骤】

1. 受术者仰卧位，术者坐其体侧。术者沿天突→膻中→鸠尾穴一线，用一指禅偏峰推法、大鱼际揉法及拇指按揉法往返操作 2~3 遍。

2. 手法同上，自天突穴→锁骨下→云门→中府，左右相接，各操作 2~3 遍。

3. 手法同上，自膻中→鸠尾→上脘→中脘→下脘→脐中，往返操作 2~3 遍。

4. 手法同上，自中脘→梁门→天枢，左右相接，操作 2~3 遍。

5. 手法同上，沿脐中→气海→关元，操作 2~3 遍。

6. 接上势，先顺时针后逆时针摩上腹部、少腹部，各摩 30~50 遍。

7. 用掌或指振法振中脘穴、神阙穴各 1 分钟。

8. 以腹中线为起点，用双手拇指沿肋弓下缘至脐中，自上而下分推腹部 2~3 遍。

9. 用擦法自锁骨下起始，依次向下横擦胸部（女性除外）、上腹及小腹部，操作 2~3 遍。然后用掌推法沿天突→膻中→鸠尾自上而下直推，操作 2~3 遍。

10. 用双掌擦两胁肋 2~3 遍（右侧肝区用力稍轻）；然后从腋下至腰眼搓摩两胁肋 2~3 遍。

（四）上肢部推拿手法综合实训

【体位】

受术者正坐，术者站其侧方。

【手法】

一指禅推法、滚法、拿法、揉法、搓法、抖法、大鱼际擦法、劈法、拍法等手法。

【实训步骤】

1. 受术者正坐，术者站其侧方。用滚法于肩井穴沿斜方肌来回滚2~3遍。

2. 用滚法于肩关节前侧沿肌腱走行方向来回滚2~3遍，同时配合肩关节被动内旋、外旋及外展运动。

3. 用滚法于肩关节外侧沿三角肌来回滚2~3遍，同时配合肩关节被动内收、外展运动。

4. 用滚法于肩关节后侧沿肱三头肌肌腱来回滚2~3遍，同时配合肩关节被动前屈、后伸运动。

5. 用拿法自三角肌中部沿上臂外侧，拿至前臂桡侧肌群，操作2~3遍。

6. 由近端向远端拿腋前壁、三角肌前部，再沿上臂内侧拿肱二头肌，再向下拿前臂桡侧，直至腕部，操作2~3遍。

7. 由内向外拿腋后壁、三角肌后部，再沿上臂后侧拿肱三头肌，再向下拿前臂尺侧肌群直至腕部，操作2~3遍。

8. 大鱼际擦上肢桡侧、尺侧，操作2~3遍。

9. 拇指按揉天宗、肩贞、肩髃、曲池、手三里、外关、内关、阳溪，各操作0.5~1分钟。

10. 托肘摇肩、大幅度环转摇肩、摇肘、摇腕，左右各操作3~5遍；然后用拇指与食指相对按揉手背掌间肌，再用拇指桡侧面推擦掌间肌，操作2~3遍；最后捻理十指，掌劈指缝，掌击拳面，各操作2~3遍。

11. 最后，搓抖上肢3~5遍。

（五）下肢部推拿手法综合实训

【体位】

受术者俯卧或仰卧位，术者站其体侧。

【手法】

滚法、揉法、弹拨法、拘揉法、拿法等手法。

【实训步骤】

1. 受术者俯卧位，术者站其体侧。用滚法、揉法（掌根揉法或肘揉法）、弹拨法沿下肢膀胱经往返操作2~3遍，重点在承扶、殷门、委中、承山穴操作。

2. 用滚法、弹拨法沿下肢足少阳胆经往返操作2~3遍，左右操作相同。

3. 受术者仰卧位，术者站其体侧。自上而下拿下肢，各 2 ~ 3 遍。

4. 用擦法、按揉法、弹拨法沿足阳明胃经往返操作 2 ~ 3 遍，重点在髀关、伏兔、梁丘、足三里、上巨虚、丰隆操作。

5. 用双手拇、食二指在髌骨上下推揉 30 ~ 50 次（双狮舞球势），然后用掌根揉髌骨下韧带 10 余次；最后，双掌合擦膝关节内外侧，以透热为度。

6. 用食、中、无名三指拘揉小腿腓肠肌，从委中至承山穴，操作 3 ~ 5 遍。

7. 摇髋、摇膝及摇踝各 3 ~ 5 遍。

8. 屈髋、屈膝、压单腿左右各 1 次，再令患者双下肢屈膝、屈髋、压双腿 3 ~ 5 次。

9. 最后，搓抖下肢，每侧操作 2 ~ 3 遍。

第二节　常见病推拿操作常规综合实训

一、成人常见病推拿操作常规综合实训

（一）颈椎病

颈椎病是临床常见病、多发病，是由于颈椎间盘退变、椎间不稳、椎间盘突出及骨刺形成刺激或压迫颈脊神经根，或脊髓，或椎动脉，或交感神经而引起的综合症候群。轻者头、颈、肩臂麻木疼痛，重者可致肢体酸软无力，甚至大小便失禁、瘫痪。病变累及椎动脉及交感神经时则可出现头晕、恶心、心慌等症状。该病治疗时应明确诊断，确定推拿适应证。推拿治疗颈椎病疗效较佳，现把推拿操作常规介绍如下，供实训参考。

【推拿常规综合实训】

1. 治法　舒筋通络，理筋整复。

2. 取穴　阿是穴、风池、风府、肩井、肩中俞、肩外俞、肩髃、曲池、手三里、外关、内关、小海、合谷等穴。

3. 手法　擦法、按法、揉法、拿法、捏法、拔伸法、扳法、搓法、抖法、擦法等。

4. 操作

（1）擦颈项及肩背上肢　受术者取坐位，术者位于其后，用擦法于颈肩部、上背部及患侧上肢操作 5 ~ 10 分钟。

（2）拿颈项部及上肢　首先术者拿揉项后部肌肉，然后拿斜方肌，最后拿上肢。操作 2 ~ 3 遍。

（3）点按穴位　术者以拇指点按阿是穴、风池、风府、肩井、肩中俞、肩外俞、肩髃、曲池、手三里、外关、内关、小海、合谷等穴，以得气为度，每穴操作 0.5 分钟。

（4）拔伸颈椎　术者用颈部端提法，或低坐位颈部拔伸法，或仰卧位定点拔伸法，拔伸颈椎 1 ~ 3 遍。

（5）扳颈椎　术者用颈椎旋转扳法，或颈椎定位扳法，或仰卧位颈椎扳法扳动颈椎，左右各操作 1 遍。神经根型颈椎病适用，脊髓型、椎动脉型颈椎病慎用或禁用。

（6）弹拨项背及上肢部　术者以拇指弹拨法弹拨项后部斜方肌、肩胛骨内缘、冈下肌、大圆肌、手三里等部位，重点松解条索状结节及痉挛的肌肉，操作 3 分钟。

（7）擦颈项部及上肢部　术者双掌合擦项后部，然后擦上肢桡侧及尺侧，局部以透热为度。

（8）搓抖上肢　术者以双手掌从上而下先搓肩及上肢，最后抖动上肢。操作 1 分钟。

（9）辩证加减　若为椎动脉型颈椎病患者，于头面部采用抹法、分推法、按揉法、扫散法、五指抓拿法，操作 3 ~ 5 分钟。

（二）腰椎间盘突出症

腰椎间盘突出症是指腰椎间盘纤维环部分或全部破裂，髓核向外突出，压迫或刺激神经根、马尾神经，引起腰痛及下肢放射痛等一系列临床症状与体征。本病易发于 20 ~ 40 岁之间，男性多于女性，好发部位为腰 4 ~ 5 和腰 5 ~ 骶 1。推拿治疗该病具有较好的临床疗效。现把推拿操作常规介绍如下，供实训参考。

【推拿常规综合实训】

1. 治法　舒筋活血，理筋整复，通经止痛。

2. 取穴　肾俞、腰阳关、大肠俞、环跳、委中、阳陵泉、承山、悬钟、昆仑等穴。

3. 手法　𬌗法、拿法、弹拨法、扳法、拔伸法、拉压法等。

4. 操作

（1）滚揉腰骶及下肢部　受术者俯卧位，术者用𬌗法、按揉法于腰臀及患侧下肢部施术，操作 3 ~ 5 遍。

（2）拿下肢　受术者俯卧位，术者用拿法于患侧下肢部施术，操作 3 ~ 5 遍。

（3）点按穴位　术者以双手拇指按揉肾俞、腰阳关、大肠俞、环跳、委中、阳陵泉、承山、悬钟、昆仑、阿是穴，每穴 0.5 分钟。

（4）弹拨穴点及肌束　弹拨局部压痛点、臀中肌、阔筋膜张肌、阳陵泉穴处，操作 2 ~ 3 分钟。

（5）叠掌按腰　术者以左手掌叠放于右手背向下按压腰部，由轻到重，逐渐加压，然后放松，反复操作 3 ~ 5 遍。

（6）腰部拉压法　术者俯卧位，一助手用双手拉住受术者双腋处以固定肩部，另一助手分别握住受术者双踝做对抗牵引，术者双手叠掌放于腰部向下按压，反复牵拉、按压 3 ~ 5 次。

（7）腰部扳法　受术者侧卧位使患侧在上，术者面对患者站立，一手按在肩前，另一手或肘部压在臀部后上方，双手协调用力，做腰部斜扳法。左右各扳动 1 次。

（8）结束手法　用𬌗法、按揉法重复施术于下肢；然后推下肢，叩击腰部，擦腰骶部；最后，搓抖下肢结束治疗。

（三）肩周炎

肩关节周围炎的主要临床表现为肩关节疼痛与功能障碍，又称"五十肩""冻结肩""肩凝症"。多见于体力劳动者，女性发病率略高于男性。早期推拿治疗效果较好，现把推拿操作常规介绍如下，供实训参考。

【推拿常规综合实训】

1. 治法　活血止痛，松解粘连。

2. 手法　𬌗法、一指禅推法、点法、按法、拿法、扳法、拔伸法、摇法、抖法、搓法等。

3. 取穴及部位　合谷、曲池、外关、缺盆、肩髃、肩贞、肩井、天宗等穴及肱二头肌长头、短头肌腱处。

4. 操作

（1）滚或一指禅推肩前部　受术者仰卧或取坐位，术者站其患侧，用滚法或一指禅推法施术于患者肩前部及上臂内侧，往返数次，配合患肢的被动运动。操作2~3分钟。

（2）肩外侧及腋后部　受术者健侧卧位，术者一手握患肢的肘部，另一手在肩外侧和腋后部用滚法，配合上肢外展、后伸等被动运动，操作2~3分钟。

（3）点按穴位　受术者取坐位，术者点按上述穴位，每穴0.5~1分钟，以得气为度。

（4）摇肩关节　术者站其后外侧，一手扶住患肩，一手握住腕部或托住肘部，以肩关节为支点做环转运动，幅度由小到大。然后术者一手托起前臂，使患者屈肘，上臂内收，患侧之手搭在健侧肩上，再由健肩绕过头顶到患肩，反复环绕5~10次。

（5）肩关节后伸缓扳法　术者站其前方，并以胸腹部顶住患肩前部。一手握住受术者腕部将患臂由前向后扳动，逐渐用力使之缓慢后伸，操作2~3次。

（6）肩关节内旋后伸上提扳法　术者站其前外侧，一手扶其患肩前方，防止受术者上身前屈，另一手握住受术者腕部，从背后将患肢向上牵拉扳动，以患者耐受为度。操作2~3遍。

（7）顿牵上提肩关节　术者站其肩外侧，用双手握住患腕部稍上方，将患肢提起，用提抖的方法向斜外上牵拉，操作2~3遍。牵拉时要求受术者先沉肩屈肘，术者缓缓向斜外上方牵抖患肢，幅度逐渐增加，手法力量由小到大，须注意用力不能过猛，以防发生意外。

（8）结束手法　用双掌擦肩关节前后两侧，以透热为度；最后搓抖上肢结束治疗，操作2~3遍。

（四）踝关节扭伤

踝关节扭伤是指踝关节周围的韧带、肌腱、关节囊等软组织损伤。本病可发生于任何年龄，以青壮年居多。临床上一般分为内翻扭伤和外翻扭伤两大类，以前者居多。急性损伤有出血者，宜在24~48小时后肿胀消失才能推拿治疗。韧带完全断裂或合并骨折者，不宜采用推拿治疗。单纯的韧带扭伤或韧带部分纤维撕裂，关节稳定性正常者，推拿疗效满意。现把推拿操作常规介绍如下，供实训参考。

【推拿常规综合实训】

1. 治法　急性期以活血消肿止痛为主，恢复期以松解粘连为主。

2. 手法　按法、揉法、摩法、擦法、拔伸法、摇法等。

3. 取穴　风市、足三里、太溪、昆仑、解溪、丘墟、太冲、绝骨等。

4. 操作

（1）急性期　①摩揉局部：受术者取仰卧位，抬高下肢。术者以指摩法、大鱼际揉法作用于损伤局部以活血消肿。②按揉穴位：术者以拇指按揉患者的风市、足三里、太溪、昆仑、解溪、丘墟、太冲、绝骨穴，以得气为度。③理筋整复：摇、拔伸踝关节，以理筋通络止痛，整复踝关节错缝。

（2）恢复期　①点按穴位：术者以拇指按揉患者的风市、昆仑、照海、太溪、解溪、丘墟、太冲等穴位。②拔伸、摇踝关节：受术者仰卧，术者以右手紧握患者足趾并向上牵引，先外翻以扩大踝关节内侧间隙，同时以左手食指压入间隙内，然后仍在牵引下内翻足部，扩大踝关节外侧间隙，以拇指压入关节间隙内，使拇、食指夹持踝关节，右手在牵引下将患足左右轻轻摇摆、内翻、外翻 1 ~ 2 次。然后做背屈、跖屈动作，同时夹持踝关节的食、拇指在踝关节背屈时下推，跖屈时上提。③弹拨、擦患处压痛点：术者用拇指弹拨法轻柔弹拨韧带损伤处 1 ~ 2 分钟，最后在损伤局部及其周围配合介质做擦法，以透热为度。

（五）失眠

失眠是指经常不能获得正常的睡眠。一般包括睡眠时间、深度及恢复体力的不足。轻者入睡困难，或眠而不酣，时寐时醒，醒后不能再寐；严重者可彻夜不眠，常兼见头痛、头晕、心悸、健忘等症状。推拿治疗该病有较好的临床疗效。现把推拿操作常规介绍如下，供实训参考。

【推拿常规综合实训】

1. 治法　调理脏腑，镇静安神。

2. 手法　一指禅推法、抹法、推法、㨰法、拿法、摩法等。

3. 取穴　印堂、神庭、太阳、睛明、攒竹、鱼腰、角孙、百会、风池、肩井、中脘、气海、关元、心俞、肝俞、脾俞、胃俞、肾俞、命门等穴。

4. 操作

（1）一指禅推、抹头面部经穴　受术者仰卧，术者以一指禅偏峰推法从印堂穴推至神庭穴，往返操作 3 ~ 6 遍；再从印堂向两侧沿眉弓推至太阳穴，往返操作 3 ~ 6 遍；然后从印堂穴开始沿眼眶周围治疗，往返操作 3 ~ 6 遍。沿上述部位用双手抹法治疗操作 3 ~ 6 遍。

（2）按揉头面部、腹部经穴　用拇指按揉印堂、攒竹、睛明、鱼腰、太阳、神庭、角孙、百会、风池、中脘、气海、关元穴，每穴操作 0.5 ~ 1 分钟。

（3）扫散胆经　用扫散法在头两侧胆经操作，每侧操作 3 ~ 5 遍。

（4）拿五经及肩井　拿五经，拿肩井，操作 2 ~ 3 分钟。

（5）摩腹　术者用掌摩法先顺时针方向摩腹，再逆时针方向摩腹，时间 1 ~ 3 分钟。

（6）㨰背部膀胱经　受术者俯卧位，术者用㨰法在其背部、腰部施术，重点在心俞、肝俞、脾俞、胃俞、肾俞、命门等穴，时间 3 ~ 5 分钟。

（7）推腰背部　用掌推法沿督脉及膀胱经自上而下推至腰骶部，反复操作 3 ~ 5 遍。

（六）胃脘痛

胃脘痛是指上腹近心窝处经常发生疼痛的一种病证。本病的发生常与寒邪犯胃、饮食伤胃、肝气郁结和脾胃虚寒等因素有关。推拿治疗该病有较好的临床疗效。现把推拿操作常规介绍如下，供实训参考。

【推拿常规综合实训】

1. 治法　健脾和胃，理气止痛

2. 手法　一指禅推法、摩法、按揉法、㨰法、擦法、搓法等。

3. 取穴　中脘、天枢、气海、足三里、肝俞、脾俞、胃俞、三焦俞、肩井、手三里、内关、合谷等穴位。

4. 操作

（1）一指禅推、摩胃脘部　受术者仰卧，术者坐其右侧，先用轻快的一指禅推法、摩法在胃脘部治疗。操作 1 ~ 3 分钟。

（2）点按穴位　点按肩井、手三里、内关、合谷、中脘、气海、天枢、足三里等穴，操作 3 ~ 5 分钟。

（3）一指禅推、按揉及擦背部经穴　受术者俯卧位，沿膀胱经从膈俞向下至三焦俞用一指禅推法，往返操作 3 ~ 5 遍。然后重按膈俞、肝俞、脾俞、胃俞、三焦俞，操作 1 ~ 3 分钟。最后，在背部膀胱经脾俞、胃俞处施擦法，以透热为度。

（4）搓抹胁肋　受术者取坐位，术者站其后侧，由上而下搓抹两胁部，往返操作 3 ~ 5 遍。

（七）痛经

痛经是指女性在经期或行经前后出现周期性的小腹疼痛或痛引腰骶，甚至因剧痛而晕厥，常可伴面色苍白、头面冷汗淋漓、手足厥冷、泛恶呕吐等症。多见于未婚青年女性。痛经的发生多与情志所伤、起居不慎、六淫为害、体质及经期、经期前后特殊的生理环境有关。推拿治疗该病有较好的临床疗效。现把推拿操作常规介绍如下，供实训参考。

【推拿常规综合实训】

1. 治法　理气活血，调经止痛

2. 手法　一指禅推法、摩法、揉法、推法、按法、擦法等。

3. 取穴　气海、关元、肾俞、八髎、中极、三阴交、血海等穴位。

4. 操作

（1）摩腹　受术者仰卧，术者坐其右侧，以摩法按顺时针方向在小腹部治疗，操作 3 ~ 5 分钟。

（2）一指禅推、按揉腹部穴位　用一指禅推法或按揉法在气海、关元、中极治疗，每穴操作 1 ~ 2 分钟。

（3）腰骶部　受术者俯卧，术者站于右侧，用擦法在腰部脊柱两侧及腰骶部治疗，操作 3 ~ 5 分钟。

（4）一指禅推、按揉及擦腰骶部经穴　术者先用一指禅推法或按揉法于肾俞、八髎穴施术，以酸胀为度；然后在腰骶部及八髎穴用擦法治疗，以透热为度。

（5）辨证加减　气滞血瘀型，先按揉章门、期门、肝俞、脾俞，每穴操作 0.5 ~ 1 分钟。然后拿血海、三阴交，以酸胀为度；寒湿凝滞型，先直擦背部督脉，再横擦腰骶部、肾俞、命门，以透热为度，然后按揉血海、三阴交，每穴操作约 0.5 分钟；气血虚弱型，先直擦背部督脉，再横擦两侧背部，以透热为度，然后摩腹并按揉中脘穴 1 ~ 2 分钟，最后按揉脾俞、胃俞、足三里，每穴操作约 0.5 分钟；肝肾虚损型，先直擦背部督脉，再横擦腰部肾俞、命门，以透热为度，然后按揉照海、太溪、肝俞、肾俞、涌泉等穴，每穴操作约 0.5 分钟。

二、小儿常见病推拿操作常规综合实训

（一）感冒

感冒是以发热、头痛、喷嚏、鼻塞、流涕、咳嗽等为主要特征的小儿常见外感疾病。一年四季均可发生，尤以冬春季节气候骤变时多见。本病一般预后良好，但婴幼儿期病情可迁延不愈或反复发作。小儿感冒的特点是易出现兼夹证，特别是婴幼儿、体弱年长儿感冒时容易出现夹痰、

夹滞、夹惊证候。临床以风寒和风热感冒多见。推拿治疗该病有较好的临床疗效。现把推拿操作常规介绍如下，供实训参考。

【推拿常规综合实训】

1. 治法　疏风解表。

2. 取穴　开天门，推坎宫，揉太阳，揉耳后高骨，黄蜂入洞，点按风门、肺俞穴，拿风池。

3. 操作

（1）开天门　患儿仰卧位，术者坐其头侧。用双手拇指罗纹面从其眉心交替向上直推至前发际边缘50次。

（2）推坎宫　术者以双手拇指罗纹面从其眉头分推至眉梢50次。

（3）揉太阳　术者以双手拇指或中指端按揉太阳穴50次。

（4）揉耳后高骨　术者以双手中指指端按揉患儿耳后乳突后下缘凹陷中50次。

（5）黄蜂入洞　术者一手轻扶患儿头部以固定，另一手食、中二指指端紧贴其两鼻孔下缘处，上下揉动50次。

（6）点按背俞穴　患儿俯卧位。术者先用大鱼际揉小儿背部脊柱两侧膀胱经3~5遍，然后点按风门、肺俞穴10~20次。

（7）拿风池　术者以拇指和食、中二指拿小儿后发际两侧凹陷处5~10次。

4. 辨证加减　风寒感冒加推三关、掐揉二扇门、拿肩井，各操作300次；风热感冒加清肺经、清天河水、退六腑，各操作300次。

（二）咳嗽

咳嗽是儿科临床常见病证，尤以冬春季节多见。外邪袭肺或其他脏腑病变累及肺脏，均可引起。各年龄儿童均可发病，尤以3岁以下婴幼儿多见，年龄越小，症状越重。临床常可分为风寒咳嗽、风热咳嗽及内伤咳嗽等证型。推拿治疗该病有较好的临床疗效。现把推拿操作常规介绍如下，供实训参考。

【推拿常规综合实训】

1. 治法　宣肺止咳。

2. 取穴　推肺经，运内八卦，点揉天突，分推、按揉膻中，按揉乳旁、乳根，按揉肺俞。

3. 操作

（1）推肺经　患儿仰卧位，术者坐其侧面。以一手托持小儿四指令掌心向上以固定无名指，另一手以拇指指端于无名指末节罗纹面由指根向指尖（清），或由指尖向指根（补）推动200次。

（2）运内八卦　术者一手托持小儿四指令掌心向上，同时拇指按定中指根下方离卦，另一手食、中二指夹持小儿拇指，同时以拇指罗纹面从乾卦始顺运或逆运内八卦穴100次。

（3）点揉天突　术者以中指端朝胸骨内下方方向点揉天突穴50次。

（4）分推膻中　术者以两拇指罗纹面自膻中穴向两旁分推至乳头100次，然后按揉膻中穴100次。

（5）按揉乳旁、乳根　术者以食、中二指同时按揉乳旁、乳根穴各50次。

（6）按揉肺俞　术者以食、中二指按揉肺俞穴（第3胸椎棘突下旁开1.5寸）100次。

4. 辨证加减

（1）外感咳嗽　加开天门30次，推坎宫30次，揉太阳30次，揉耳后高骨30次；风寒者再加推三关200次，掐揉二扇门30次；风热者再加清天河水200次。

（2）内伤咳嗽　加补脾经200次，补肺经200次，推三关200次，揉二马100次，揉丰隆穴100次，捏脊3~5遍。

（三）泄泻

泄泻是儿科常见病、多发病，临床以大便次数增多，便质稀薄或呈水样，兼有未消化的乳食残渣及黏液为特征。多见于2岁以下的婴幼儿，四季均可发生，以夏秋季节为多。如治疗失时或不当，可危及生命；如久泻不愈，常可导致营养不良，影响患儿的生长发育。临床可分为寒湿泻、湿热泻、伤食泻及脾虚泻等证型。推拿治疗该病有较好的临床疗效。现把推拿操作常规介绍如下，供实训参考。

【推拿常规综合实训】

1. 治法　健脾利湿止泻。

2. 取穴　推脾经，推大肠，摩腹，揉脐，揉龟尾，推七节骨。

3. 操作

（1）推脾经　患儿取坐位，术者坐其对面，用左手握其左手，同时以拇、食二指捏住其拇指，使之微屈，再用右手拇指沿患儿拇指桡侧缘自指尖推向指根（补脾经）；或将患儿拇指伸直，沿其拇指桡侧缘自指根推向指尖（清脾经）。操作200次。

（2）推大肠　术者一手持患儿食指以固定，另一手用拇指罗纹面着力沿小儿食指桡侧缘由指尖向指根方向直推（补大肠），或由指根向指尖方向直推（清大肠）。操作100次。

（3）揉脐　术者以掌根或中指指端按揉肚脐，操作100次。

（4）摩腹　术者以手掌着力于小儿腹部，顺时针（泻）或逆时针（补）方向摩腹，操作3~5分钟。

（5）揉龟尾　患儿俯卧位，术者以拇指或中指指端揉小儿尾椎骨端，操作100次。

（6）推七节骨　术者以拇指或食、中二指罗纹面推上（补）或推下（泻）七节骨（在第4腰椎与尾骨端成一直线），操作100次。

4. 辨证加减　寒湿泻加揉外劳宫50次，推三关100次；湿热泻加清天河水100次，退六腑50次；伤食泻加揉板门50次，推四横纹50次；脾虚泻加顺运内八卦50次，按揉足三里50次，捏脊5遍。

（四）厌食

厌食是指较长时期食欲不振，甚至拒食的一种病证。多见于1~6岁儿童，主要是由于喂养不当，导致脾胃不和，受纳运化失职所致。病程长者，可出现面色少华、形体消瘦等症。临床可分为脾失健运、胃阴不足、脾胃气虚等证型。推拿治疗该病有较好的临床疗效，现把推拿操作常规介绍如下，供实训参考。

【推拿常规综合实训】

1. 治法　健脾助运。

2. 取穴　推脾经，推大肠，摩腹，运内八卦，掐揉四横纹，按揉板门、中脘、脾俞、胃俞。

3. 操作

（1）推脾经　患儿取坐位，术者坐其对面，用左手握其左手，同时以拇、食二指捏住患儿拇指，使之微屈，再用右手拇指沿其拇指桡侧缘自指尖推向指根（补脾经），或将患儿拇指伸直，沿其拇指桡侧缘自指根推向指尖（清脾经）。操作 200 次。

（2）推大肠　术者一手持小儿食指以固定，另一手用拇指罗纹面沿小儿食指桡侧缘由指根向指尖方向直推（清大肠）100 次。

（3）揉板门、足三里　术者以一手托持小儿四指令掌心向上固定手部，另一手用拇指端按揉板门穴（大鱼际平面中心）200 次。然后术者以一手拇指指端按揉足三里穴（小腿外侧外膝眼下 3 寸，距胫骨前嵴约一横指处）100 次。

（4）掐揉四横纹　术者一手持小儿四指固定，另一手用拇指甲依次掐揉四横纹（食、中、无名、小指掌面近侧指间关节横纹处）5 遍。

（5）运内八卦　术者一手托持小儿四指令掌心向上，同时拇指按定中指根下方离卦，另一手食、中二指夹持其拇指，同时以拇指罗纹面从乾卦始顺运内八卦穴 100 次。

（6）摩腹　术者用掌摩法，顺时针（泻）方向摩腹 3～5 分钟。

（7）揉穴位　揉中脘、脾俞、胃俞各 100 次。

4. 辨证加减　胃阴不足者加分手阴阳（阴重阳轻）100 次，揉二马 100 次；脾胃气虚者加按揉足三里 50 次，补肾经 100 次，捏脊 5 遍。

（五）近视眼

近视眼是以视远物模糊不清，视近物正常为特征的一种眼疾。中医称之为"能近怯远"症。近视分为轴性近视、屈光性近视、假性近视 3 种。假性近视多发生于青少年，常因学习时间过长，坐姿不良或光线暗淡下长时间近距离读书，使睫状肌过度疲劳，造成调节功能下降而导致近视。推拿治疗假性近视疗效较好，现把推拿操作常规介绍如下，供实训参考。

【推拿常规综合实训】

1. 治法　补益肝肾，调和气血，疏通眼络。

2. 取穴　攒竹、睛明、鱼腰、太阳、四白、承泣、风池、养老、合谷、光明、肝俞、肾俞、关元、气海、太溪等穴。

3. 操作

（1）一指禅推眼眶　患儿仰卧位，双目微闭，术者坐其头侧。用轻快的一指禅偏峰推法从睛明推至攒竹穴，再沿眼眶做"∞"形施术，操作 2～3 分钟。

（2）分抹前额及眼眶　术者以双手拇指指腹着力，沿小儿前额及上下眼眶向两旁分抹，各操作 3 遍。

（3）按揉经穴　术者以拇指或中指按揉攒竹、睛明、四白、鱼腰、太阳穴 0.5～1 分钟；然后按揉合谷、养老、光明穴各 0.5～1 分钟；最后让患儿俯卧，术者按揉肝俞、肾俞、关元、气海、太溪穴各 0.5～1 分钟。

（4）拘点风池　患儿仰卧位，术者坐于头侧。用双手中指拘点风池穴 3～5 次。

（5）捏脊　用二指或三指捏法从长强至大椎穴交替捻搓 3～5 遍。

第三节　中医推拿流派手法综合实训

一、一指禅推拿流派

【流派简介】

李鉴臣于咸丰年间（1861年前后）传于丁凤山（上海人，1843—1916），丁氏长期行医于苏、沪、杭等地，并广收门徒，知名者有王松山、钱福卿、丁树山等10余人。该流派以中医基础理论为指导思想，辨证施治，循经络、推穴道进行手法操作，尤擅长治疗内科病。该流派的手法特点：一是强调手法柔和、深透，柔中寓刚，刚柔相济，特别强调以柔和为贵。二是按穴准确。用拇指的指峰、罗纹面、偏峰施术于穴位，接触面积小，深透性好。三是手法适合全身各部位。一指禅推法适合于头面、颈项、肩背胸胁、脘腹、腰臀、四肢等部位操作，对内、外、妇、儿、杂病皆有疗效。

【人体各部手法综合实训】

（一）头面部、颈项部手法综合实训

1. 体位　受术者正坐，术者站其侧前方。

2. 手法及实训步骤

（1）用一指禅偏峰或罗纹推法沿以下线路操作：①印堂→神庭往返操作2~3遍；②印堂→阳白→瞳子髎→太阳→头维，左右各操作2~3遍；③印堂→攒竹→眶上缘→眶下缘→睛明→攒竹（左右相接，沿双眼眶推成横"∞"字），操作2~3遍；④印堂→左睛明→左鼻旁→迎香→颧髎→下关→听宫→颊车→大迎→承浆→地仓→人中，绕唇1周，操作2~3遍；⑤印堂→右睛明及右侧面颊部诸穴，线路与④同（后接⑥），操作2~3遍；⑥印堂→神庭→上星→百会，操作2~3遍。

（2）术者位于受术者正前方，沿以下三条路线分抹前额：印堂→鱼腰→瞳子髎；额中→阳白→太阳；神庭→头维。各操作3~5遍。

（3）术者站在受术者正后方，用双手食指自前向后抅抹两侧太阳→用双食指中节桡侧抅抹颞部两侧胆经，操作2~3遍。

（4）术者站在受术者侧后方，三指拿风池、项后大筋及肩井穴，操作2~3遍。

（5）用一指禅推风府→大椎；风府→风池→项根。左右相接，往返操作2~3遍。

（6）双手取蝴蝶双飞式，用一指禅偏峰推法自风池至项根，操作2~3遍。

（7）做颈椎摇法、坐位颈椎旋转扳法左右各操作1次。

（8）重拿风池及项后大筋、拿肩井、指揉肩井，操作2~3分钟。

（二）上背部及胁肋部手法综合实训

1. 体位　受术者正坐，术者站其侧后方。

2. 手法及实训步骤

（1）用一指禅偏峰或罗纹推法沿以下线路操作：①肩井→秉风→巨骨→曲垣穴，往返操作

2~3遍；②曲垣→大杼→肺俞→心俞→膈俞穴，往返操作2~3遍，左右相同。

（2）用大鱼际揉法沿腋中线→大包→肋下缘，自上而下操作2~3遍。

（3）插肩胛胸壁间隙，左右各2次。

（4）沿腋中线自上而下搓摩两胁，右侧用力略轻于左侧，操作3~5遍。

（5）扩胸扳法、上胸椎扳法各1次。

（三）肩及上肢部手法综合实训

1. 体位　受术者正坐，术者站其侧方。

2. 手法及实训步骤

（1）单手一指禅推肩髃→双手一指禅推肩贞、肩前，各操作1分钟。

（2）拇指按揉肩髃→曲池→手三里→外关→内关→阳溪，自上而下反复操作2~3遍。

（3）拿上臂内侧阴筋（肱二头肌），拿上臂外侧阳筋（肱三头肌），从腋下至肘上，操作2~3遍。

（4）拿揉前臂桡侧肌群，然后拿揉尺桡骨间三焦经、心包经路线，最后拿揉前臂尺侧肌群，自上而下，自肘至腕，各操作2~3遍。

（5）摇腕，拇指揉手背掌间肌→捻指→勒指，各操作2~3遍。

（6）托肘摇肩法；双手搓、揉双肩，然后自腋下至前臂下端搓上肢，最后抖上肢，各操作2~3遍。双侧上肢左右相接，操作相同。

（四）胸腹部手法综合实训

1. 体位　受术者仰卧，术者坐其右侧（用右手操作），面向受术者头侧。

2. 手法及实训步骤

（1）用一指禅偏峰或罗纹推法沿以下线路操作：①天突→膻中→鸠尾，往返操作2~3遍；②天突→锁骨下→中府，左右相接，各操作2~3遍；③天突→膻中→乳根，左右相接，各操作2~3遍；④膻中→鸠尾→上脘→中脘→下脘→脐中，反复操作2~3遍；⑤接上，脐中→中脘→梁门→天枢，反复操作2~3遍，左右相接；⑥中脘→脐中→气海→关元，反复操作2~3遍。

（2）摩上腹（以中脘为中心），先顺后逆，各操作30~50遍。

（3）摩少腹（以气海、关元为中心），先顺后逆，各操作30~50遍。

（4）振脐中（神阙）、中脘，各操作1~3分钟。

（5）沿鸠尾至脐中一线，以腹中线为起点，自上而下用拇指分推腹部2~3遍。

（6）自锁骨下至脐旁，从上而下用双手搓摩胸腹2~3遍。

（五）腰背部及下肢部手法综合实训

1. 体位　受术者俯卧，术者站或坐其体侧。

2. 手法及实训步骤

（1）用掌根或全掌揉脊柱两侧之骶棘肌，自上而下操作2~3遍。

（2）术者侧坐，用一指禅推法沿膈俞→肝俞→胆俞→脾俞→胃俞→肾俞→大肠俞，往返操作2~3遍，再接对侧相同路线。

（3）用拇指，或叠指，或掌自上而下在上述路线与穴位上按揉，操作2~3遍。

（4）用叠掌按压法，自上而下，从大椎至腰骶部，按压脊柱1遍。

（5）腰骶关节后伸扳法，左右各1次，然后虚掌横拍腰骶部3~5次。

（6）自上而下，沿大椎至腰阳关一线，以脊中线为起点，用拇指向两侧分推1~2遍。

（7）自上而下，双掌搓、摩两侧背腰部骶棘肌1~2遍，然后在腰眼处搓、摩10~15次。

（8）沿居髎→臀中→承扶，用滚法反复操作2~3遍，然后用掌根或肘尖按揉上述穴位5~10次。

（9）沿承扶→殷门→委中→承山，用一指禅推法反复操作2~3遍，然后再用指揉或肘揉上述穴位各0.5~1分钟。

（10）以上（8）~（9）左右相接，各操作1遍。

（11）受术者仰卧，术者用一指禅推法、滚法及拇指按揉法分别沿髀关→伏兔→梁丘→足三里→下巨虚穴操作，左右手交替，各操作2~3遍。

（12）用单掌揉髌骨10余次，再用双手拇指与食、中二指，分别握拿住髌骨上下端之髌下间隙做推揉30~50次（双狮舞球势），最后用掌根揉髌韧带10余次。

（13）用食、中、无名三指扪揉小腿腓肠肌，从委中至承山穴操作2~3遍。

（14）拿小腿内外侧腓肠肌，自上而下，各操作2~3遍。

（15）搓大腿、小腿，自上而下各操作2~3遍。

（16）摇髋，顺时针或逆时针摇髋各操作2~3次。

（17）屈髋、屈膝、压单腿，左右各操作1次。

（18）双髋、双膝屈曲，压双腿2~3次。

二、滚法推拿流派

【流派简介】

创始人丁季峰，出生于一指禅推拿世家，伯父丁凤山、父丁树山均为一指禅大家。丁季峰于20世纪40年代初变法图新，把手背尺侧作为着力部位创立了滚法，其理论基础同于一指禅推拿流派。其特点是：一是以经络学说为基础，结合有关解剖、生理、病理等理论作为实践依据。二是经仔细检查之后，以轻巧灵活手法治疗。因其接触面积大、压力也大而又柔和舒适，有利于疏通经络，行气活血。其主要适应证为半身不遂、小儿麻痹、颈肩腰臀及四肢关节软组织扭挫伤等。手法以滚法为主，并辅以揉、按、拿、捻、搓，结合关节被动运动形成了风格独特的滚法推拿流派。

【人体各部手法综合实训】

（一）头面部、颈项部手法综合实训

1. 体位　受术者正坐，术者站其侧前方。

2. 手法及实训步骤

（1）用大鱼际揉法沿以下线路操作：①印堂→神庭，往返操作2~3遍。②印堂→阳白→太阳→头维，左右各操作2~3遍。③印堂→阳白→太阳→上关→下关→颊车→顺面颊至地仓→承浆，左右各操作2~3遍。④印堂→神庭→上星→百会，往返操作2~3遍。

（2）术者位于受术者正前方，沿以下三条路线分抹前额：印堂→鱼腰→瞳子髎；额中→阳

白→太阳；神庭→头维。各操作2~3遍。

（3）术者站于受术者侧后方，用三指拿风池及项后大筋，再拿肩井。操作2~3遍。

（4）术者经风府、大椎，做擦摇法，往返操作2~3遍；然后一手行擦法，自枕骨下经风池、天柱、肩中俞、肩外俞；另一手握住前额或下颏，同时配合颈椎前屈、后伸，左右旋转或侧屈的被动运动，左右操作各2~3遍。

（5）用拇指按揉风池、直下沿侧项部至项根、肩井、肩中俞、肩外俞、天宗穴，操作2~3分钟。

（6）左右环转摇颈各1次，然后左右旋转颈椎扳法各1次。

（7）拿风池及项后大筋，拿肩井，指揉肩井。操作2~3遍。

（二）上背部及胁肋部手法综合实训

1. 体位 受术者正坐，术者站其侧后方。

2. 手法及实训步骤

（1）用擦法自肩井，沿冈上窝、巨骨穴、曲垣穴，来回擦2~3遍。

（2）沿曲垣→大杼→肺俞→心俞→膈俞，上下来回擦2~3遍，左右相连，操作相同。

（3）用大鱼际揉法，沿两侧腋中线自腋下→大包→肋下缘，自上而下操作2~3遍。

（4）双手沿腋中线自上而下搓摩两胁2~3遍。

（5）术者于腰椎做坐位腰椎旋转扳法，左右各操作1次。

（三）肩及上肢部手法综合实训

1. 体位 受术者正坐，术者站其侧前方或侧后方。

2. 手法及操作步骤

（1）擦肩关节外侧三角肌外部，并配合肩关节内旋、外旋及外展的被动运动，操作1~2分钟。

（2）擦肩关节前侧三角肌前部，并配合肩关节内旋、后伸的被动运动，操作1~2分钟。

（3）擦肩关节后侧三角肌后部，并配合肩关节内收及前上举的被动运动，操作1~2分钟。

（4）分别沿曲池→手三里→外关→阳池一线、曲泽→郄门→内关→大陵一线，用擦法上下往返操作2~3遍，并配合肘关节、桡尺关节与腕关节相应的被动运动。

（5）用拇指罗纹面按揉肩内陵（肩前）、肩髃、肩髎、肩贞、天宗、臂臑、曲池穴，操作2~3分钟。

（6）拿肩井、曲池、合谷、极泉、少海等穴，操作2~3分钟。

（7）摇腕→捻指→勒指，各操作2~3遍。

（8）做肩关节外展、内收、前屈、后伸扳法，各操作1次。

（9）用托肘摇肩法，顺时针、逆时针各摇3~5次。

（10）搓抖肩臂、上肢，操作2~3遍。

（四）胸腹部手法综合实训

1. 体位 受术者仰卧，术者坐其右侧（用右手操作），面向其头侧。

2. 手法及实训步骤

（1）用大鱼际揉法沿以下线路操作：①天突→膻中→鸠尾，往返操作2~3遍；②天突→锁骨下→中府，左右相接，各操作2~3遍；③天突→膻中→乳根，左右相接，各操作2~3遍；④膻中→鸠尾→上脘→中脘→下脘→脐中，自上而下反复操作2~3遍；⑤接上，脐中→中脘→梁门→天枢，反复操作2~3遍，左右相接；⑥中脘→脐中→气海→关元，反复操作2~3遍。

（2）摩上腹（以中脘为中心），先顺后逆，各30~50次。

（3）摩少腹（以气海、关元为中心），先顺后逆，各30~50次。

（4）振脐中（神阙）、中脘，各操作3分钟。

（5）沿鸠尾至脐中一线，以腹中线为起点，自上而下用拇指分推腹部2~3遍。

（6）自锁骨下至脐旁，从上而下用双掌搓摩胸腹2~3遍。

（五）腰背部及下肢部手法综合实训

1. 体位　受术者俯卧，术者站其体侧。

2. 手法及实训步骤

（1）沿膈俞至大肠俞一线，用掌根揉脊柱两侧之骶棘肌，自上而下操作2~3遍。

（2）用滚法沿膈俞→肝俞→胆俞→脾俞→胃俞→肾俞→大肠俞操作，往返操作2~3遍，再接对侧相同路线。滚至腰部时，配合腰椎后伸被动运动。

（3）自上而下在上述路线与穴位上用指揉法或肘揉法，操作2~3分钟。

（4）滚臀上、臀中，并配合髋关节的后伸与外展被动运动，操作2~3分钟。

（5）沿承扶→殷门→委中→承山，往返滚动2~3遍，左右相接，操作相同。

（6）受术者仰卧位，以滚法沿髀关→伏兔→梁丘→足三里→上巨虚→丰隆→绝骨，往返操作2~3遍。

（7）用拇指按揉上述各穴，每穴3~5次。

（8）受术者屈膝，术者以食、中、无名三指沿委中→承山，自后向前拘揉小腿腓肠肌3~5遍。

（9）搓大、小腿，自上而下各2~3遍。

（10）再接另一侧下肢，操作步骤同（6）、（7）、（8）、（9）。

（11）摇髋，顺时针、逆时针摇髋各3~5次。摇膝、摇踝关节各3~5次。

（12）单侧屈髋屈膝，压单腿，左右各1次。

（13）双侧屈髋屈膝，压双腿3~5次。

三、内功推拿流派

【流派简介】

代表人物是山东的李树嘉，李氏擅长武艺，且精于手法疗伤。李树嘉传于同乡马万起（1884—1941），马万起于20年代从山东到上海，以拳术和内功推拿饮誉沪上。其特点是强调整体观念、扶正驱邪，并以少林内功指导患者进行锻炼。内功推拿是以擦法作为主要治疗手法，该手法的特点具有温热效应，除能起到温通经络、行气活血的作用外，还能明显提高内脏的功能，提高免疫力，具有温补的作用。其手法包括擦、拿（五指拿、捏拿）、点（包括肘按）、分、合、扫散、理、劈、抖、搓运、拔伸、击（掌击、拳击、棒击）等法。

【人体各部手法综合实训】

（一）头面部手法综合实训

1. 体位 受术者取坐位，术者站其一侧。

2. 手法及实训步骤

（1）直推桥弓穴，男先推左侧，女先推右侧，推左侧桥弓穴时，术者必须用右拇指操作，推右侧时用左手。左右各推 10~20 次。

（2）拿五经，自前发际向后至枕部用五指抓拿五经 2~3 遍。

（3）自上向下提拿风池及项后大筋 2~3 遍。

（4）术者位于受术者前方，分推眉弓→点睛明→分抹双睛→分鼻旁迎香→分人中→分承浆，操作 2~3 遍。

（5）扫散胆经，男先左，女先右，自头维始，从前向后，自上而下，沿颞部胆经路线扫散至耳后枕部，操作 2~3 遍。

（6）分推前发际（神庭→头维）、分推额中（额前中点→阳白→太阳）各操作 3~5 遍。然后用双手大鱼际着力，沿两侧胆经经枕后、风池合推至项根部，操作 2~3 遍。

（7）术者站于受术者身后，双手拿肩井，并按揉之。

（二）躯干部手法综合实训

1. 体位 受术者正坐，术者站其一侧。

2. 手法及实训步骤

（1）术者用平推法或推法，自锁骨下起始，依次向下横擦胸部、上腹、小腹。受术者为女性时，先平推锁骨下，再用食、中、无名三指指端自上而下，直推天突→膻中→鸠尾，再平推乳根部，继而依次向下横擦上腹、小腹，各操作 2~3 遍。

（2）术者用平推法，自大椎水平向下依次横擦上背、下背、腰部直至腰骶部及骶部，操作 2~3 遍。

以上操作男性先自左向右推、再从右向左推；女性反之。

（3）用单掌或双掌，平推两胁肋，右侧肝区用力稍轻，各操作 2~3 遍。

（4）搓摩两胁肋，从腋下至腰眼，操作 2~3 遍。

（三）上肢部手法综合实训

1. 体位 受术者取坐位，术者站其一侧。

2. 手法及实训步骤

（1）拿三角肌中部，再沿上臂外侧拿至前臂桡侧肌群，操作 2~3 遍。

（2）拿腋前壁，自内向外，捏拿三角肌前部，再沿上臂内侧拿肱二头肌，再向下拿前臂两骨之间直至腕部，操作 2~3 遍。

（3）拿腋后壁，自内向外，捏拿三角肌后部，再沿上臂后侧拿肱三头肌，再向下拿前臂尺侧肌群，操作 2~3 遍。

（4）用大鱼际擦法，自腕至肩分别沿上肢桡侧、外侧、内侧与尺侧之中线进行操作。桡侧线：阳溪→手三里→曲池→臂臑→肩髃；外侧线：阳池→外关→天井→肱三头肌中线→肩髎；内侧线：大陵→内关→肘横纹中点→肱二头肌中线→肩外陵；尺侧线：阳谷→支正→肘横纹内侧头→腋根部，来回推擦，各 10~15 次。

（5）用拇指桡侧面，分别推擦掌间肌，操作 1~2 分钟。

（6）勒五指，劈指缝，掌击拳面，各操作 2~3 次。

（7）运肩（大幅度摇肩法），搓、抖上肢，各操作 1~2 分钟。

上述操作男左女右，左右相接。

（四）头、躯干及下肢部手法综合实训

1. 体位　受术者取坐位，术者站其一侧。

2. 手法及操作步骤

（1）重复"（一）头面部手法综合实训"手法及实训步骤（1）~（5）。

（2）掌心叩击百会 2~3 次。

（3）拳背竖击大椎 2~3 次。

（4）拳背横击腰骶及八髎 2~3 次。

（5）受术者取站裆势，术者用双掌拍法或掌根击法，从上至下拍击左、右下肢前、后面与内外侧面，各操作 2~3 次。

四、指压推拿流派

【流派简介】

指压推拿流派是以经络学说为基础建立起来的一种推拿疗法。其方法是以指代针，循经取穴对经穴施以点、按、掐、揉等手法，治疗某些疾病（尤擅长内科病的治疗）。本法特点是感应强、作用快、损伤小。其基本手法是用拇指端或罗纹面着力按压穴位，可按而不动，或左右拨动，或上下颤动，或滑行移动。

【人体各部手法综合实训】

（一）头颈部手法综合实训

1. 体位　受术者仰卧，术者坐其前方。

2. 手法及实训步骤

（1）先用拇指按揉百会约 100 次。

（2）再用一指禅偏峰推法自印堂至百会交替推 3~5 遍。

（3）开天门、分前额及面部，拿五经，扫散法，操作约 4 分钟。

（4）用拇指自印堂起向外依次按揉晴明、鱼腰、丝竹空、太阳、四白等穴，操作约 3 分钟。

（5）用中指点安眠、风池、风府等穴，操作约 3 分钟。

（6）术者右手五指均匀张开，中指吸定印堂穴，其余四指对称吸定鱼腰及头维穴，通过腕关节及前臂的摆动，均匀地向后摆推，至风池穴，并点按风池，反复操作 4~5 遍。

（二）胸腹部手法综合实训

1. 体位　受术者仰卧，术者立于其体侧。

2. 手法及实训步骤

（1）顺时针摩腹 6 分钟，频率为 60 周/分。

（2）以拇指按揉中脘、天枢（双侧）、气海、关元穴，每穴操作约 0.5 分钟。

（3）掌振神阙约 1 分钟。

（4）推带脉，用双掌根合推法自带脉穴开始沿带脉走行用力推向腹中线，操作 3~5 遍。

（5）从左外侧区双手拿揉腹部，并用力将手推向右外侧区，操作 3~5 遍；相反方向操作 5 遍。

（6）以神阙穴为中心，顺时针掌推腹部，自右下腹开始，经右上腹、左上腹、左下腹至耻骨联合上方为止，操作 3~5 遍，操作时力量应带动皮下组织，以得气为度，使患者感觉腰腹部有充实束紧感。

（7）点按胃经、任脉、带脉等经络，重点点按中脘、天枢、气海、关元等穴，操作 2~3 分钟。

（三）背腰部手法综合实训

1. 体位　受术者俯卧，术者立于其体侧。

2. 手法及实训步骤

（1）术者以滚法于背部两侧膀胱经施术，放松背腰部肌肉，往返操作 2~3 遍。

（2）直擦背部督脉及两侧膀胱经，以透热为度。

（3）用肘尖点按夹脊穴，弹拨脊柱两侧骶棘肌，操作 2~3 遍。

（4）点按督脉、足太阳膀胱经，重点点按肝俞、脾俞、胃俞、肾俞、大肠俞、膀胱俞等穴，以患者出现酸麻胀感为度。肌肉丰厚处可用肘尖，其他穴位用指尖点按，以患者耐受为度。

（四）上肢部手法综合实训

1. 体位　受术者取坐位，术者站其一侧。

2. 手法及实训步骤

（1）术者以掌根揉法在一侧肩臂部操作，力量能带动皮下组织运动，速度由慢到快，频率为 40~60 次/分。

（2）搓上肢 3 遍，抖动上肢约 1 分钟。

（3）以拇指点按双侧曲池、合谷、手三里等穴位，每穴 0.5 分钟，以酸胀得气为度。

（五）下肢部手法综合实训

1. 体位　受术者仰卧，术者站其一侧。

2. 手法及实训步骤

（1）掌根按揉双下肢，操作 2~3 分钟。

（2）拿揉局部肌肉，操作 2~3 分钟。

（3）按揉下肢部穴位，重点按揉血海、足三里、丰隆、三阴交等穴，以得气为度。

五、正骨推拿流派

【流派简介】

正骨推拿又称正骨按摩、伤科按摩，是以矫正骨缝开错、筋结筋歪等一类骨伤疾病为诊治范围的一种推拿疗法。其基本手法为推、拿、按、摩、摸、接、端、提八法，临床应用可分为正骨手法和推拿手法，然两者又可配合运用。运用正骨手法可使断者复续、陷者复起、碎者复原、突者复平，在治疗脊椎、骨关节、软组织疾患方面具有较好的疗效。近代中医正骨推拿名家代表人物有罗有明、龙层花、杜自明、黄东山、陆文等。

【人体各部手法综合实训】

（一）项背腰骶部手法综合实训

1. 体位 受术者俯卧，术者站其体侧。

2. 手法及实训步骤

（1）放松脊椎周围软组织，以掌揉法、拇指揉法交替进行。一般范围以患椎为中心，沿椎旁以线或片进行揉法操作，对棘突、横突附着的肌腱疼痛敏感区用按法，重点处亦可用掌根、掌缘或前臂揉或滚法，手法要柔和、深透。操作 3~5 分钟。

（2）术者一手托其下颌，另一手托枕部，将其头上仰、侧转，缓慢摇动 2~3 次，嘱病人放松颈部后，将头旋转至较大幅度时稍加有限度的闪动力，多可听到关节复位的弹响（咯嗒）声。一般先向健侧摇正为好。

（3）术者左掌根部按于颈 7 棘突右方，右手掌根部按于 1~3 胸椎棘突上左方，令病人呼吸，当其呼气约 1/2 时，双手同时用一冲击压力下按，由于病人头姿及术者左右手作用力有旋转推压作用，能使后突和旋转错位关节达到推正之目的。

（4）术者双拇指按于其后突的棘突两旁，两拇指分别置于左、右偏向不同的两个棘突旁，向前推动时双拇指加力推正之。

（5）正骨后梳理椎旁软组织硬结和调理气血的方法，常用弹拨法、拿捏法、叩打法和点穴法，一般操作 1~3 分钟即可。

（二）骨盆部手法综合实训

1. 体位 受术者俯卧，术者站其体侧。

2. 手法及实训步骤

（1）嘱受术者头部转向健侧，双手自然下垂放于治疗床两侧，双腿分开约 60°。术者通过点、按、揉等放松手法，由轻到重放松腰骶部肌肉以及双侧臀部肌肉。

（2）术者站于受术者健侧，助手站于受术者患侧，助手双手抱患侧下肢，抬高患肢约 45°（患侧髂前上棘脱离床面）。

（3）术者下肢分开与肩同宽站立，双掌叠加，掌根置于患侧骶髂关节处（压痛点）向下按压，方向垂直于骶髂关节面，当按压到阻力最大位置时，利用腰部力量，突然向前发力按压，力度控制在 45~120kg 之间。

（三）上肢部手法综合实训

1. 体位 受术者取坐位，术者站其一侧。

2. 手法及实训步骤

（1）一手持骨折近端，另一手持骨折远端，反方向牵引，或助手协助牵引。牵引时必须顺骨干的纵轴进行，如骨折处有锯齿状交错，可于牵拉同时滚磨，以助奏效，目的是使重叠、错位、嵌入的骨断端互相分离。

（2）在充分牵引的基础上，加大骨折端间隙，以防止卡压时嵌入软组织，如已嵌入软组织亦易分离。保持骨折端的原有位置，加大间隙后，用拇指按压游离骨片或移位的短块骨。施力要集中，应稳准徐徐加压，直至小骨复位。

（3）当小骨卡入后，缓缓地放松牵引力，以至两骨折面接触卡紧，如有滑脱可能或已滑脱者，可用夹板压垫固定之。亦可以在更换敷料、调整固定时再反复予以卡压固定。

（4）用拇指指尖之桡侧面或食、中、无名指三指并拢，仅用无名指指尖尺侧面在病变部位由上而下，循肌肉、肌腱之走向，施以压力，徐徐移行。

（5）在移行过程中，指尖与病变局部组织垂直，并横向左右移动，宛如蛇行状。操作过程中，纵行移动宜缓宜稳，横向剥动不宜过猛，以免再损伤。

（四）下肢部手法综合实训

1. 体位　受术者仰卧，术者坐其右侧（用右手操作），面向其头侧。

2. 手法及实训步骤

（1）用拇指与其余四指呈钳形挤捏骨折患部，纠正侧方移位（如掌指或跖趾骨折与脱位）；用双手并列五指对掌挤捏，纠正侧方移位（如四肢长管骨骨折侧方移位、髌骨骨折移位）；两掌对掌挤压，双手四指交叉，将患部挤捏于掌中，加大压力，以纠正侧方移位（如胫骨平台骨折、跟骨骨折、尺桡关节分离）。

（2）在囊内骨折的关节上下，术者持骨折之一端，助手持未损伤的一端，前者在关节侧方加压推挤，后者在另一端纵向推挤，并在小范围内磨动关节面，使累及关节面的骨折尽可能得到整复。

（3）在肢体远端用纵向力叩击之，使外力沿肢体骨干的纵轴传导至对合面，以利于固定和促进早期连接与骨痂生长。

（4）在骨折处敷用接骨药后，用小夹板，如软木板、马粪纸、硬木板等作为固定材料包扎固定，以防止再移位。在固定过程中，应调整固定松紧度，更换敷料，检查局部情况，手摸心会，轻轻予以接骨。

六、腹诊推拿流派

【流派简介】

代表人物河北武邑人骆俊昌（1881—1965），早年随父骆化南习摄生之道及推拿治病法，后受教于当地名医李常，并遍访东北、京津推拿名流。骆氏继承了几近失传的古代腹诊法，结合独特的手法，创立了腹诊推拿流派，在重庆和西南地区颇有影响。诊法上重视腹诊，常用手法有推、拿、按、摩、捏、揉、搓、摇、引、重等，治法上突出温、补、通、消、汗、吐、下、和八法。其子骆竞波、骆竞洪、骆竞湖等承其业，编有《三宝合璧》《推拿入门》《实用脊柱推拿学》等著作。

【人体各部手法综合实训】

（一）腹部手法综合实训

1. 体位　受术者仰卧，双下肢微屈，身心放松，术者立于一侧。

2. 手法及实训步骤

（1）术者以一手四指或两手四指掌侧并置于受术者季肋下缘，自上而下逐步点按幽门、阴都，至肓俞穴止，反复操作 2~3 分钟。

（2）继以一手或两手四指并置于上腹部之巨阙、幽门穴处，自上而下呈直线横向摩动，自中脘、阴都至水分穴止，反复摩动 5~10 分钟。

（3）用右手掌按右下腹→右上腹→左上腹→左下腹的结肠走行路线进行环形摩腹，以受术者自感腹部发热为度，然后再在脐周部位环形摩动 1~3 分钟。

（4）分别按揉水分、下脘、建里、中脘、下脘穴各 0.5 分钟。

（5）用掌推法先左后右，再由右向左在腹部横向推动 5~10 遍，然后由鸠尾穴至曲骨穴纵向推动 5~10 遍。

（二）背腰部手法综合实训

1. 体位　受术者侧卧于治疗床上，双下肢微屈曲，术者站其体侧。

2. 手法及实训步骤

（1）术者一手四指掌侧置于侧腹部，另一手四指掌侧置于背部，前后对置，自上而下合摩侧腹部 3~5 分钟。

（2）继以一手四指掌侧置于腰部京门穴处，斜向腹内下方摩动至腹结穴处，再逐渐加力，按压腹结穴，反复操作 3~5 分钟。

（3）沿腰部督脉与膀胱经循行部位，自上而下，反复施行㨰法、拿捏法，各操作 3 遍。

（4）运用汗法，通过手法按摩开泄腠理，驱逐表邪。如风寒外感，用较重的背部提拿法，发汗解表；风热外感，用轻柔的背部抚摩法，使腠理疏松，散风热之邪。

（5）术者以拇指按压长强穴，由轻至重，操作 5~10 遍。

（三）上肢部手法综合实训

1. 体位　受术者取坐位，术者站其体侧。

2. 手法及实训步骤　对外感病邪入半表半里部位，汗、吐、下三法不宜施用时，运用和法，通过较轻柔的按揉法和摩法来调整机体的功能，以达到扶正祛邪的目的。推拿上肢，重点按揉合谷、列缺、曲池等穴位。

（四）下肢部手法综合实训

1. 体位　受术者仰卧，术者坐其右侧（用右手操作），面向其头侧。

2. 手法及实训步骤　推拿下肢，重点按揉足三里、丰隆、血海、三阴交等穴位。

七、捏筋拍打推拿流派

【流派简介】

葛氏捏筋拍打疗法的代表人物为葛长海。代表手法主要有拍、击、叩等，是由我国古代"导引按跷"之术和武术家的"点穴法"相结合操作的一种独特的推拿疗法。其理论源自传统医学的经筋学说，其治疗技术则源于古代的"导引按跷"之术。葛氏捏筋拍打疗法以手指或拍子捏揉、拍打身体特定部位的经脉筋腱，从而起到行气活血、调理脏腑、强筋健骨等作用，达到防病治病的目的。

【人体各部手法综合实训】

（一）背腰臀部手法综合实训

1. 体位　患者俯卧，双上肢放于体侧，腰部肌肉自然放松；术者站于受术者体侧。

2. 手法及实训步骤

（1）术者以手掌及掌根由胸段脊柱两侧向下至骶部摩揉腰部肌肉，由摩转揉，反复操作 3 ~ 5 遍。

（2）术者双手拇指和其余四指对合用力，捏揉腰部肌肉，重点放在骶棘肌和压痛点。若能摸到痛性硬结（条索），可用拇指端进行弹拨顺推。操作 3 ~ 5 遍。

（3）术者用肘点法，点按肾俞、大肠俞、秩边、环跳、委中、阿是穴等穴位，以得气为度。

（4）受术者侧卧，上腿屈曲，下腿伸直，术者一手扶肩，另一手扶臀，轻轻摇晃数次，趁受术者不备两手各自向相反方向推扳，以腰部出现"咔嗒"音为妙。

（5）受术者取俯卧位，用钢丝、棉垫和胶布做成具有弹性的拍子，由上而下有节律的拍打腰背、腰骶及臀部，重点拍打痛点，反复操作 3 ~ 5 遍。手法由轻渐重，再由重渐轻结束治疗。

（二）上肢部手法综合实训

1. 体位　患者坐位，术者站其身后。

2. 手法及实训步骤

（1）先用拿揉法拿揉肩部各肌肉，并重点拿揉肩井穴，操作 1 ~ 2 分钟。

（2）用拇指点揉天宗穴，操作约 0.5 分钟。

（3）用拇指点拨法，点拨云门、肩髃、肩贞穴，操作 1 ~ 2 分钟。

（4）按揉受术者上肢部肌肉，即冈上肌、冈下肌、大圆肌、小圆肌、三角肌等，操作 1 ~ 2 分钟。

（5）分别做上肢前屈牵引法、上举牵引法、后背牵引法以活动肩关节，操作 2 ~ 3 次。

（6）用拍打法，充分拍打肩部及上肢部肌肉，操作 1 分钟。

（三）下肢部手法综合实训

1. 体位　受术者俯卧，术者站其体侧。

2. 手法及实训步骤

（1）术者先用掌根按揉臀部及大腿后侧部肌肉，由轻到重反复按揉 3 ~ 5 分钟，使其紧张痉挛的肌肉放松，缓解疼痛。

（2）用大鱼际推、揉双下肢，操作 1 ~ 2 分钟。

（3）用手掌进行揉、擦下肢，频率稍快，以局部透热为度，操作 1 ~ 2 分钟。

（4）用拇指依次点按环跳、委中、承山、解溪等穴，操作 1 ~ 2 分钟。

（5）嘱受术者两手紧握床头，全身放松，术者双手握住受术者踝关节，提起做对抗牵拉，同时做上下、左右抖动 10 余次。

（6）用拍子由上而下有节律地拍打受术者双下肢，反复操作 3 ~ 5 遍，由轻到重，再由重到轻结束。

拓展篇

第一节　推拿手法文献研究概况

推拿疗法具有悠久的历史，但有关推拿手法的古代文献记载较少。1991 年出版的《全国中医图书联合目录》"推拿按摩"类收录的建国以前的推拿古籍只有 61 种，加上归入其他学科的或近年来收集到的抄本、孤本也不到 100 种，而在大多数古代医籍中，推拿疗法是作为一种中医外治法加以介绍，更缺乏有关推拿手法的详细描述与作用机制研究。虽然早在隋唐时期就已在官方设置的医学教学机构中，由按摩博士向按摩生进行系统地传授推拿手法，但有关推拿手法的文献记载却非常少见。客观上讲，有关手法动作的文字描述比较困难，也可能是其难于传世的原因；再者，在推拿手法发展的历程中，一直在门派范围内以师带徒的方式世代相传，尤其是受中国传统封建思想的影响，各朝各代的医家重方脉，轻推拿按摩，特别到了清代末叶与民国时期，由于封建礼教思想的作祟以及西学东渐的影响，推拿被当时的主流社会贬为"雕虫小技"，从而造成推拿从业人员少且文化素质偏低，推拿业界门派林立且自我封闭，严重阻碍了推拿手法的总结、交流与发展，致使大量的传统手法不能汇成大统，从而阻碍了推拿手法作为一门专业学科的发展。

在古代医籍中，关于推拿手法的描述较为简单，尚未形成系统论述。直到近代，特别是清朝末叶，出现了较多的有关推拿手法的著述，对历代散落在民间的手法进行了归纳和总结。明清时期的小儿推拿著作繁多，特别注重手法的操作，明确了手法补泻的概念，记录了大量的复式手法。此期的主要著作有《小儿推拿广意》《幼科推拿秘书》《厘正按摩要术》等。伤科推拿在明清时期有了明显的进步，清代吴谦等人编辑的《医宗金鉴》，对之前的常用伤科手法进行全面的归纳总结、融会贯通，提出"摸、接、端、提、推、拿、按、摩"正骨八法，为后世正骨推拿流派的形成奠定了基础。《按摩疗法脏腑图点穴法》是清末王雅儒继承发扬脏腑点穴流派的理论、手法技能及临床经验，整理编写的一部重要文献资料。其前身是《推按精义》，以点穴、"子午流注"等理论为基础，是关于脏腑点穴的总结性著作。清末《一指定禅》和《一指阳春》是由一指禅推拿流派传人所献的手抄本，是关于一指禅推拿流派手法的总结性著作，内容包括"展指十则"等。清代唐元瑞编撰的《推拿指南》是一部文献总结性著作，前六卷为小儿推拿专著，增补的第七卷独具特色，主要记载了用小儿推拿手法和穴位治疗 61 种眼疾的推拿方法，是一部眼科推拿专著。清代吴尚先编撰的《理瀹骈文》是我国第一部外治疗法专著，该书系统整理和总结了前人在药摩与膏摩方面的理论和经验，并做了进一步的阐释，使膏摩无论在用药或手法使用方面均得到了全面的发展。近代随着具有地域性特色的推拿流派的出现，出版了一批代表各流派主要手法与理论的推拿著作。如民国时期黄汉如在《黄氏医话》《一指禅推拿说明书》中详细介绍了一指禅推拿流派主要手法有"十门"，即按、摩、推、拿、搓、抄、捻、滚、缠、揉，对进一步研究一指禅推拿流派具有较高的价值。当时还出现了一批介绍西方手法医学的书籍，如丁福保编译的《西洋按摩术》、杨华亭撰写的《华氏按摩术》、谢剑新所著的《按脊术专刊》等，为研究手法的发展历史提供了翔实的文献资料。

新中国成立以后，推拿疗法得到进一步的发展，在推拿古籍的整理、发掘和出版方面进行了大量的工作，对推拿手法的文献研究也获得了丰硕的成果，出现了一大批关于推拿手法的著作和论述。新中国成立之后，重印出版了《针灸大成》（内含《小儿按摩经》）《小儿推拿广意》《幼科推拿秘书》《厘正按摩要术》《小儿推拿方脉活婴秘旨全书》等古代推拿专著，有利于推拿手法的继承与发展。新中国成立后以流派经验为主题出版的著作有《齐鲁推拿医术》《李墨林按摩疗伤法》《捏筋拍打法》《脏腑图点穴疗法》《伤科按摩术》《胃病推拿法》《小儿捏脊》《儿科推拿疗法简编》《胸穴指压疗法》等，都是对不同推拿流派的手法、理论及临证经验的总结，将散落在民间的大量手法汇集整理起来，反映了推拿手法研究的丰硕成果。20世纪50年代，江静波对明清时期的小儿推拿文献做了较系统的整理研究，发表了"明代有关小儿推拿疗法的文献""清代有关小儿推拿疗法的文献""近代有关小儿推拿疗法的文献"等多篇论文，提出现存最早的小儿推拿文献是明代庄应琪的《补要袖珍小儿方论》第十卷的"秘传看惊掐筋口授手法论"，现存最早的小儿推拿专著是《保婴神术按摩经》（即《小儿按摩经》）。1957年其出版的《小儿推拿疗法》对小儿推拿手法进行了详尽的归纳和总结，为进一步研究小儿推拿手法提供了较为完整的文献资料。1981年金义成在《小儿推拿》一书中汇集整理了历代小儿推拿文献，并进行分类辑录。李强于1988年发表了"膏摩史略"一文，始对膏摩疗法进行断代史研究。他还通过对《黄帝内经》《肘后备急方》《千金方》《外台秘要》等古代医籍中有关推拿的文献进行系统整理总结，发表了"论《肘后备急方》的推拿学贡献"等论文，填补了推拿医学史的空白。1990年卢亚丽发表的"现存中医按摩与推拿文献初考"，对现存的推拿古籍进行了全面的研究与整理。据不完全统计，新中国成立后发表的有关推拿手法的研究论文约有160余篇，都从不同角度进行了广泛的总结、归纳和探讨，为推拿手法医学体系的形成奠定了基础。1985年出版的高等中医院校教材《推拿学》的推拿手法篇，不仅收录了一指禅推拿、滚法推拿、内功推拿、点穴推拿、指针推拿、运气推拿、伤科推拿、小儿推拿以及踩跷疗法等不同流派的手法，还首次根据手法动作的运动学特征将手法分为摆动类、挤压类、摩擦类、振动类、叩击类与运动关节类等六大类，初步构建了中国推拿手法学的学术体系。自1987年以后，推拿手法专著大量面世。如骆竞洪主编的《中华推拿医学志——手法源流》、曹仁发主编《推拿手法学》、孙树椿主编《实用推拿手法彩色图谱》、胡晓斌编著《按摩手法集锦》、李茂林编著《按摩手法萃锦》、费季翔等编著《实用推拿手法图解》、李业甫主编《中国推拿手法学》、宋一同主编《按摩推拿手法一百八十种》、沈国权等编著《推拿手法图谱》、王金柱主编《推拿手法技巧图解》等，挖掘整理了古今中外、南北各派的大量推拿技法，在手法文献学研究方面具有重要学术价值。

总之，从20世纪50年代至今，推拿手法古代文献研究经过江静波、严隽陶、王国才等推拿老前辈，赵毅等两代推拿学者的努力挖掘、积淀和整理，目前挖掘整理出推拿专著（古籍）54本，其他有关推拿的医籍18本。不仅掌握了甲骨文、简帛中的推拿手法文献，而且也掌握了从秦汉至民国时期的诸多推拿手法文献，并分时期，从推拿手法源流、手法医学名称、推拿手法作用等方面进行梳理研究。但目前关于推拿手法的文献研究尚存在一些问题。如对小儿推拿源头的研究，从其他古代医学著作或非医学古籍中发掘整理推拿手法有关资料，深入民间搜集整理未收录的传统推拿手法等等，这不仅需要推拿工作者的努力，更应加强与文献、考古、计算机研究及图书情报等学科的密切合作，从而提高推拿手法文献研究的学术水平，加快推拿手法文献研究手段的现代化进程，守正创新以提升推拿学科的发展水平，更好地为健康中国贡献推拿力量。

第二节　推拿手法文献选读

一、成人推拿手法文献选读

秦汉时期佚名《素问·血气形志》曰："形数惊恐，经络不通，病生于不仁，治之以按摩醪药。"

秦汉时期佚名《素问·异法方宜论》曰："其民食杂而不劳，故其病多痿厥寒热，其治宜导引按跷，故导引按跷者，亦从中央出也。"

秦汉时期佚名《素问·阴阳应象大论》曰："其剽悍者，按而收之；其实者，散而泻之。"

秦汉时期佚名《素问·调经论》曰："神不足者，视其虚络，按而致之，刺而利之，无出其血，无泄其气，以通其经，神气乃平。"

秦汉时期佚名《素问·调经论》曰："按摩勿释，出针视之，曰我将深之，适人必革，精气自伏，邪气散乱，无所休息，气泄腠理，真气乃相得。"

秦汉时期佚名《素问·调经论》曰："寒湿之中人也，皮肤收，肌肉坚紧，荣血泣，卫气去，故曰虚，虚者聂辟气不足，按之则气足以温之，故快然而不痛。"

秦汉时期佚名《素问·举痛论》曰："寒气客于肠胃之间，膜原之下，血不得散，小络急引故痛；按之则血气散，故按之痛止。寒气客于侠脊之脉，则深按之不能及，故按之无益也。"

秦汉时期佚名《素问·举痛论》曰："寒气客于背俞之脉则脉泣，脉泣则血虚，血虚则痛，其俞注于心，故相引而痛，按之则热气至，热气至则痛止矣。"

秦汉时期佚名《素问·金匮真言论》（明吴崐注）："按，手按也""跷，足踹也。"

秦汉时期佚名《灵枢·官能》曰："爪苦手毒，为事善伤者，可使按积抑痹。"汉代华佗元化撰《华佗神方·论各种疗治宜因病而施》曰："夫病有宜汤、宜圆、宜散、宜下、宜吐、宜汗、宜补、宜灸、宜针、宜按摩、宜导引、宜蒸熨、宜暖洗、宜悦愉、宜和缓、宜水、宜火等之分。"

东汉张仲景撰《金匮要略·脏腑经络先后病脉证治》曰："若人能养慎，不令邪风干忤经络，适中经络，未流传脏腑，即医治之。四肢才觉重滞，即导引、吐纳、针灸、膏摩，勿令九窍闭塞。"

东汉华佗元化撰《华佗神医秘传·论各种疗治宜因病而施》曰："导引则可以逐客邪于关节；按摩则可以驱浮淫于肌肉……宜导引而不导引，则使人邪侵关节，固结难通；宜按摩而不按摩，则使人淫随肌肉，久留未消……不当导引而导引，则使人真气劳败，邪气妄行。不当按摩而按摩，则使人肌肉填胀，筋骨舒张……内无客邪勿导引；外无淫气勿按摩……顺此者生，逆此者死耳。"

东汉华佗元化撰《华佗神医秘传·华佗按摩神术》曰："凡人支节脏腑，郁积而不宣，易成八疾：一曰风，二曰寒，三曰暑，四曰温，五曰饥，六曰饱，七曰劳，八曰逸。凡斯诸疾，当未成时，当导而宣之，使内体巩固，外邪无自而入。迨既感受，宜相其机官，循其腠理，用手术按摩疏散之，其奏效视汤液圆散神速。"

东晋葛洪撰《肘后备急方·治卒腹痛方》曰："拈取其脊骨皮，深取痛引之，从龟尾至顶乃止。未愈，更为之。"

唐代孙思邈撰《备急千金要方·灸例》曰："有阿是之法，言人有病痛，即令捏其上。"

唐代孙思邈撰《备急千金要方·腰痛第七》曰："腰痛痛导引法：正东坐，收手抱心，一人于前据蹑其两膝，一人后捧其头，徐牵令偃卧，头到地，三起三卧，止便瘥。"

唐代释玄应、释慧琳编撰《一切经音义·卷第十八》曰："凡人自摩自捏，伸缩手足，除劳去烦，名为导引。若使别人握搦身体，或摩或捏，即名按摩也。"

唐代蔺道人撰《仙授理伤续断秘方·医治整理补接次第口诀》曰："凡拔伸，且要相度左右骨如何出，有正拔伸者，有斜拔伸者。"

北宋太医院撰《圣济总录·按摩》曰："可按可摩，时兼而用，通谓之按摩。按之弗摩，摩之弗按，按止以手，摩或兼以药，曰按曰摩，适所用也。血气形志论曰：形数惊恐，经络不通，病生于不仁，治之以按摩。此按摩之通谓也。阴阳应象论曰：其剽悍者，按而收之。通评虚实论曰：痛不知所，按之不应，乍来乍已，此按不兼于摩也。华佗曰：伤寒始得一日在皮肤，当摩膏火灸即愈。此摩不兼于按必资之药也。世之论按摩，不知析而治之，乃合导引而解之。夫不知析而治之，固已疏矣。又合以导引，益见其不思也。"

北宋太医院撰《圣济总录·按摩》曰："大抵按摩法，每以开达抑遏为义，开达则壅蔽者以之发散，抑遏则剽悍者有所归宿。是故按一也，有施于病之相传者，有施于痛而痛止者，有施于痛而无益者，有按之而痛甚者，有按之而快然者，概得陈之……寒气客于脉外，则脉寒，寒则缩蜷，缩蜷则脉络急，外引小络，卒然为痛。又与热气相薄，则脉满而痛。脉满而痛，不可按也。寒气客于肠胃之间，膜原之下，血不得散，小络急引，是痛也，按之则血气散而痛止。迨夫客于侠脊之脉，其藏深矣，按不能及，故按之为无益也。风雨伤人，自皮肤入于大经脉，血气与邪并客于分腠间，其脉坚大，若可按也，然按之则痛甚。寒湿中人，皮肤不收，肌肉坚紧，荣血润，卫气除，此为虚也。虚由聂辟气乏，惟按之则气足以温之，快然而不痛。前所谓按之痛止，按之无益，按之痛甚，按之快然有如此者。夫可按不可按若是，则摩之所施，亦可以理推矣。"

南宋河滨丈人撰《摄生要义·按摩篇》曰："凡人小有不快，即须按摩，按捺令百节通，泄其邪气。凡人无问有事无事，须日要一度，令人自首至足，但系关节处，用手按捺，各数十次，谓之大度关。先百会穴，次头四周，次两眉外，次目眦，次鼻准，次两耳孔及耳后，皆按之；次风池，次项左右，皆揉之；次两肩甲，次臂骨缝，次肘骨缝，次腕，次手十指，皆捻之；次脊背，或按之，或槌震之；次腰及肾堂，皆搓之；次胸乳，次腹，皆揉之无数；次髀骨，搥之；次两膝，次小腿，次足踝，次十指，次足心，皆两手捻之；若常能行此，则风气时去，不住腠理，是谓泄气。"

金代刘完素撰《素问玄机原病式·火类》曰："凡破伤中风，宜早令导引摩按，自不能者，令人以屈伸按摩挽之，使筋脉稍得舒缓，而气得通行。"

明代高濂《遵生八笺·卷八》曰："涌泉二穴，人之精气所生之地，养生家时常欲令人摩擦。"

明代张景岳撰《类经·官能》曰："导引者，但欲运行血气而不欲有所伤也，故惟缓节柔筋而心和调者乃胜是任，其义可知。今见按摩之流，不知利害，专用刚强手法，极力困人，开人关节，走人元气，莫此为甚。病者亦以谓法所当然，即有不堪，勉强忍受，多见强者致弱，弱者不起，非惟不能去病，而适以增害。用若辈者，不可不为知慎。"

明代曹士珩撰《保生秘要》曰："以手摩擦两乳下数遍，后擦背，擦两肩。定心，咽津降气，以伏其喘。"

明代天台紫凝道人撰《易筋经·揉法》曰："揉法：夫揉法之为用，意在磨砺其筋骨也。磨砺者，即揉之谓也。其法有三段，每段百日。一曰揉有节候。如春月起功，功行之时，恐有春寒，难以裹体，只可解开襟。次行于二月中旬，取天道渐和，方能现身，下功渐暖，乃为通便，任意可行也。二曰揉有定式。人之一身右气左血。凡揉之法，宜从身右推向左，是取推气入于血分，令其通融。又取胃居于右，揉令胃宽，能多纳气。又取揉者右掌有力，用而不劳。三曰揉宜深浅。凡揉之法，虽曰入功，宜法天义。天地生物，渐次不骤，至气自生，候至物成。揉若法之，但取推荡，徐徐来往，勿重勿深，久久自得，是为合式。"

清代陈士铎撰《石室秘录》曰："摩法，不宜急、不宜缓、不宜轻、不宜重，以中和之义施之。"

清代陈士铎撰《石室秘录·摩治法》曰："脏腑癥结之法，以一人按其小腹揉之。不可缓，不可急，不可重，不可轻。最难之事，总以中和为主。揉之数千下乃止。觉腹中滚热，乃自家心中注定病，口微微漱津，送下丹田气海，七次乃止。如是七日，癥结可消。"

清代佚名《按摩经》曰："丹凤展翅：命患者正坐。用右手从左边掐患人水突穴，有动脉应手，按定觉腋下微痛，膊肘引痛，手指酸麻。将大指轻轻抬起，觉热气从胳膊手指出。又用左手从患人右边掐水突穴动脉，按法与上同，令四肢脉气发散，不至闭塞也。"

清代佚名《按摩经》曰："摇动山河十二：人尾闾骨之旁有高骨，骨下有陷穴，是足太阳膀胱脉所过，上下有闭塞凝滞、脊强、腰腿痛，治宜手指从骨下陷穴揉十余次，令气血流通。左右相同。"

清代佚名《按摩经》曰："足下生风十五：病人有上盛下虚，头目昏沉，胸膈痛楚，腹气胀满，疼痛不休，四肢沉重，腿膝酸麻，此气血不能散也。宜手法从上按穴拿到气冲、归来两穴。前阴旁有动脉，此上下通行之要路也，闭结不通，余热不能下降。令患者仰卧，用脚踏右气冲穴，稍斜，觉腿足沉重，将脚轻轻抬起，邪热下行如风。再用脚踏左边如前，所谓'扬汤止沸，不如去薪'，此之谓也。"

清代佚名《按摩经》曰："拔树寻根二十三：人病腰、膝、腿、足痛甚，上下走不停，乍寒乍热，阵阵昏迷，善于悲怒，如豚疝相似，发作无时，直中脏腑，其行走肾经，根结任脉。于胃旁有动脉一条，直贯腿足痛、麻木。将手重按轻抬，拿下有热气下降。此病为恶疾，缓缓而愈。此为寻根之手法也。"

清代佚名《按摩经》曰："踏破双关十三：必当令患者平伏，两大腿根有横纹，名曰承扶穴，斯为背部总络，腿处大经，此穴若闭，气血不得流通。治从承扶穴以脚踏定，右脚蹬左腿，左脚蹬右脚，踏稳不宜摇撼，觉腿足麻，将脚轻轻抬起，有热气到足。此开关破壁之法也。"

清代吴谦撰《医宗金鉴·手法释义》曰："按摩法：按者，谓以手往下抑之也。摩者，谓徐徐揉摩之也。此法盖为皮肤筋肉受伤，但肿硬麻木，而骨未断折者设也。或因跌仆闪失，以致骨缝开错，气血郁滞，为肿为痛，宜用按摩法，按其经络，以通郁闭之气，摩其壅聚，以散瘀结之肿，其患可愈。"

清代吴谦撰《医宗金鉴·胸背部》曰："背者，自后身大椎骨以下，腰以上之通称也。其骨一名脊骨，一名膂骨，俗呼脊梁骨，其形一条居中，共二十一节，下尽尻骨之端，上载两肩，内系脏腑，其两旁诸骨，附接横叠，而弯合于前，则为胸胁也。先受风寒，后被跌打损伤，瘀聚凝结，若脊筋陇起，骨缝必错，则成佝偻之形。当先揉筋，令其和软；再按其骨，徐徐合缝，背膂始直。"

清代吴谦撰《医宗金鉴·手法总论》曰："夫手法者，谓以两手安置所伤之筋骨，使仍复于旧也。但伤有重轻，而手法各有所宜。其痊可之迟速，及遗留残疾与否，皆关乎手法之所施得宜，或失其宜，或未尽其法也。盖一身之骨体，既非一致，而十二经筋之罗列序属，又各不同。故必素知其体相，识其部位，一旦临证，机触于外，巧生于内，手随心转，法从手出。或拽之离而复合。或推之就而复位。或正其斜，或完全阙，则骨之截断、碎断、斜断，筋之弛、纵、卷、挛、翻、转、离、合，虽在肉里，以手扪之，自悉其情，法之所施，使患者不知其苦，方称为手法也。况所伤之处，多有关于性命者，如七窍上通脑髓，膈近心君，四末受伤，痛苦入心者，即或其人元气素壮，败血易于流散，可以克期而愈，手法亦不可乱施；若元气素弱，一旦被伤，势已难支，设手法再误，则万难挽回矣。此所以尤当审慎者也。盖正骨者，须心明手巧，既知其病情，复善用夫手法，然后治自多效，诚以手本血肉之体，其宛转运用之妙，可以一已之卷舒，高下疾徐，轻重开合，能达病者之血气凝滞，皮肉肿痛，筋骨挛折，与情志之苦欲也。较之以器具从事于拘制者，相去甚远矣。是则手法者，诚正骨之首务哉。"

清代吴谦撰《医宗金鉴·手法释义》曰："推拿法：推者，谓以手推之，使还旧处也。拿者，或两手一手捏定患处，酌其宜轻宜重，缓缓焉以复其位也。若肿痛已除，伤痕已愈，其中或有筋急而转摇不甚便利，或有筋纵而运动不甚自如，又或有骨节间微有错落不合缝者，是伤虽平，而气血之流行未畅，不宜接、整、端、提等法，惟宜推拿，以通经络气血也。盖人身之经穴，有大经细络之分，一推一拿，视其虚实酌而用之，则有宣通补泻之法，所以患者无不愈也。"

清代吴谦撰《医宗金鉴·振梃》曰："振梃，即木棒也。长尺半，圆如钱大。或面杖亦可。盖受伤之处，气血凝结，疼痛肿硬，用此梃微微振击其上下四旁，使气血流通，得以四散，则疼痛渐减，肿硬渐消也。"

清代吴谦撰《医宗金鉴·腰骨》曰："腰骨，即脊骨十四椎、十五椎、十六椎间骨也。若跌打损伤，瘀聚凝结，身必俯卧，若欲仰卧、侧卧皆不能也。疼痛难忍，腰筋僵硬，宜手法；将两旁脊筋向内归附膂骨，治者立于高处，将病人两手高举，则脊筋全舒；再令病人仰面昂胸，则膂骨正而患除矣。"

清代张锡纯撰《医学衷中参西录·治痰点天突穴法》曰："捏结喉法……其令人喉痒作嗽之力尤速。欲习其法者，可先自捏其结喉，如何捏法即可作嗽，则得其法矣。"

清代张锡纯撰《医学衷中参西录·治痰点天突穴法》曰："然当气塞不通时，以手点其天突穴，其气即通。"

近代赵赵缉庵撰《按摩十法》曰："气滞宜多刹。"

近代赵赵缉庵撰《按摩十法》曰："骨节屈伸不利宜多抖。"

近代赵赵缉庵撰《按摩十法》曰："筋缩不舒宜多伸。"

近代黄汉如撰《一指禅推拿说明书》曰："推拿之术，自以一指禅为完备。一指禅之手术，即搓、抄、滚、捻、缠、揉、按、摩、推、拿十种。其效能与攻、补、汗、下之医理同。施术前应切脉以查病情，按筋以明征兆。患在何部，即施十门中之何法。"

现代丁凤山撰《一指定禅》曰："余今得秘授推揉捏之功，不用刀针，并不服药，立数人命于顷刻者……治痧大略，有三法焉：如在肌肤，推之则愈；在血肉者，揉之其痊，甚势虽重，其病犹轻，此皆浅也；至若深而重者，胀寒肠胃，壅阻经络，直攻少阴心主，命悬斯须，即危于旦夕，扶之不起，呼之不应，即当推揉而已。此法之外，非药不能救醒。如此三法兼备，庶可回生。"

现代丁凤山撰《一指定禅》曰："病在肌肤，推法治之。病如在血肉之间，以揉法治之。恐入经络，定当以缠法治之。"

二、小儿推拿手法文献选读

明代龚廷贤《小儿推拿方脉活婴秘旨全书·十二手法主病赋》曰："黄蜂入洞治冷痰，阴证第一；水底捞明月主化痰，潮热无双；凤凰单展翅，同乌龙双摆尾之功；老翁绞臀，合猿猴摘果之用；打马过天河，止呕兼乎泻痢；按弦走搓磨，动气最化痰涎。赤凤摇头治木麻；乌龙摆尾开闭结；二龙戏珠，利结止搐之猛将；猿猴摘果，祛痰截疟之先锋；飞经走气专传送之；天门入虎之能血也。"

明代龚廷贤《小儿推拿方脉活婴秘旨全书·十二手法诀》节选：

黄蜂入洞法：大热。一掐心经，二掐劳宫，先开三关，后做此法。将左右二大指先分阴阳，二大指并向前，众小指随后，一撮一上，发汗可用。

水底捞明月法：大凉。做此法，先掐总筋，清天河水，后以五指皆跪，中指向前，众指随后，如捞物之状，以口吹之。

飞经走气法：化痰，动气。先运五经文，后做此法。用五指开张，一滚一笃，做至关中，用手打拍乃行也。

按弦走搓磨法：先运八卦，后用二大指搓病人掌、三关各一搓；二指拿病人掌，轻轻慢慢如摇，化痰甚效。

二龙戏珠法：用二大指、二盐指并向前，小指在两旁，徐徐向前，一进一退，小指两旁掐穴，半表里也。

赤凤摇头：此法将一手拿小儿中指，一手五指，攒住小儿肘肘，将中指摆摇，补脾、和血也（中指属心，色赤，故也）。

乌龙摆尾法：用手拿小儿小指，五指攒住肘肘，将小指摇动，如摆尾之状，能开闭结也（小指属肾水，色黑，故也）。

猿猴摘果法：左手大指、食指交动，慢动；右手大指、食指，快上至关中，转至总筋左边，右上至关上。

凤凰单展翅法：热。用大指掐总筋，四指皆伸在下，大指又起，又翻四指，如一翅之状。

打马过天河：温凉。以三指在上马穴边，从手背推到天河头上，与捞明月相似（俗以指甲弹响过天河者，非也）。

天门入虎口法：右手大指掐小儿虎口，中指掐住天门，食指掐住总筋，以五指攒住肘肘，轻轻摇动，效。

清代骆如龙撰《幼科推拿秘书·十三大手法推拿注释》节选：

天门入虎口重揉肘肘穴：此顺气生血之法也。天门即神门，乃乾宫也；肘肘，膀膊下肘后一团骨也。其法以我左手托小儿肘肘，复以我右手大指叉入虎口，又以我将指管定天门，是一手拿两穴，两手三穴并做也，然必曲小儿手揉之，庶肘肘处得力，天门虎口处又省力也。

打马过天河：此能活麻木，通关节脉窍之法也。马者，二人上马穴也，在天门下，其法以我食将二指，自小儿上马处打起，拢至天河，去四回三，至曲池内一弹，如儿辈嬉戏打破之状，此法退凉去热。

黄蜂入洞：此寒重取汗之奇法也。洞在小儿两鼻孔。我食将二指头，一对黄蜂也，其法屈我大指，伸我食将二指，入小儿两鼻孔揉之，如黄蜂入洞之状。用此法汗必至，若非重寒阴证不宜用，盖有清天河、捞明月之法在。

水底捞明月：此退热必用之法也，水底者，小指边也；明月者，手心内劳宫也。其法以我手拿住小儿手指，将我大指，自小儿小指旁尖，推至坎宫，入内牢轻拂起，如捞明月之状。再一法，或用凉水点入内牢，其热即止。盖凉入心肌，行背上，往脏腑，大凉之法，不可乱用。

飞金走气：此法去肺火，清内热，消膨胀，救失声音之妙法也，金者，能生水也；走气者，气行动也。其法性温，以我将指蘸凉水置内牢宫，仍以将指引牢宫水上天河去，前行三次，后转一次，以口吹气微嘘跟水行，如气走也。

按弦走搓摩（此法治积聚屡试屡验）：此运开积痰积气痞疾之要法也。弦者，勒肘骨也，在两胁上。其法着一人抱小儿坐在怀中，将小儿两手抄搭小儿两肩上，以我两手对小儿两胁上搓摩至肚角下，积痰积气自然运化，若久痞则非一日之功，须久搓摩方效。

二龙戏珠：此止小儿四肢掣跳之良法也，其法性温，以我食将二指，自儿总经上，参差以指头按之，战行直至曲池陷中，重揉，其头如圆珠乱落，故名戏珠，半表半里。

双龙摆尾：此解大小便结之妙法也，其法以我右手拿小儿食、小二指，将左手托小儿肘穴，扯摇如数，似双龙摆尾之状。又或以右手拿儿食指，以我左手拿儿小指，往下摇拽，亦似之。

猿猴摘果：此剿疟疾，并除犬吠人喝之症之良法也，亦能治寒气除痰退热，其法以我两手大食二指提孩儿两耳尖，上往若干数，又扯两耳坠，下垂若干数，如猿猴摘果之状。

揉脐及龟尾并擦七节骨（此治痢疾、水泻神效）：此治泻痢之良法也，龟尾者，脊骨尽头间尾穴也；七节骨者，从头骨数第七节也。其法以我一手，用三指揉脐，又以我一手，托揉龟尾，揉讫，自龟尾擦上七节骨为补，水泻专用补；若赤白痢，必自上七节骨擦下龟尾为泄，推第二次，再用补，盖先去大肠热毒，然后可补也；若伤寒后，骨节痛，专擦七节骨至龟尾。

赤凤摇头：此消膨胀舒喘之良法也，通关顺气，不拘寒热，必用之功，其法以我左手食将二指，掐按小儿曲池内，作凤二眼，以我右手仰拿儿小食无名四指摇之，似凤凰摇头之状。

凤凰单展翅：此打嗝能消之良法也，亦能舒喘胀，其性温，治凉法。用我右手单拿儿中指，以我左手按掐儿肘穴圆骨，慢摇如数，似凤凰单展翅之象，除虚气虚热俱妙。

总收法：诸症推毕，以此法收之，久病更宜用此，永不犯，其法以我左手食指，掐按儿肩井陷中，乃肩膊眼也。又以我右手紧拿小儿食指无名指，伸摇如数，病不复发矣。

清代骆如龙撰《幼科推拿秘书·十三大手法歌》曰："齐拿天门虎口，重揉肘肘并做，麻木关节要通活，打马须过天河，黄蜂入洞热汗，水底捞月凉寒，飞金走气化风痰，按弦搓摩积散，积气积痰搓走，二龙戏珠温和，双龙摆尾解结痞，截疟猿猴摘果，欲止小儿痢泻，揉脐并及龟尾，赤凤摇头喘胀为，消嗝展翅单飞。拿儿无名食指，伸摇尽力用功，有食先掐肩井中，总收久病宜用，永除小儿惯病，要将百穴全拿，若有一二法少差，未及年逾又发。十三手法却病，仙传留救儿童，医者深思神会通，浮气粗心休用。"

清代骆如龙撰《幼科推拿秘书·掐运推拿辨》曰："推者，一指推去而不返，返则向外为泄。或用大指，或用三指，穴道不同，惟心经无推。"

清代熊应雄撰《小儿推拿广意·杂症门》曰："凡推法必似线行，毋得斜曲，恐动别经而招患也。"

清代夏鼎撰《幼科铁镜·推拿代药赋》曰："用推即是用药，不明何可乱推……病知表里虚实，推合重症能生，不谙推拿揉掐，乱用便添一死。"

清代夏鼎撰《幼科铁镜·推拿代药赋》曰："寒热温平，药之四性；推拿揉掐，性与药同。"

清代张振鉴撰《厘正按摩要术·凡例》曰："立法宜详也。首按摩，继以掐揉、推运搓摇，合为八法。"

清代张振鉴撰《厘正按摩要术·按法》曰："周于蕃谓：按而留之者，以按之不动也。按字，从手从安，以手探穴而安于其上也，……以言手法，则以右手大指面直按之，或用大指背屈而按之，或两指对过合按之，其于胸腹，则又以掌心按之，宜轻宜重，以当相机而行之。"

清代张振鉴撰《厘正按摩要术·摩法》曰："周于蕃曰：'按而留之，摩以去之。'又曰：'急摩为泻、缓摩为补。'摩法较推则从轻，较运则从重，或用大指，或用掌心。"

清代张振鉴撰《厘正按摩要术·推法》曰："其手法手内四指握定，以大指侧着力直推之。"

清代张振鉴撰《厘正按摩要术·掐法》曰："周于蕃曰：'掐，由甲入也。'夏禹铸曰：'以掐代针也……掐法以大指甲按主治之穴，或轻或重，相机行之。'"

清代张振鉴撰《厘正按摩要术·运法》曰："周于蕃曰：'运则行之。'谓四面旋绕而运动之也，宜轻不宜重，宜缓不宜急，俾血脉流动，筋络宣通，则气机有冲和之致，而病自告痊矣。"

清代张振鉴撰《厘正按摩要术·搓法》曰："周于蕃曰：'搓以转之。'谓两手相合而交转，以相搓也，或两指合搓，或两手合搓，各极运动之妙，是以摩法中生出者。"

清代钱汝明撰《秘传推拿妙诀·手法解》曰："拿者，医人以两手指，或大指，或各指，于病者应拿穴处，或掐或捏或揉，皆谓之拿也。"

近代钱祖荫撰《小儿推拿补正》节选：

按：用指在部位上扪按之，使气血流通而不骤聚也。

摩：以手或指在皮毛上用之，以祛气分、血分之表病。

推：用指循经络穴道之上、下推之，使气血达到病所也。

拿：用手指紧握其病所在如捉物然，然后或用运、揉、搓、摩以散之。

掐：用指甲在部位上掐之，以聚乏血于其所。掐后气血即散。

周于蕃曰：运则行之，谓四面旋转环绕而运动之也，宜轻不宜重，宜缓不宜急，绕其上也。是从摩法生于者，可以和气血，可以活经络，而脏腑无闭塞之虞也。

揉：或用指，或用掌，以揉散其血气也。

运：或用大指，或屈中指，随左、右、阴、阳、气、血而旋转之。

搓：与拈不同，拈是有左右，搓则以指向前，较推法短而急，较摩法重而着，使血气随指下往来也。

摇：以手握病儿之手或足摇动之，使气血活动而消痞塞也。摄与拿不同，拿是撮其病所在；摄是在经络穴道要害上提摄其气血，使掣动也。分，于儿手背中指节末，用大手大指分阴阳而里气血。合，于儿手背第二节、第四节，用大指向儿中指合之，亦合阴阳，调气血也。一说分、合在手正面腕下阴、阳。

第十一章
推拿手法现代研究

推拿手法是以力为特征的一种物理治疗手段，手法动作时产生的"动态力信号"作用于人体各种感受器，引起不同感受器发放动作电位并向中枢传导有关神经冲动，从而发挥手法对人体的调节作用。故基于运动生物力学的理论对手法的动作形式进行系统研究，对揭示手法的动作原理与作用机制有重要意义。

推拿手法的特异作用与"质量"的优劣取决于手法操作的作用力大小、频率、速度、方向等要素。这些构成要素组合成手法的动态力形式，即手法的"动力型式"。具有特定"动力型式"的手法以一种机械振荡波的形式作用于人体内各种微观结构，继而引起特定的生物学效应。所以，应用实验方法来阐释手法的动力型式，对解释手法刺激量与临床疗效之间的关系，最终阐明推拿手法的作用机制，具有重要的学术价值。

第一节　推拿手法动作原理与动力型式研究

一、推拿手法的动作原理研究

自20世纪70年代始，将运动生物力学的理论引入推拿手法的研究中，通过仪器观测并用精确的语言对手法操作方式进行描述，提高了对手法运动规律的认识。王国才等应用皮肤表面电极，测量了一指禅推法、㨰法、振法等手法操作时上肢肌肉运动的时空序列。研究显示，一指禅推法操作时由于肱二头肌、肱三头肌交替的兴奋收缩，带动前臂、腕和拇指在起始位的两侧进行往复的内外摆动，周而复始。㨰法也是一种周期性动作，以小鱼际及手背尺侧为着力面，沉肩、垂肘、立臂、竖掌，首先由于肱三头肌发力，使肘略伸，同时前臂旋后肌与肱二头肌协同收缩，使前臂旋后至约45°的外摆位带动腕关节向前折屈，使弓成半圆形的手背沿着其支撑面，从小鱼际到尺侧1/3～1/2处，在施术部位上完成向外半周的滚动；接着肱三头肌、肱二头肌与旋后肌群放松，旋前肌群收缩，使前臂向内作旋前转臂，带动腕关节经过中立位再向内摆动至旋前约15°，手背的着力面在施术部位上，也从尺侧1/3～1/2处返回至小鱼际。如此通过肘关节与前臂做周期性地屈伸与内、外旋臂摆动，并使弓成半圆形的手背在施术部位上做来回滚动。振法操作时由于前臂伸屈肌群的快速小幅度的交替收缩与放松引起的轻柔震颤，持续地作用于治疗部位。其振动的原动力源于前臂的腕屈肌群与腕伸肌群快速持续地交替收缩与放松，使手掌的屈伸动作在每一次振动终了时迅速发生逆转，于是产生了震颤。

从力学工程角度而言，各种推拿手法都是由术者肢体的多组肌群的协调收缩和放松，从而带动多个关节完成的具有多种杠杆效应和特定运动规范的操作技术。每一种推拿手法都产生一定形式的作用力，这种作用力是一个矢量，包括力的大小、方向、周期、频率、速度等。许世雄等研究表明，手法操作时上肢各关节的运动学特征与滚合力轨迹的变化存在密切关系：若术者第五掌指关节及小鱼际吸附于治疗部位，通过前臂主动摆动带动手背来回滚动时，产生"心型"合力轨迹；若术者腕关节摆动的幅度过大时，则产生"葫芦形"的合力轨迹；当小鱼际完全吸附于治疗部位或来回摆动时力量不足，则会出现"8 字形"合力轨迹；以掌指关节着力滚动时，出现"棒槌形"的合力轨迹。裴旭海从生物力学的角度认为手法的柔和性与软组织的形变有密切的关系，它取决于手法的应力分布均匀性及应力变化的速度快慢。

二、推拿手法的动力型式研究

1. 软组织类手法的"动态力信息"研究 早在 20 世纪 80 年代初期，山东中医学院与山东工学院合作开发研制了"TDL－I 型推拿手法动态力测定器"，测定记录了国内各推拿流派名医的"手法动态力曲线图"，并对其力学特征进行了初步分析。由于手法的波形曲线是由一定的手法动作所形成，其反映的是在一定的动作结构下所产生的动力"构型"。因此，通过与典型手法图对比分析的方法，不但可获知所测手法是否正确，并提出改进动作的方案；而且可以帮助我们了解手法作用于于机体的刺激量的大小、方向及其传递形式等。1983 年王国才、刘鲜京等首先利用先进的计算机技术开发成"推拿力学信息计算机处理系统"，先后在上海、济南、杭州等地实测了 70 多名推拿专家与高年资推拿医师的 16 种手法之 360 多条单手法资料，并进行了系统的计算分析，建立了我国第一个"推拿手法力学信息数据库"与"推拿手法力学信息辅助教学子系统"。1990 年又发明了"TDL－II 型推拿手法力学信息测定仪"，使可测范围扩大到所有软组织类手法。沈国权等对常用的一指禅推法和滚法的动力学数据进行了研究，证实推拿手法信号是一种周期随机振动信号，操作技能的高低通过峰值变异系数、时间变异系数、冲量变异系数等客观反映出来，手法动力曲线与操作方式之间存在密切联系，手法动力曲线的变化规律可用数学方程加以描述，并将研究成果应用于计算机辅助教学中。

2. 软组织类手法的"作用力深透性"研究 严隽陶等研究表明，肌肉组织的封闭筋膜间隔结构是推拿手法深透性的组织学因素，肌张力是影响手法深透性的生物学因素，生理状态下的肌紧张最有利于手法作用力的深透，低频振动的手法可向组织纵深处传递等。有学者运用 Ergo-check 压力检测系统测出指端、指腹、单掌、双掌 4 种按法及单掌按揉的最大压强范围分别在如下数值之间 $244.55 \sim 266.9 mmHg/dm^2$，$242.56 mmHg/dm^2$，$242.53 \sim 266.93 mmHg/dm^2$，$243.02 \sim 243.18 mmHg/dm^2$，$242.82 \sim 242.94 mmHg/dm^2$。另外，罗志瑜采用精度为 0.1℃ 的热电耦测温仪，直接检测皮肤表面和皮下一定深度的温度变化，进行推拿手法深透力热效应研究，发现手法的热能转化与技能水平、手法种类、作用部位及作用时间有关。

3. 骨关节类手法的"作用力分布"研究 骨关节类手法的动力学测定对指导手法的临床应用具有重要的理论价值。有学者用旋转手法力学测量仪对旋提手法进行在体监测，初步确立了不同体重指数等级的旋提手法预加载力、最大加载力及扳动力的参考数值。进一步研究发现，用压力传感器检测系统可记录出现咔哒声响时施术者的最大推扳力，并发现颈、腰椎咔哒声响的发生与拇指推扳力的大小无直接关系。另有学者应用压力检测系统对术者手掌与其胸背皮肤之间的压力变化情况进行实时检测，以咔哒声响作为胸椎掌按压法成功的标志，测定出在呼气末作用于胸椎的按压力为（265.900 ±9.7331）N，吸气末的按压力为（245.120 ±6.8958）N。有学者引入德国 Novel 动态压力分布测量系统，此系统可同步测量和实时显示动态压力分布，可较好地显示手法操作的压力特征，是研究手法较理想的量化工具和测试系统，也为手法的规范化、量化提供了科学依据。

有学者用应力传感器对颈椎定点旋转复位法的应力进行了测试，测得其峰值在1~9cm的范围内，一般为2~8kg，女性患者所需要的复位力量略低于男性患者。章莹等通过应力传感器动态测量模拟手法时髓核内压的变化，发现旋转手法操作过程中髓核内压逐渐上升，其上升的幅度与旋转角度成正比，且在手法成功时达到最大值，然后逐渐恢复到手法前的水平，但这一过程中髓核内压未出现降低。提示旋转手法不能使髓核内产生负压将突出物吸收回纳。另有学者则根据腰椎间盘突出症的病理特点，重点测试椎间盘后缘应力在脊柱不同运动状态下的变化。结果显示脊柱做前屈侧弯旋转运动时椎间盘同侧后外缘压力升高，而对侧外缘部分的压力降低，手法动作结束时，出现负压的一侧会产生一个微小的正压。这种正负压反复多次的出现可使突出物变形、变位，从而使受压的神经根减压或减张。还有学者运用电阻应变电测技术进行拔伸法的在体实验研究，对拔伸法的动力学状态给予实时描记显示和分析，并结合颈椎节段截面、节段层次及手法力方向的不同，与机械牵引应力变化对比，并获得了拔伸法的最佳作用角度、应力变化趋势、最大应力落点、拔伸施力操作的最佳形式等有关数据，对拔伸法的动力学动态状况作了初步的定性和定量研究。

4. 推拿手法的频率研究　不同的手法其频率范围不同，即使相同的手法，由于操作者的不同，其对频率的要求也不一样。影响推拿手法频率的因素有手法动作的特异性、手法力量的大小、操作者的生理条件及治疗目的和时间等。因此，对手法频率范围的研究需要考虑手法刺激量。有研究显示，频率与手法的刺激量成正比，且手法频率在一定范围内能影响血流速度和黏度。通过比较不同频率揉法施术于右下肢腘窝处腘动脉血流量，发现频率约为120次/分的揉法施术对改善血流量效果最佳。有学者建立揉法的格子Boltzmann模型，并对揉法的参数进行了研究。结果显示，揉法频率在168次/分推拿效果最佳，超过此值血流量反而会降低，力度过大也会造成血管组织的损伤。所以，手法并非频率越快、力度越大效果越好，而是在特定的频率范围内才能达到最佳效果。人体对4~8Hz的振动最敏感，而2Hz的振动对人体损伤最小，手法治疗应该减少对病人和自身的损伤。因此，常用手法的频率在2Hz左右应该是合理的，即频率在每分钟120~160次是符合人体固有频率的。从临床观察发现，治疗时手法频率并非是特定力量下的最快频率，而是以手法的中等频率来进行操作的。另有研究对揉法不同方向的分力进行频率分析发现，所有分力的主要成分集中在2~15Hz上，说明在揉法施术过程中以低频作用力为主要成分，使受术者不会感到过度的冲击。低频振动的手法力更有利于渗透到较深的组织。有研究者发现以140次/分的频率按揉双侧胆囊穴各5分钟，可使胆囊体积明显缩小，胆囊收缩率提高48.7%。有学者对振法参数进行了理论探讨和临床应用研究，发现振法频率最低为120~300次/分，最高可达500~1000次/分，认为频率至少应超过300次/分，而且通过试验结果得知，振法的频率最好在500次/分以上。手法频率的快慢与肌肉收缩速度呈正比。因此，同一手法在频率较快时，产生的力量较小；频率较慢时，产生的力量较大。不同的手法频率可产生不同的生物学效应，如深度推拿不宜过快。低频振动的手法力度更有利于渗透到较深的组织。同时，这也与软组织这一黏弹性物质的生物力学特性有关。而擦法热量的渗透也与频率密切相关。擦法要求使局部达到较高的温度，频率过快，皮肤温度很快升高，深层组织温度却未升高，患者难以接受；频率太慢则热量不易积累，温度达不到要求。

5. 推拿手法的作用时间与方向研究　有学者观察了揉法在不同操作时间内对腘动脉血流量的影响。结果显示，揉法操作时间约5分钟时，促进局部血液循环效果最佳。应用理筋类手法治疗疾病的时间要适当，具体时间要辨证加减，治疗时间过长反而不利于疾病的康复，甚至加重病情。一般理筋手法操作时间可控制在 15 分钟左右。另有研究发现，旋转手法可降低颈椎间盘的蠕变与应力松弛速率，调整颈椎间盘的黏弹性与应力分布，椎间盘蠕变趋向平衡的时间一般为 10 ～15 分钟并达到饱和。因此，手法施术可提高颈椎的稳定性。腰椎牵引力与髓核应力之间变化关系的数学模型研究表明，以体重的 30% ～80% 牵引是相对安全的牵引范围。牵引时椎间盘各部，特别是后部受到应力的牵拉而发生应变。腰椎小关节完整时，施加扭力的 10% ～40% 通过小关节传送；而腰椎间盘退变之后，腰椎小关节的承载大大增加，特别是在前屈和旋转状态下，小关节面上各点的应力值迅速增长。在这种情况下，旋转时就要避免使用蛮力和暴力，避免损伤小关节。腰椎小关节内压力在手法过程中呈波状变化，其下关节突出现全方位移动。

不同的手法有不同的操作要求，同一种手法也会根据需要采取不同的施力方向和角度。手法的操作方向和角度对推拿的刺激量有不同的影响，如推法操作，向心推和离心推，顺经脉推和逆经脉推，在推动力、速度等因素恒定不变的情况下，由于人体组织结构排列所决定的分解外力的水平不同，也决定了推法的刺激量或治疗效应不同。如小儿推拿补泻大都遵循向心推为补，离心推为泻的规律。同样在按压穴位时，在同样的条件下，作用力垂直于穴位时，穴位的刺激量最大；若作用力与受力面之间的角度不是直角，则穴位周围组织可分担部分应力，对穴位的刺激量就相应减小。

总之，软组织类手法的定量研究大多采用动态力测定仪进行直接测量，通过分析力的动态曲线图谱对手法进行定量测定，在这一过程中，由于研究者从不同角度着手对作用力进行分析，所以在数据分析上出现了不同的结论，这有待于今后继续深入研究，从而最终阐释手法的作用机制。对软组织类手法可以通过生物力学测量的方式进行定量的研究，但对骨关节类手法尚缺乏有效的定量测量方法。当前所进行的研究大多是在尸体上进行的，如姜宏、施杞等采用各种模拟脊柱手法，在新鲜尸体标本脊柱功能节段模型上进行多方位、多角度地观察脊椎不同体位的变化和影响，对脊柱手法的量化、手法作用机制的阐明及脊柱手法治疗效果的提高等都会有极大的促进作用。但是，尽管许多实验结果能在很大程度上反映出活体时的功能情况，但离体试验不能完全反映活体时的真实情况和动态表现，对活体而言，某些数据有很大的差异，不具备临床可靠性，而且观察手段不能同步发展。因此，建立客观的、无损伤性的、能反映出手法动态变化的方法和模型是推拿手法研究的必然趋势。尤其是数字化虚拟人的出现使新的更为客观的、无损伤性的、能反映出手法动态变化的模型建立成为可能，为研究推拿手法开辟了一条新途径。随着今后新型电子传感材料、新的测试手段的不断更新和发展，能够在活体上做更精细的无损伤的手法动力学实时检测，记录施术时各项动力学指标的变化，对该类手法的动力学研究的突破将有重大意义。

第二节　推拿手法作用原理的现代学说

一、闸门控制学说

闸门控制理论，最初由 Malzack 和 Wall 于 1965 年提出。该学说认为在脊髓后角存在有疼痛的闸门控制系统。粗感觉神经纤维、细感觉神经纤维投射至神经胶质细胞（SG）及高级中枢传递细胞。神经胶质细胞通过突触前抑制的形式对脊髓感觉神经元发挥抑制作用。SG 对传入神经纤维末梢的抑制效应因粗纤维的活动而加强，并因细纤维的活动而减弱。细神经纤维兴奋能打开"闸门"，让疼痛信息通过；粗神经纤维兴奋可关闭"闸门"，阻止疼痛信息通过。粗纤维的活动可以抑制细纤维的活动已成为神经生理学的一般原则。按照这一学说，推拿的镇痛原理可能是手法刺激激发了大量外周粗神经纤维所传导的兴奋信号的传递，关闭了"闸门"，阻止了疼痛信号的经过，从而达到镇痛的目的。

二、系统内能学说

人体是有机的大系统，这个大系统又包含着许多小系统，每个小系统都需要一定的能量，才能完成其在整个机体和总的生命过程中所担负的特定任务，从而使大系统保持着内外上下的统一与平衡，使人体进行着正常的生命活动。如果某一小系统的能量失调，就可导致该系统出现病变，而某一小系统发生病变也必然引起该系统能量的异常。而推拿手法本身就是一种机械能，以其所产生的机械波传递、深透至受术者体内，进而转换成能被人体吸收、利用的动能或生理电能等各种能量形式，以补充、激发人体有关的系统内能，从而起到治疗作用。如肌肉痉挛者，通过手法使有关肌肉系统内能得到调整，则肌肉痉挛就得到解除；气滞血瘀者，通过手法使气血系统内能增加，加速气血循环，从而起到行气活血的作用。又如，对胃肠虚弱所致胃肠蠕动功能降低者，通过摩、揉中脘、脐中、气海、关元等穴，可明显增强胃肠蠕动功能。

三、信息学说

疾病，既可能是机体在物质、能量方面的异常改变，也可能是机体信息流的异常改变。生理学研究证明，人体的各个脏器都有其特定的生物信息（各脏器的固有频率及生物电等），当脏器发生病变时，有关的生物信息就会发生变化，而脏器生物信息的改变可影响整个系统乃至全身的机能平衡。这一信息学说是推拿治病的主要理论依据之一。推拿就是在人体体表特定的部位、穴位上视病情而进行各种手法刺激，手法的"动力型式"能够产生某种形式的信息，通过信息传递系统输入到有关脏腑，对失常的生物信息加以调整，从而起到对病变脏腑的调整作用。目前从理论上推测，手法刺激产生的信息传输到人体内，可引起人体神经生物电、神经介质、激素及酶系统信息活动的系列变化，以及增强人体对病痛信息的自我调整能力。中医学在信息疗法方面积累了许多经验，如在缺血性心绞痛患者的有关腧穴，用较轻的按揉等法治疗，输入调整信息，可起到增加冠状动脉血流量的作用，从而缓解症状。

四、生物全息学说

生物全息学说认为，人体中局部与整体间的信息传导有一定的规律，即任取人体某一局部，其都能完整地排列着全身相关的反应点，是全身各器官的缩影。近年来，随着生物全息学说的提出，医学上又兴起了一种新的诊疗疾病的方法——生物全息诊疗法。鼻针、耳针、耳压、腕踝针、第2掌骨诊疗法、足道养生等，都是根据生物全息理论而出现的具体的生物全息诊疗方法。近年来的医学实践证实，耳部、足部、第2掌骨等处是比较优越的生物全息诊疗部位。因此，中国传统推拿术中的特殊推拿疗法，如手部推拿疗法、足部推拿疗法、耳部推拿疗法等，不仅积累了丰富的实践经验，而且作为古法新用，越来越受到医学界的公认和重视。

附表1 单式手法操作技能考核手法库

手法分类	考核手法
摆动类手法	一指禅中峰推法、一指禅罗纹推法、扶持一指禅罗纹推法、一指禅偏峰推法、缠推法、跪推法、滚法、掌指关节滚法、滚法、大鱼际揉法
摩擦类手法	掌摩法、指摩法、大鱼际摩法、指擦法、掌擦法、大鱼际擦法、小鱼际擦法、推荡法、指平推法（拇指平推法、屈指平推法、三指平推法）、掌平推法、拳平推法、肘平推法、刨推法、指揉法、掌揉法、膊揉法、肘揉法、拳揉法、搓上肢法、搓胁肋法、搓下肢法、拇指抹法、三指抹法、掌抹法、拘抹法、扫散法、膊运法、搔法、托摩法
振动类手法	抖腕法、抖上肢法（握腕抖法、握手抖法）、抖下肢法、抖腰法、掌振法、指振法、颤法
按压类手法	指按法、掌按法、肘按法、抵法、拇指点法、中指点法、拇指指节点法、食指、中指指节点法、肘点法、拘点法、掐法、捏法、指拿法、握拿法、拿五经、指拨法、肘拨法、插法、捻法、勒法
叩击类手法	单掌拍法、双掌拍法、拳击法（拳背击法、拳尖击法、拳心击法）、掌击法（掌根击法、掌心击法）、小鱼际击法、指击法（指尖击法、啄法）、击点法（中指点、三指点、五指点）
骨关节类手法	1. **关节摇动类手法** 摇颈法（俯仰摇颈法、侧屈摇颈法、旋转摇颈法、环转摇颈法）、摇肩法（托肘摇肩法、水平屈伸摇肩法、展收摇肩法、旋转摇肩法、握臂环转摇肩法、托肘环转摇肩法、握腕环转摇肩法、握手环转摇肩法、大幅度环转摇肩法）、摇肘法（屈伸摇肘法、旋转摇肘法、环转摇肘法）、摇腕法（屈伸摇腕法、展收摇腕法、环转摇腕法）、摇腰法（坐位屈伸摇腰法、卧位屈伸摇腰法、侧屈摇腰法、坐位旋转摇腰法、侧卧位旋转摇腰法、坐位环转摇腰法、站位环转摇腰法、仰卧位环转摇腰法及俯卧位环转摇腰法）、摇髋法（屈伸摇髋法、展收摇髋法、旋转摇髋法、环转摇髋法）、摇膝法（屈伸摇膝法、环转摇膝法）、摇踝法（屈伸摇踝法、内外摇踝法、环转摇踝法） 2. **关节扳动类手法** 颈椎扳法（颈椎旋转扳法、颈椎侧屈扳法、寰枢关节旋转扳法）、胸椎扳法（膝顶扩胸扳法、胸顶扩胸扳法、抱肘胸顶扩胸扳法、仰卧垫拳压肘胸椎扳法、俯卧位上胸椎牵肩扳法及俯卧位胸椎推按扳法）、腰椎扳法（上腰椎旋转扳法、坐位腰椎旋转扳法、侧卧位腰椎旋转扳法、仰卧位腰椎旋转扳法、坐位腰椎定点旋转扳法、腰椎单侧下肢后伸扳法、腰椎双侧下肢后伸扳法）、骶髂关节扳法（骶髂关节后伸扳法、屈膝屈髋压腹扳法、屈膝屈髋分腿压膝扳法、俯卧位足跟压臀扳法）、肩关节扳法（肩关节前屈上举扳法、肩关节后伸扳法、肩关节内收扳法、肩扛式外展扳肩法、手扳式外展扳肩法、肩关节后伸内旋提腕扳法） 3. **关节拔伸类手法** 颈椎拔伸法（坐位颈椎拔伸法、低坐位颈椎拔伸法、仰卧位颈椎拔伸法）、腰椎拔伸法（腰椎缓力拔伸法、腰椎瞬间拔伸法、拉肘后伸牵腰法、背势腰椎后伸牵引法）、肩关节拔伸法（肩关节上举拔伸法、肩关节外展拔伸法、肩关节垂直拔伸法）、肘关节拔伸法、腕关节拔伸法、指间关节拔伸法、髋关节拔伸法（髋关节缓慢拔伸法、髋关节瞬间拔伸法、髋关节屈膝屈髋拔伸法）、膝关节拔伸法、踝关节拔伸法 4. **关节抻展类手法** 肩关节抻展法（肩关节前屈上举抻展法、肩关节内收抻展法、肩关节外展抻展法、肩关节后伸抻展法、肩关节后伸内旋提腕抻展法）、颈椎抻展法（颈椎前屈抻展法、颈椎后伸抻展法、颈椎侧屈抻展法、颈椎旋转抻展法）、腰椎抻展法（腰椎前屈抻展法、腰椎后伸抻展法、腰椎旋转抻展法）、髋关节抻展法（髋关节前屈抻展法、髋关节后伸抻展法、髋关节水平后伸抻展法、髋关节旋转抻展法）

附表2　单式手法操作技能考核评分表（目测及体测法通用）

姓名：_____　专业班级：_____　学号：_____　题卡号：_____　总分：_____

考核要素	分级评分标准		手法及评分					
			1	2	3	4	5	单项得分
准备工作 （操作前）	到位	（2分）						
	基本到位	（1分）						
	不到位	（0分）						
体位姿势 （术者、受术者）	得当	（2分）						
	基本得当	（1分）						
	不得当	（0分）						
操作规范	正确	（6分）						
	基本正确	（4分）						
	不正确	（0~2分）						
动作要领	正确	（6分）						
	基本正确	（4分）						
	不正确及错误	（0~2分）						
总体评价	手法娴熟，形神兼备	（4分）						
	手法基本熟练，有形无神	（2分）						
	手法不熟练，无形无神	（0~1分）						

　　注：①题卡制作编号并输入计算机中（一般制作30~50套题卡），考核时机选号码考试。②从"单式手法操作技能考核手法库"中随机选取五个手法组成一套题卡，具体组成：摆动类和骨关节类手法各必选1个；摩擦类、振动类、按压类、叩击类和常用复合手法中选择3个，且每类最多选一个手法。制作套题卡应考虑手法的全面性，尽量减少姿势体位的变动。③建议采用考教分离、多人评分取平均分的方法以减少主观评价误差。④建议1批考1~3名考生，每个手法操作1~2分钟。

评分人签名：_____　　　　　　　　　　　　　　　　　　　　　考试时间：　　年　　月

附表3　人体各部手法综合操作技能考核评分表（目测及体测法通用）

姓名：_____　　专业班级：_____　　学号：_____　　总分：_____

（头面部□　肩颈部□　腰背部□　胸腹部□　上肢部□　下肢部□）

考核要素	分级评分标准		应得分（分）	实得分（分）
准备工作	到位有序 基本到位有序 不到位而无序	（8~10分） （5~7分） （0~4分）	10	
体位姿势	选择合适 选择基本合适 选择不合适	（8~10分） （5~7分） （0~4分）	10	
操作规范	正确 基本正确 不正确	（15~20分） （9~14分） （0~8分）	20	
动作要领	正确 基本正确 不正确	（15~20分） （9~14分） （0~8分）	20	
熟练程度	手法娴熟，形神兼备 手法基本熟练，有形无神 手法不熟练，无形无神	（15~20分） （9~14分） （0~8分）	20	
手法配合	配合协调，过渡自然 配合基本协调，过渡欠自然 配合不协调，过渡不自然	（8~10分） （5~7分） （0~4分）	10	
手法顺序	操作有序 操作比较有序 操作混乱	（10分） （5~7分） （0~4分）	10	

注：①随机抽取6个部位中的1个进行操作考核，并在相应部位划"√"；②建议采用考教分离、多人评分取平均分的方法以减少主观评价误差；③建议1批考1~5名考生，每个部位一般操作10分钟左右。

评分人签名：　　　　　　　　　　　　　　　　　　　考试时间：　　年　　月　　日

附表4　人体全身手法综合操作技能考核评分表（目测及体测法通用）

姓名：_____　学号：_____　专业：_____　班级：_____

项　目	得分	评分标准
一、头面部手法操作（满分20分）		
1. 推抹面部：开天门→抹前额→抹双柳→抹眶上、眼球、眶下缘→抹颧髎（睛明→迎香→巨髎→颧髎→下关）。（4分）	1.	
2. 掐揉穴位：掐揉攒竹、鱼腰、丝竹空、四白、巨髎。（2分）	2.	
3. 按揉穴位：按揉睛明、迎香、下关、颊车、太阳、头维、角孙、率谷。（2分）	3.	
4. 推颊车：用双拇指由后向前推颊车穴。（2分）	4.	
5. 按揉印堂→点按百会→掐揉四神聪。（2分）	5.	
6. 拿五经→搔头部→分抹颞侧胆经→指尖叩击头部。（2分）	6.	
7. 拿揉项后部→拘点风池、风府→掌抹项后部。（2分）	7.	1. 体味姿势选择正确，熟练掌握手法的操作规范及要领，持久、有力、柔和、深透选择穴位及部位准确，整个操作过程手法操作娴熟，变换自然，形神兼备，达到上述要求，得满分。
8. 仰卧位拔伸颈椎。（1分）	8.	
9. 仰卧位颈椎旋转扳法。（2分）	9.	
10. 拿肩井。（1分）	10.	
二、胸腹部手法操作（满分20分）		
1. 拇指分肋：两拇指顺肋间隙从内到外、从上向下进行分推至季肋。（2分）	1.	
2. 点按任脉：从天突→剑突，由上往下依次点按胸骨穴位。（2分）	2.	
3. 按揉中府、云门穴。（2分）	3.	
4. 推擦胸部：沿胸骨由上往下做掌推法。（2分）	4.	
5. 然后用手掌从锁骨至剑突横擦前胸部。（2分）	5.	2. 漏做手法或手法操作规范及要领错误，每项错误扣1分；取穴及选择部位不准确，每个错误扣0.5分。
6. 搓抹两胁。（2分）	6.	
7. 分推腹部：用两拇指从肋弓、任脉始，由上向下、由内至外呈"八字形"分推腹部，至肚脐止。（2分）	7.	
8. 摩、拿拨腹部：顺时针、逆时针摩腹→腹上横摩→脐旁横摩→腹下横摩→腹部斜摩；弹拨、提拿两侧腹肌。（2分）	8.	
9. 按揉腹部穴位：用两手拇指由上向下沿任脉、足少阴肾经及足阳明胃经五线线交替或依次按揉穴位，重点按揉中脘、天枢、关元、中极。（2分）	9.	3. 手法操作程序不娴熟或变换不自然，操作无序，总体评价欠佳酌情扣分
10. 推全腹：用掌推法沿两侧腹直肌、腹中线从上往下直推腹部。（2分）	10.	
三、上肢部手法操作（满分15分）		
1. 滚上肢部：用滚法沿肩前侧→肱二头肌→前臂掌侧、肩后侧→肱三头肌→前臂背侧及三角肌三条线进行操作。（3分）	1.	
2. 拿上肢部：用五指拿法沿肱二头肌→前臂尺侧、肱三头肌→前臂桡侧及三角肌三条线进行操作。（2分）	2.	
3. 按揉穴位：用拇指按揉肩髃、肩髎、肩前、肩贞、天宗、曲池、手三里、外关、合谷。（2分）	3.	
4. 摇上肢关节：肩关节环转摇法→肘关节环转摇法→腕关节环转摇法。（2分）	4.	
5. 擦上肢：用大鱼际擦上肢桡侧和尺侧。（2分）	5.	
6. 搓抖上肢。（2分）	6.	
7. 捻勒十指。（2分）	7.	

续表

项　目	得分	评分标准
四、下肢部前侧手法操作（满分15分）		
1. 㨰下肢部前侧：沿股四头肌→小腿前外侧进行操作。（2分）	1.	
2. 按揉下肢部前侧：用掌揉法沿股四头肌从上往下进行操作。（1分）	2.	
3. 拿下肢部：拿股四头肌→拿同侧下肢内侧足三阴经→拿对侧下肢外侧足三阳经。（2分）	3.	
4. 拳、掌揉下肢部：先用拳揉法、掌揉法于下肢内、外侧施术。（2分）	4.	
5. 按揉下肢穴位：按揉髀关、伏兔、血海、风市、足三里、三阴交、绝骨、解溪。（2分）	5.	
6. 拘点穴位：受术者屈膝，术者拘点小腿后侧的膀胱经经穴。（1分）	6.	
7. 推下肢：用掌推法沿股前侧或股外侧→小腿前外侧→踝部进行施术。（2分）	7.	
8. 摇下肢关节：屈伸或环转摇髋关节→屈伸或环转摇膝关节→屈伸或环转摇踝关节。（2分）	8.	
9. 搓抖下肢。（1分）	9.	
五、背腰部、下肢后侧手法操作（满分30分）		
1. 㨰背腰下肢部：先沿斜方肌→肩胛骨内缘→冈下窝进行施术（3分）；然后沿背部→腰部→下肢后面→足跟部进行施术。（3分）	1.	
2. 按揉背腰下肢部：沿背部→腰部→下肢后面→足跟部进行施术。（3分）	2.	
3. 按揉穴位：用拇指或肘尖按揉肩井、天宗、肾俞、大肠俞、关元俞、环跳、居髎、承扶、殷门、风市、委中、承山、飞扬及夹脊穴。（3分）	3.	
4. 弹拨肩背、腰部肌束：先沿斜方肌→肩胛骨周围→冈下窝进行施术（3分）；然后弹拨背部两侧骶棘肌；最后弹拨臀中肌、阔筋膜张肌及腓骨长短肌（2分）。	4.	
5. 推按腰背部：用掌推法从上向下，由内至外推按腰背部。（2分）	5.	
6. 分推肩胛骨→提拿腰肌→提拿股后侧至足跟。（2分）	6.	
7. 推下肢：掌推肩胛骨内缘→腰部及下肢后侧膀胱经。（3分）	7.	
8. 竖拍腰背部两侧膀胱经、督脉三条线（从上往下）。（2分）	8.	
9. 腰部横摩→搓八髎→横拳击八髎穴。（2分）	9.	
10. 小鱼际叩击腰背部→小鱼际擦腰骶部→横拍腰骶部。（2分）	10.	
合计得分		

考核教师：　　　　　　　　　　　　　　　　　考核日期：　　　年　　月　　日

主要参考文献

[1] 王国才. 推拿手法学 [M]. 北京：中国中医药出版社，2007.

[2] 井夫杰. 推拿手法实训教程 [M]. 北京：中国中医药出版社，2019.

[3] 井夫杰. 小儿推拿临证精要 [M]. 北京：中国中医药出版社，2021.

[4] 井夫杰，张静. 推拿学 [M]. 济南：山东科学技术出版社，2020.